临床疾病护理监护

主　编　齐风玲　王秀峰　周　娜

吉林科学技术出版社

图书在版编目（CIP）数据

临床疾病护理监护 / 齐风玲, 王秀峰, 周娜主编
. -- 长春 : 吉林科学技术出版社, 2022.8
ISBN 978-7-5578-9475-7

Ⅰ. ①临… Ⅱ. ①齐… ②王… ③周… Ⅲ. ①护理学
Ⅳ. ①R47

中国版本图书馆CIP数据核字(2022)第115984号

临床疾病护理监护

主　　编	齐风玲 王秀峰 周娜	
出 版 人	宛　霞	
责任编辑	孟　盟	
封面设计	潍坊高新区行人广告设计中心	
制　　版	山东道克图文快印有限公司	
幅面尺寸	185mm×260mm	
字　　数	600 千字	
印　　张	23	
印　　数	1-1500 册	
版　　次	2022年8月第1版	
印　　次	2023年3月第1次印刷	

出　　版	吉林科学技术出版社
发　　行	吉林科学技术出版社
地　　址	长春市福祉大路5788号
邮　　编	130118
发行部电话/传真	0431-81629529 81629530 81629531
	81629532 81629533 81629534
储运部电话	0431-86059116
编辑部电话	0431-81629518
印　　刷	三河市嵩川印刷有限公司

书　　号	ISBN 978-7-5578-9475-7
定　　价	158.00元

编 委 会

主　编　齐风玲　王秀峰　周　娜

副主编　李成兰　王　丽　韩　旭　吕秀羽
　　　　张春汝　王　敏　王珊珊　王晓娟
　　　　古　敏　付玉荣　刘　静　孙晓翠
　　　　李　娟　李英英　吴永红　张立君
　　　　辛向军　邹梦飞　宋　蕾　邱丽娜
　　　　郭星辰　秦乡梅　唐珍珍　李　鑫
　　　　赵　丽　魏秀丽　花　静

目　录

第一章　内科疾病诊疗常规 1

第一节　内科疾病护理常规 1

第二节　呼吸系统疾病 2

第三节　循环系统疾病 36

第四节　消化系统疾病 68

第五节　泌尿系统疾病 116

第六节　血液系统疾病 128

第七节　内分泌系统疾病 143

第八节　风湿性疾病 160

第二章　妊娠期并发症 174

第一节　妊娠合并原发性高血压 174

第二节　妊娠合并心脏病 178

第三节　妊娠合并阑尾炎 183

第四节　妊娠合并急性病毒性肝炎 184

第五节　妊娠合并急性妊娠脂肪肝 189

第六节　妊娠合并肝内胆汁淤积症 191

第七节　妊娠合并缺铁性贫血 193

第八节　妊娠合并急性肾盂肾炎 195

第九节　妊娠合并慢性肾盂肾炎 197

第十节　妊娠合并糖尿病 200

第十一节　妊娠合并甲状腺功能亢进症 204

第十二节　妊娠合并肺结核 209

第十三节　妊娠合并卵巢肿瘤 211

第三章　老年病常见症状与护理 213

第一节　跌倒 213

第二节　压疮 215

第三节　便秘 217

第四节　失眠 219

第五节　疼痛 222

　　第六节　疲劳 224

　　第七节　尿潴留 225

　　第八节　尿失禁 226

　　第九节　皮肤瘙痒症 228

　　第十节　听力障碍 229

　　第十一节　视觉障碍 231

　　第十二节　口腔干燥 233

　　第十三节　营养缺乏 234

　　第十四节　大便失禁 235

　　第十五节　吞咽功能障碍 236

第四章　儿科常见急症及护理 239

　　第一节　幼儿惊厥 239

　　第二节　心跳呼吸骤停 241

　　第三节　急性呼吸衰竭 245

　　第四节　急性颅内压增高 247

　　第五节　幼儿感染性休克 249

　　第六节　急性中毒 252

第五章　中枢神经系统感染性疾病 260

　　第一节　头皮炎症 260

　　第二节　颅骨感染性疾病 261

　　第三节　颅内脓肿 262

　　第四节　脑结核球 268

　　第五节　隐球菌性脑膜炎 269

　　第六节　脑真菌性肉芽肿 270

　　第七节　脑囊虫病 271

　　第八节　脑棘球蚴病 273

　　第九节　脑弓形虫病 274

　　第十节　梅毒性肉芽肿 275

第六章　脑血管疾病 276

　　第一节　颅内动脉瘤 276

　　第二节　脑动静脉畸形 281

　　第三节　巨大动静脉畸形 283

第四节　烟雾病 286

第五节　海绵状血管畸形 287

第六节　颈动脉-海绵窦瘘 289

第七节　颈动脉粥样硬化 290

第七章　肿瘤内科治疗 292

第一节　恶性肿瘤姑息治疗 292

第二节　癌　痛 293

第三节　乏　力 297

第四节　厌食和恶病质 298

第五节　恶心、呕吐 299

第六节　便　秘 300

第七节　谵　妄 301

第八节　抑郁症 303

第九节　焦　虑 304

第八章　危重症患者评估与监测 305

第一节　危重症患者的评估 305

第二节　心血管系统功能监测 314

第三节　呼吸系统功能监测 319

第四节　神经系统功能监测 325

第五节　泌尿系统功能监测 328

第六节　消化系统功能监测 329

第九章　生命体征的评估与护理 332

第一节　体温的评估与护理 332

第二节　脉搏的评估与护理 342

第三节　呼吸的评估及护理 346

第四节　血压的观察及护理 350

参考文献 357

第一章 内科疾病护理常规

第一节 内科疾病一般护理常规

1. 患者入院后由接诊护士根据病情安排床位，及时通知医生，协助体检，新入院的患者建立护理病历，并做好入院介绍。

2. 新入院患者由责任护士测量体温、脉搏、呼吸，以后每天测量4次，连续3天；体温正常者改为每天1次；体温超过37.5℃的患者每天测量4次；体温超过39℃者，每4小时测量1次，持续观察72小时。

3. 按医嘱给予饮食，指导患者按需进食，危重患者必要时给予鼻饲饮食。

4. 动态观察病情变化，认真听取患者主诉，注意观察分泌物、排泄物的变化以及药物作用、不良反应。

5. 新入院患者遵医嘱，次日晨留取血、尿、便常规标本并送检。

6. 每日记录粪便次数1次，便秘患者，遵医嘱给予轻泻药或进行灌肠等处理；每周测体重1次，并记录在体温单上。

7. 准确、及时执行医嘱，确保各项治疗计划落实。

8. 根据患者病情及生活自理能力的不同，给予分级护理，落实基础护理，危重患者做好重症护理，预防压疮、呼吸系统及泌尿系统感染等并发症的发生，做好安全防护。

9. 开展健康教育，针对患者及家属需求进行健康指导，如疾病防治、饮食及用药指导、心理护理等。

第二节 呼吸系统疾病护理常规

一、呼吸系统疾病一般护理

1. 按内科疾病患者的一般护理。
2. 休息与体位 重症患者应绝对卧床休息，轻症或恢复期可适当活动。
3. 饮食护理 高蛋白、高热量、高维生素、易消化饮食，多饮水。
4. 遵医嘱给予氧气吸入，注意观察氧疗效果。
5. 保持呼吸道通畅，指导患者正确咳嗽、咳痰，必要时给予吸痰。机械通气患者做好气道管理。
6. 严密观察神志、生命体征变化，如出现呼吸困难加重、剧烈胸痛、意识障碍、咯血等应立即通知医生并配合抢救。
7. 准确落实纤支镜等各项检查的术前准备，并做好术后观察及护理。
8. 观察药物疗效及不良反应，如有无血压升高、脉速、肌肉震颤等，发现问题及时通知医生处理。
9. 危重患者做好重症护理。
10. 做好心理护理及健康指导。

二、慢性支气管炎

慢性支气管炎（chronic bronchitis）简称慢支，是指气管、支气管黏膜及其周围组织的慢性非特异性炎症。临床上以咳嗽、咳痰或伴有喘息及反复发作的慢性过程为特征。

1. 按呼吸系统疾病患者的一般护理。
2. 休息与体位 加强患者休息，注意保暖。
3. 饮食护理 营养丰富、易消化饮食，避免刺激性食物。
4. 病情观察
（1）观察生命体征，尤其注意有无发热征象。
（2）观察咳嗽、咳痰、喘息等，注意痰液的颜色、性状、量、气味的变化。
5. 保持呼吸道通畅，遵医嘱给予氧气吸入。
6. 根据医嘱正确收集痰标本。
7. 药物治疗护理 观察抗生素和止咳、祛痰药物的作用及不良反应。
8. 健康指导 指导患者正确咳嗽及有效排痰，劝其戒烟并预防感冒，加强体育锻炼，增强抗病能力，避免劳累。

三、肺炎

肺炎（pneumonia）是由多种病因引起的肺实质或间质内的急性渗出性炎症。

1. 按呼吸系统疾病患者的一般护理。

2. **休息与体位** 急性期绝对卧床休息，胸痛时取患侧卧位，呼吸困难者取半卧位，注意保暖。

3. **饮食护理** 高热量、高蛋白、高维生素、易消化饮食，鼓励患者尽量多饮水。

4. **病情观察**

（1）观察患者神志、生命体征及尿量的变化，如体温骤降，血压下降，皮肤苍白应及时告知医生，并做好抗休克抢救。

（2）观察咳嗽、咳痰情况，注意痰液的性状、量、颜色并做好记录。

5. 遵医嘱给予氧气吸入。

6. **药物治疗护理**

（1）注意观察升压药的效果，根据血压调整输液滴速，防止药物外漏。

（2）应用抗生素前应遵医嘱迅速留取痰、血液及其他分泌物送细菌培养和做药敏试验。

7. 高热时按高热护理常规。

8. **健康指导** 加强体育锻炼，增强抗病能力，避免受凉和过度劳累。

四、支气管哮喘

支气管哮喘（bronchial asthma）是一种以嗜酸性粒细胞、肥大细胞和T淋巴细胞等多种炎症细胞参与的气道变应性炎症和气道高反应性为特征的疾病，导致易感者发生不同程度的可逆性广泛气道阻塞的症状。

1. 按呼吸系统疾病患者的一般护理。

2. **休息与体位** 卧床休息，哮喘发作时取强迫体位，并给予支撑物，使之舒适省力。

3. **饮食护理** 发作过程中，不宜进食，缓解后给予营养丰富、易消化饮食。禁食与患者发病有关的食物，如鱼、虾、蟹等。

4. **病情观察** 注意观察发作先兆，特别夜间要加强巡视病房，如患者有鼻咽痒、喷嚏、流涕、眼痒等黏膜过敏症状，或胸前压迫感，立即告知医生，以便采取预防措施。注意观察呼吸频率、深浅及节律变化。

5. 遵医嘱给予氧气吸入。

6. 保持呼吸道通畅，及时清除呼吸道痰液、痰栓，必要时做好行气管插管、气管切开的准备，配合抢救。

7. **用药护理** 应用拟肾上腺素类药物时，注意有无心悸、兴奋、恶心、呕吐等不良反应，冠心病和高血压病患者忌用此类药物。应用茶碱类药物时，应控制浓度及滴速，注意有无恶心、呕吐、心律失常、血压下降等不良反应。糖皮质激素类药物使用可引起水钠潴留、血钾降低、消化道溃疡、高血压、糖尿病、骨质疏松、停药反跳等，须加强观察。

8. 心理护理　发现患者情绪波动，应及时进行解释和疏导，以消除不良情绪。

9. 健康指导　指导患者正确使用喷雾剂；加强体育锻炼，增强抗病能力，避免受凉；掌握发病规律，避免接触变应原，如某种花粉、粉尘、动物皮毛、鱼虾、药物、油漆等；避免精神刺激；并劝其戒烟。

五、支气管扩张

支气管扩张（bronchiectasis）是支气管慢性异常扩张的疾病，临床典型症状为慢性咳嗽伴大量脓痰和反复咯血。

1. 按呼吸系统疾病患者的一般护理。

2. 休息与体位　大咯血时绝对卧床休息，去枕平卧，头偏向一侧，或取侧卧位。

3. 饮食护理　高热量、高蛋白、高维生素、易消化软食，忌刺激性食物。鼓励患者多饮水，以稀释痰液，利于排痰。大咯血时应暂禁食。

4. 病情观察　观察并记录痰的性状、颜色、气味和量。留取全日痰，观察分层并留取标本送检做细菌培养及药敏试验。

5. 加强痰液的引流，减轻感染，给予药物祛痰和体位引流。

6. 大咯血时保持呼吸道通畅，遵医嘱给予氧气吸入，备好抢救物品，配合做好抢救工作。

7. 如需做纤支镜等特检时，应做好术前准备及术后护理。

8. 注意口腔卫生，观察口腔黏膜有无真菌感染。保持室内空气流畅、新鲜。

9. 药物治疗护理　注意观察止血药的效果及不良反应，特殊药物，如垂体后叶素的应用。

10. 心理护理　精神安慰，消除紧张情绪，使其安静休息，指导患者轻轻将气管内存留的积血咳出。

11. 健康指导　教会患者体位引流排痰，保持呼吸道畅通，预防呼吸道感染，劝其戒烟，加强体育锻炼，提高机体抗病能力。

六、自发性气胸

自发性气胸（spontaneous pneumothorax）是指在没有创伤或人为的因素下，组织和脏层胸膜自发破裂，空气进入胸膜腔所致的气胸。

1. 按呼吸系统疾病患者的一般护理。

2. 休息与体位　绝对卧床休息，取端坐或半卧位。避免用力和屏气。

3. 饮食护理　营养丰富、易消化饮食。

4. 病情观察　观察胸闷、胸痛等，如患者呼吸困难进行性加重、发绀明显、大汗淋漓、四肢厥冷、脉搏速弱、血压下降、大小便失禁等应立即告知医生并协助抢救。

5. 遵医嘱给予氧气吸入。

6. 协助医生行胸腔抽气或胸腔闭式引流术的准备和配合工作，做好术后观察护理。

7. 心理护理　精神安慰，消除紧张情绪，安静休息，必要时遵医嘱给予镇咳药镇静药。

8. 健康指导　避免剧烈运动，稳定情绪，保持大便通畅，劝其戒烟。

七、呼吸衰竭

呼吸衰竭是各种原因引起的肺通气和（或）换气功能严重障碍，以致不能进行有效的气体交换，导致缺氧伴（或不伴）二氧化碳潴留，从而引起一系列生理功能和代谢紊乱的临床综合征。在海平大气压下，于静息条件下呼吸室内空气，并排除心内解剖分流和原发于心排血量降低等情况后，动脉血氧分压（PaO_2）低于60kPa（mmHg），或伴有二氧化碳分压（$PaCO_2$）高于6.65 kPa（50 mmHg），即为呼吸衰竭（简称呼衰）。呼吸衰竭是一种功能障碍状态，而不是一种疾病，可因肺部疾病引起也可能是各种疾病的并发症。

（一）病因

损害呼吸功能的各种因素都会导致呼衰。临床上常见的病因有以下几方面。

1. 呼吸道病变　支气管炎症痉挛、上呼吸道肿瘤、异物等阻塞气道，引起通气不足，气体分布不匀导致通气／血流比例失调，发生缺氧和二氧化碳潴留。

2. 肺组织病变　肺炎、重度肺结核、肺气肿、弥漫性肺纤维化、肺水肿、成人呼吸窘迫综合征（ARDS）、矽肺等，可引起肺容量、通气量、有效弥散面积减少，通气／血流比例失调导致肺动脉样分流，引起缺氧和（或）二氧化碳潴留。

3. 肺血管疾病　肺血管栓塞、肺梗死、肺毛细血管瘤，使部分静脉血流入肺静脉，发生缺氧。

4. 胸廓病变　如胸廓外伤、畸形、手术创伤、气胸和胸腔积液等，影响胸廓活动和肺脏扩张，导致通气减少吸入气体不匀，影响换气功能。

5. 神经中枢及其传导系统呼吸肌疾患　脑血管病变、脑炎、脑外伤、电击、药物中毒等直接或间接抑制呼吸中枢；脊髓灰质炎以及多发性神经炎所致的肌肉神经接头阻滞影响传导功能；重症肌无力等损害呼吸动力引起通气不足。

（二）分类

1. 按动脉血气分析

（1）Ⅰ型呼吸衰竭：缺O_2无CO_2潴留，或伴CO_2降低（Ⅰ型）见于换气功能障碍（通气／血流比例失调、弥散功能损害和肺动–静脉样分流）的病例。氧疗是其指征。

（2）Ⅱ型呼吸衰竭：缺O_2伴CO_2潴留（Ⅱ型）系肺泡通气不足所致的缺O_2则CO_2潴留，单纯通气不足，缺O_2和CO_2的潴留的程度是平行的，若伴换气功能损害，捌缺O_2更为严重。只有增加肺泡通气量，必要时加氧疗来解决。

2. 按病变部位　可分为中枢性和周围性呼衰。

按病程可分为急性和慢性。急性呼衰是指呼吸功能原来正常，由于前述五类病因的突发原因，引起通气或换气功能严重损害，突然发生呼衰的临床表现，如脑血管意外、药物中毒抑制呼吸中枢、呼吸肌麻痹、肺梗死、ARDS等，因机体不能很快代偿，如不及时抢救，会危及患者生命。

慢性呼衰多见于慢性呼吸系疾病，如慢性阻塞性肺病、重度肺结核等，其呼吸功能损害逐渐加重，虽有缺O_2或伴CO_2潴留，但通过机体代偿适应，仍能从事个人生活活动，称为代偿性慢性呼衰。一旦并发呼吸道感染，或因其他原因增加呼吸生理负担所致代偿失调，出现严重缺O_2、CO_2潴留和酸中毒的临床表现，称为失代偿性慢性呼衰。

（三）诊断

1. 病史及症状

（1）多有支气管、肺、胸膜、肺血管、心脏、神经肌肉或严重器质性疾病史。

（2）除原发病症状外主要为缺氧和二氧化碳潴留的表现，如呼吸困难、急促、精神神经症状等，并发肺性脑病时，还可有消化道出血。

查体发现可有发绀、意识障碍、球结膜充血、水肿、扑翼样震颤、视神经盘水肿等。

2. 辅助检查

（1）血气分析：静息状态吸空气时动脉血氧分压（PaO_2）<8.0 kPa，动脉血二氧化碳分压（$PaCO_2$）>6.7 kPa（50 mmHg）为Ⅱ型呼衰，单压降低则为Ⅰ型呼衰。

（2）其他检查：根据原发病的不同而有相应的发现。

（四）治疗

1. 病情较轻可在门诊治疗，严重者宜住院治疗，首先积极治疗原发病，有感染时应使用抗生素，去除诱发因素。

2. 保持呼吸道通畅和有效通气量，可给予解除支气管痉挛、祛痰药物，如沙丁胺醇、硫酸特布他林、乙酰半胱氨酸、盐酸溴己新等药物，必要时可用尼可刹米、肾上腺皮质激素静脉滴注。

3. 纠正低氧血症，可用鼻导管或面罩吸氧，严重缺氧和伴有二氧化碳潴留PaO_2<7.32 kPa（55 mmHg），$PaCO_2$明显增高或有严重意识障碍，出现肺性脑病时应使用机械通气以改善低氧血症。

4. 治疗酸碱失衡、心律失常、心力衰竭等并发症。

（五）预防

1. 减少能量消耗　解除支气管痉挛，消除支气管黏膜水肿，减少支气管分泌物，排除顽痰，降低气道阻力，减少能量消耗。

2. 改善机体的营养状况　增强营养，提高糖、蛋白及各种维生素的摄入量，必要时可静脉滴注复合氨基酸、血浆、白蛋白。

3. 坚持每天做呼吸体操，增强呼吸肌的活动功能。

4. 使用体外膈肌起搏器　呼吸肌疲劳时，可以使用体外膈肌起搏器，改善肺泡通气，锻炼膈肌，增强膈肌的活动功能。

（六）护理

1. 观察要点

（1）神志、血压、呼吸、脉搏、体温、皮肤色泽等。

（2）有无肺性脑病症状及休克。

（3）尿量及粪便颜色，有无上消化道出血。

（4）各类药物作用和副作用（尤其是呼吸兴奋剂）。

（5）动脉血气分析和各项化验指数变化。

2. 护理措施

（1）饮食护理：鼓励患者多进高蛋白、高维生素食物（安置胃管患者按胃管护理常规）。

（2）保持呼吸道通畅：

1）鼓励患者咳嗽、咳痰，更换体位和多饮水。

2）危重患者每2～3小时翻身拍背1次，帮助排痰。如建立人工气道患者，应加强气道管理，必要时机械吸痰。

3）神志清醒者可做雾化吸入，每日2～3次，每次10～20分钟。

（3）合理用氧：对Ⅱ型呼吸衰竭患者应给予低浓度（25%～29%）、流量（1～2 L／min）鼻导管持续吸氧。如配合使用呼吸机和呼吸中枢兴奋剂可稍提高给氧浓度。

（4）危重患者或使用机械通气者应做好特护记录，并保持床单平整、干燥，预防发生褥疮。

（5）使用鼻罩或口鼻面罩加压辅助机械通气者，做好该项护理有关事项。

（6）病情危重患者建立人工气道（气管插管或气管切开）应按人工气道护理要求。

（7）建立人工气道接呼吸机进行机械通气时应按机械通气护理要求。

（8）用药护理：

1）遵医嘱选择使用有效的抗生素控制呼吸道感染。

2）遵医嘱使用呼吸兴奋剂时，必须保持呼吸道通畅。注意观察用药后反应，以防药物过量；对烦躁不安、夜间失眠患者，慎用镇静剂，以防引起呼吸抑制。

3. 健康教育

（1）教会患者做缩唇腹式呼吸以改善通气。

（2）鼓励患者适当家务活动，尽可能下床活动。

（3）预防上呼吸道感染，保暖、季节交换和流感季节少外出，少去公共场所。

（4）劝告戒烟，如有感冒尽量就医，控制感染加重。

（5）严格控制陪客和家属探望。

八、肺炎

肺炎是指终末气道、肺泡和肺间质的炎症。其症状：发热，呼吸急促，持久干咳，可能有单边胸痛，深呼吸和咳嗽时胸痛，有小量痰或大量痰，可能含有血丝。幼儿患上肺炎，症状常不明显，可能有轻微咳嗽或完全没有咳嗽。应注意及时治疗。

（一）病因

1. 细菌性肺炎

（1）需氧革兰染色阳性球菌，如肺炎链球菌（即肺炎球菌）、金黄色葡萄球菌、甲型溶血性链球菌等。

（2）需氧革兰染色阴性菌，如肺炎克雷白杆菌、流感嗜血杆菌、埃希大肠杆菌、绿脓杆菌等。

（3）厌氧杆菌，如棒状杆菌、梭形杆菌等。

2. 病毒性肺炎　如腺病毒、呼吸道合胞病毒、流感病毒、麻疹病毒、巨细胞病毒、单纯疱疹病毒等。

3. 支原体肺炎　由肺炎支气体引起。

4. 真菌性肺炎　如白色念珠菌、曲菌、放线菌等。

5. 其他病原体所致肺炎　如立克次体（如Q热立克次体）、衣原体（如鹦鹉热衣原体）、弓形体（如鼠弓形体）、原虫（如卡氏肺孢子虫）、寄生虫（如肺包虫、肺吸虫、肺血吸虫）等。机体免疫力低下者（如艾滋病患者）容易伴发肺部卡氏肺包子虫、军团菌、鸟形分枝杆菌、结核菌、弓形体等感染。

（二）分类

分类方法的依据是病原体种类、病程和病理形态学等几方面：

1. 根据病理形态学的分类　将肺炎分成大叶肺炎、支气管肺炎、间质肺炎及毛细支气管炎等。

2. 根据病原体种类　包括细菌性肺炎，常见细菌有肺炎链球菌、葡萄球菌、嗜血流感杆菌等。病毒性肺炎，常见病毒如呼吸道合胞病毒、流感病毒、副流感病毒、腺病毒等。另外还有真菌性肺炎、支原体肺炎、衣原体肺炎等。

3. 根据病程分类 分为急性肺炎、迁延性肺炎及慢性肺炎，一般迁延性肺炎病程长达1~3月，超过3个月则为慢性肺炎。

（三）临床表现

多数起病急骤，常有受凉淋雨、劳累、病毒感染等诱因，约1／3患病前有上呼吸道感染。病程7~10天。

1. 寒战、高热 典型病例以突然寒战起病，继之高热，体温可高达39~40℃，呈稽留热型，需伴有头痛、全身肌肉酸痛，食量减少。抗生素使用后热型可不典型，年老体弱者可仅有低热或不发热。

2. 咳嗽、咳痰 初期为刺激性干咳，继而咳出白色黏液痰或带血丝痰，经1~2天后，可咳出黏液血性痰或铁锈色痰，也可呈脓性痰，进入消散期痰量增多，痰黄而稀薄。

3. 胸痛 多有剧烈侧胸痛，常呈针刺样，随咳嗽或深呼吸而加剧，可放射至肩或腹部。如为下叶肺炎可刺激隔胸膜引起剧烈腹痛，易被误诊为急腹症。

4. 呼吸困难 由于肺实变通气不足、胸痛以及毒血症而引起呼吸困难、呼吸快而浅。病情严重时影响气体交换，使动脉血氧饱和度下降而出现发绀。

5. 其他症状 少数有恶心、呕吐、腹胀或腹泻等胃肠道症状。严重感染者可出现神志模糊、烦躁、嗜睡、昏迷等。

（四）诊断

1. 病史 年龄 > 65岁；存在基础疾病或相关因素，如慢性阻塞性肺疾病（COPD）、糖尿病、慢性心、肾功能不全、慢性肝病、一年内住过院、疑有误吸、神志异常、脾切除术后状态、长期嗜酒或营养不良。

2. 体征 呼吸频率 > 30次／分；脉搏 ≥ 120次／分；血压 < 90／60 mmHg；体温 ≥ 40℃或 ≤ 35℃；意识障碍；存在肺外感染病灶，如脑膜炎，甚至败血症（感染中毒症）。

3. 实验室和影像学异常 血白细胞计数 > 20×10^9／L；呼吸空气时动脉血氧分压（$PaCO_2$）> 50mmHg；血肌酐 > 10^6 ptmol／L或尿素氮 > 7.1 mmol／L；血红蛋白 < 90 g／L或血红细胞比容 < 0.30；血浆白蛋白25 g／L；感染中毒症或弥散性血管内凝血的证据，如血培养阳性、代谢性酸中毒、凝血酶原时间和部分激活的凝血活酶时间延长、血小板减少；X线胸片病变累及一个肺叶以上、出现空洞、病灶迅速扩散或出现胸腔积液。

4. 检查化验

（1）血常规、尿常规、便常规。

（2）X线检查。

（3）体液免疫检测。

（4）肝功能检查、肾功能检查。

（5）细菌培养。

（6）CT检查。

（7）内镜检查。

（五）治疗

1. 抗感染治疗　是肺炎治疗的最主要环节。细菌性肺炎的治疗包括经验性治疗和针对病原体治疗。前者主要根据本地区、本单位的肺炎病原体流行病学资料，选择可能覆盖病原体的抗菌药物；后者则根据呼吸道或肺组织标本的培养和药物敏感试验结果，选择体外试验敏感的抗菌药物。此外，还应该根据患者的年龄、有无基础疾病、是否有误吸、住普通病房或是重症监护病房、住院时间长短和肺炎的严重程度等，选择抗菌药物和给药途径。

2. 青壮年和无基础疾病的社区获得性肺炎　常用青霉素类、第一代头孢菌素等，由于我国肺炎链球菌对大环内酯类抗菌药物耐药率高，故对该菌所致的肺炎不单独使用大环内酯类抗菌药物治疗，对耐药肺炎链球菌可使用对呼吸系感染有特效的氟喹诺酮类（莫西沙星、吉米沙星和左氧氟沙星）。

3. 老年人、有基础疾病或需要住院的社区获得性肺炎　常用氟喹诺酮类、第二、三代头孢菌素、β-内酰胺类／β-内酰胺酶抑制剂，或厄他培南，可联合大环内醋类。

4. 医院获得性肺炎　常用第二、三代头孢菌素、β-内酰胺类／β-内酰胺酶抑制剂、氟喹诺酮类或碳青霉烯类。

5. 重症肺炎的治疗　首先应选择广谱的强力抗菌药物，并应足量、联合用药。因为初始经验性治疗不足或不合理，而后根据病原学结果调整抗菌药物，其病死率均明显高于初始治疗正确者。重症社区获得性肺炎常用β-内酰胺类联合大环内醋类或氟喹诺酮类；青霉素过敏者用氟喹诺酮类和氨曲南。医院获得性肺炎可用氟喹诺酮类或氨基糖苷类联合抗假单胞菌的β-内酰胺类、广谱青霉素／β-内酰胺酶抑制剂、碳青霉烯类的任何一种，必要时可联合万古霉素、替考拉宁或利奈唑胺。

6. 肺炎的抗菌药物治疗　应尽早进行，一旦怀疑为肺炎即马上给予首剂抗菌药物，病情稳定后可从静脉途径转为口服治疗。肺炎抗菌药物疗程至少5天，大多数患者要7～10天或更长疗程，如体温正常48～72小时，无肺炎任何一项临床不稳定征象可停用抗菌药物。肺炎临床稳定标准为：①T≤37.8℃；②心率≤100次／分；③呼吸频率≤24次／分；④血压：收缩压≥90 mmHg；⑤呼吸：室内空气条件下动脉血氧饱度≥90%或PaO_2≥60 mmHg；⑥能够口服进食；⑦精神状态正常。

7. 抗菌药物治疗后48～72小时应对病情进行评价，治疗有效表现为体温下降、症状改善、临床状态稳定、白细胞逐渐降低或恢复正常，而X线胸片病灶吸收较迟，如72小时后症状无改善，其原因：

（1）药物未能覆盖致病菌，或细菌耐药；

（2）特殊病原体感染，如结核分枝杆菌、真菌、病毒等；

（3）出现并发症或存在影响疗效的宿主因素（如免疫抑制）；

（4）非感染性疾病误诊为肺炎。

（5）药物热，需仔细分析，做必要的检查，进行相应处理。

（六）预防

1. 平时注意防寒保暖，遇有气候变化，随时更换衣着，体虚易感者，可常服玉屏风散之类药物，预防发生外感。

2. 戒除吸烟，避免吸入粉尘和一切有毒或刺激性气体。

3. 加强体育锻炼，增强体质。

4. 进食或喂食时，注意力要集中，要求患者细嚼慢咽，避免边吃边说，使食物呛吸入肺。

（七）护理

1. 一般护理　嘱患者卧床休息，病室要求空气要新鲜，温度达18～20℃，湿度为60%左右，环境要清洁舒适，开窗通风时应注意给患者保暖，防止受凉。高热的患者机体代谢增强，应给予高蛋白、高热量、高维生素、容易消化的饮食，并鼓励患者多饮水。

2. 高热期的护理　高热时，首先给予物理降温，可用水袋冷敷前额或用50%的温水酒精擦拭腋下、腹股沟、腘窝等大血管走行处，每次擦拭20分钟左右，待半小时后测试体温，并记录于体温记录单上。酒精擦浴时应用温度为37℃的酒精，稍用力至局部皮肤潮红，同时要注意遮盖患者，以免受凉。效果不佳时，可改用药物降温，用药剂量不宜过大，以免因出汗过多体温骤降引起虚脱。高热时由于神经系统兴奋性增强，患者可出现烦躁不安，谵语和惊厥，应加强防护措施，并给予适当的镇静剂。由于高热唾液分泌减少，口唇干裂、容易发生口腔炎，应用生理盐水或朵贝尔氏液漱口，保持口腔清洁湿润，口唇可涂液状石蜡，防止细菌生长，如出现疱疹，可涂抹龙胆紫。

3. 给氧　对于气急，呼吸困难，发绀的患者，应给予半卧位吸氧，并注意氧气的湿化，防止呼吸道黏膜干燥，定时观察血气，使PaO_2维持在正常水平。

4. 保持呼吸道通畅　应鼓励患者咳嗽，如无力咳嗽或痰液黏稠时，应协助患者排痰，更换体位、叩背、吸引、超声雾化吸入，应用祛痰剂等。同时指导患者做深呼吸，即呼气时轻轻压腹，吸气时松开的腹式呼吸锻炼，可促进肺底部分泌物排出。注意观察痰液的颜色、性质和量，以便协助疾病的鉴别诊断。肺炎球菌性肺炎的患者常咳铁锈红色痰；葡萄球菌肺炎的痰可为脓性带血，呈粉红色乳状；肺炎杆菌肺炎的痰常为红棕色胶冻状等。应按要求留置痰标本，及时送细菌培养和药物敏感试验，以寻找敏感的抗生素。

5. 密切观察病情及生命体征变化　胸痛时嘱患者侧卧位，可在呼气状态下用15 cm宽胶布固定患侧胸部或应用止痛剂以减轻疼痛。如发现患者面色苍白，烦躁不安，四肢厥冷，末梢发绀，脉搏细速，血压下降，应考虑休克型肺炎，要立即协助医生进行抢救，加大吸氧量的同时（3~5 L／min），迅速建立静脉通路，输入升压药，切勿使药液漏出血管，以免致组织坏死。尿量的改变是休克的重要标志，应记录每小时的尿量，若少于30 ml／h，应考虑急性肾功能衰竭的可能。当病情进一步恶化出现昏迷时，应加强基础护理，防止护理并发症。若进行机械辅助呼吸时应按常规进行专科护理。

九、肺癌

肺癌是最常见的肺原发性恶性肿瘤，绝大多数肺癌起源于支气管黏膜上皮，故亦称支气管肺癌。近50多年来，世界各国特别是工业发达国家，肺癌的发病率和病死率均迅速上升，死于癌病的男性患者中肺癌已居首位。40多年前，在中国因肺部疾病施行外科手术治疗的患者中，绝大多数为肺结核，次之为支气管扩张、肺脓肿等肺化脓性感染疾病，肺癌病例为数不多。

（一）病因

肺癌的病因至今尚不完全明确，大量资料表明肺癌的危险因子包含吸烟（包括二手烟）、石棉、氡、砷、电离辐射、卤素烯类、多环性芳香化合物、镍等。具体如下：

1. 吸烟　长期吸烟可引致支气管黏膜上皮细胞增生鳞状上皮，诱发鳞状上皮癌或未分化小细胞癌。无吸烟嗜好者虽然也可患肺癌但腺癌较为常见。

2. 大气污染

3. 职业因素　长期接触铀镭等放射性物质及其衍化物均可诱发肺癌，主要是鳞癌和未分化小细胞癌。

4. 肺部慢性疾病　如肺结核、矽肺、尘肺等可与肺癌并存。这些病例癌肿的发病率高于正常人。此外肺支气管慢性炎症以及肺纤维疤痕病变在愈合过程中可能引起鳞状上皮化生或增生，在此基础上部分病例可发展成为癌肿。

5. 人体内在因素　如家族遗传以及免疫机能降低代谢活动内分泌功能失调等。

（二）分类

1. 小细胞肺癌　小细胞肺癌（small cell lung cancer，SCLC）或燕麦细胞癌，近20%的肺癌患者属于这种类型。SCLC肿瘤细胞倍增时间短，进展快，常伴内分泌异常或类癌综合征；由于患者早期即发生血行转移且对放化疗敏感，故小细胞肺癌的治疗应以全身化疗为主，联合放疗和手术为主要治疗手段。综合治疗系治疗小细胞肺癌成功的关键。

2. 非小细胞肺癌　非小细胞肺癌（non-small cell lung cancer，NSCLC）类，约80%的肺癌患者属于这种类型。这种区分是相当重要的，因为对这两种类型的肺癌的治疗方案是截然不同的。小细胞肺癌患者主要用化学疗法治疗，外科治疗对这种类型肺癌患者并不起主要作用。另一方面，外科治疗主要适用于非小细胞肺癌患者。

（三）临床症状

1. 早期症状　肺癌在早期并没有什么特殊症状，仅为一般呼吸系统疾病所共有的症状，如咳嗽、痰血、低热、胸痛、气闷等，很容易忽略。

肺癌早期常见症状的具体表现：

（1）咳嗽：肺癌因长在支气管肺组织上，通常会产生呼吸道刺激症状而发生刺激性咳嗽。

（2）低热：肿瘤堵住支气管后往往有阻塞性肺叶存在，程度不一，轻者仅有低热，重者则有高热，用药后可暂时好转，但很快又会复发。

（3）胸部胀痛：肺癌早期胸痛较轻，主要表现为闷痛、隐痛、部位不一定，与呼吸的关系也不确定。如胀痛持续发生则说明癌症有累及胸膜的可能。

（4）痰血：肿瘤炎症致坏死、毛细血管破损时会有少量出血，往往与痰混合在一起，呈间歇或断续出现。很多肺癌患者就是因痰血而就诊的。

2. 晚期症状

（1）面、颈部水肿：在纵隔右侧有上腔静脉，它将来自上肢及头颈部的静脉血输入心脏。若肿瘤侵及纵隔右侧压迫上腔静脉，最初会使颈静脉因回流不畅而怒张，最后还会导致面、颈部水肿，这需要得以及时诊断和处理。

（2）声嘶：是最常见症状。控制左侧发音功能的喉返神经由颈部下行至胸部，绕过心脏的大血管返行向上至喉，从而支配发音器官的左侧。

（3）气促：发生区域性扩散的肺癌患者几乎都有不同程度的气促。由肺和心肌产生的正常组织液由胸正中的淋巴结回液。若这些淋巴结被肿瘤阻塞，这些组织液将积聚心包内形成心包积液或积聚在胸腔内形成胸腔积液。以上两种情况均可导致气促。然而，因许多吸烟患者合并不同程度的慢性肺病，这给气促的鉴别带来一定困难。此外，由于一部分肺组织因长有肿瘤而丧失呼吸功能，从而使整个呼吸功能受损而产生呼吸不适，这种不适感起初只在运动时产生，最终连休息时也可感觉到。

（四）诊断

对于肺癌的诊断检查，临床上常用的方法有以下几种：

1. X线检查　是诊断肺癌最常用的重要手段。通过X线检查可以了解肺癌的部位和大小。早期肺癌病例X线检查虽尚未能显现肿块，但可能看到由于支气管阻塞引起的局部肺气肿、肺不张或病灶邻近部位的浸润性病变或肺部炎变。

2. 支气管镜检查　是诊断肺癌的一个重要措施。通过支气管镜可直接窥察支气管内膜及管腔的病理变化情况。窥见癌肿或癌性浸润者，可采取组织供病理切片检查，或吸取支气管分泌物做细胞学检查，以明确诊断和判定组织学类型。

3. 放射性核素检查　^{67}Ga-枸橼酸盐等放射性药物对肺癌及其转移病灶有亲和力，静脉注射后能在癌肿中浓聚，可用于肺癌的定位，显示癌病的范围，阳性率可达90%左右。

4. 细胞学检查 多数原发性肺癌患者在痰液中可找到脱落的癌细胞，并可判定癌细胞的组织学类型。因此痰细胞学检查是肺癌普查和诊断的一种简便有效的方法。中央型肺癌痰细胞学检查的阳性率可达70%～90%，周围型肺癌痰检的阳性率则仅约50%，因此痰细胞学检查阴性者不能排除肺癌的可能性。

5. 剖胸探查术 肺部肿块经多种方法检查和短期试探性治疗仍未能明确病变的性质，肺癌的可能性又不能排除，如患者全身情况许可，应做剖胸探查术。术中根据病变情况及病理组织检查结果，给予相应治疗。这样可避免延误病情致使肺癌病例失去早期治疗的时机。

由于癌细胞的生物学特征不同，医学上将肺癌分为小细胞肺癌与非小细胞肺癌两大类，后者又分为鳞癌、腺癌、大细胞肺癌等。

肺癌也和其他恶性肿瘤一样能产生一些激素酶、抗原、胎蛋白等生物性物质，但这些癌肿标记物对肺癌的确诊尚无应用价值，临床医师对中年以上久咳不愈或出现血痰以及肺部X线检查发现性质未明的块影或炎变的病例，均应高度警惕。肺癌患者应尽早发现，早诊断，早治疗，减少肺癌晚期转移与恶化的可能性。

6. ECT检查 ECT骨显像比普通X线片能提早3～6个月发现病灶，可以较早地发现骨转移灶。如病变已达中期骨病灶部脱钙达其含量的30%甚至50%以上，X线片与骨显像都有阳性发现，如病灶部成骨反应静止，代谢不活跃，则骨显像为阴性X线片为阳性，二者互补，可以提高诊断率。

7. 纵隔镜检查 当CT可见气管前、旁及隆突下等（2，4，7）组淋巴结肿大时应全麻下行纵隔镜检查。在胸骨上凹部做横切口，钝性分离颈前软组织到达气管前间隙，钝性游离出气管前通道，置入观察镜缓慢通过无名动脉之后方，观察气管旁、气管支气管角及隆突下等部位的肿大淋巴结，用特制活检钳解剖剥离取得活组织。临床资料显示总的阳性率39%，死亡率约占0.04%，1.2%发生并发症如气胸、喉返神经麻痹、出血、发热等。

（五）治疗

1. 化学治疗 近二十多年来肿瘤化疗发展迅速、应用广泛。化疗对小细胞肺癌的疗效无论早期或晚期较肯定，甚至有根治的少数报告；对非小细胞肺癌也有一定疗效，但仅为姑息，作用有待进一步提高。近年化疗在肺癌中的作用已不再限于不能手术的晚期肺癌患者，而常作为全身治疗列入肺癌的综合治疗方案。化疗会抑制骨髓造血系统，主要是白细胞和血小板的下降，联合中医中药及免疫治疗效果佳。

（1）小细胞肺癌的化疗：由于小细胞肺癌所具有的生物学特点，目前公认除少数充分证据表明无胸内淋巴结转移者外，应首选化学治疗。

1）适应证：

①经病理或细胞学确诊的小细胞肺癌患者；

②KS记分在50~60分以上者；

③预期生存时间在1个月以上者；

④年龄≤70岁者。

2）禁忌证：

①年老体衰或恶病质者；

②心肝肾功能严重障碍者；

③骨髓功能不佳白细胞在3×10^9／L以下，血小板在80×10^9／L（直接计数）以下者；

④有并发症和感染发热、出血倾向等。

（2）非小细胞肺癌的化疗：对非小细胞肺癌虽然有效药物不少，但有效率低且很少能达到完全缓解。

1）适应证：

①经病理学或细胞学证实为鳞癌腺癌或大细胞癌但不能手术的Ⅲ期患者，及术后复发转移者或其他原因不宜手术的Ⅲ期患者；

②经手术探查、病理检查有以下情况者：有残留灶；胸内有淋巴结转移；淋巴管或血栓中有癌栓；低分化癌；

③有胸腔或心包积液者需采用局部化疗。

2）禁忌证：同小细胞癌。

2．放射治疗

（1）治疗原则：放疗对小细胞癌最佳，鳞状细胞癌次之，腺癌最差。但小细胞癌容易发生转移，故多采用大面积不规则野照射，照射区应包括原发灶、纵隔双侧锁骨上区、甚至肝脑等部位，同时要辅以药物治疗。鳞状细胞癌对射线有中等度的敏感性，病变以局部侵犯为主，转移相对较慢，故多用根治治疗。腺癌对射线敏感性差，且容易血道转移，故较少采用单纯放射治疗。

（2）放射并发症：并发症较多，甚至引起部分功能丧失；对于晚期肿瘤患者，放射治疗效果并不完好。同时患者体质较差，年龄偏大不适合放疗。

（3）放疗的适应证：根据治疗的目的分为根治治疗、姑息治疗、术前放疗、术后放疗及腔内短距离放疗等。

3．根治治疗

（1）一般治疗：

1）有手术禁忌或拒做手术的早期病例，或病变范围局限在$150 \, cm^2$的Ⅲa病例；

2）心、肺、肝、肾功能基本正常，血常规白细胞计数大于3×10^9／L，血红蛋白大于$100 \, g$／L者；

3）KS≥60分，事前要周密地制订计划，严格执行，不要轻易变动治疗计划，即使有放射反应亦应以根治肿瘤为目标。

（2）姑息治疗：其目的差异甚大。有接近根治治疗的姑息治疗，以减轻患者痛苦、延长生命、提高生活质量；亦有仅为减轻晚期患者症状，甚至引起安慰作用的减症治疗，如疼痛、瘫痪、昏迷、气急及出血。姑息治疗的照射次数可自数次至数十次，应根据具体情况和设备条件等而定。但必须以不增加患者的痛苦为原则，治疗中遇有较大的放射反应或KS分值下降时，可酌情修改治疗方案。

（3）手术前放疗：旨在提高手术切除率、减少术中造成肿瘤播散的危险，对估计手术切除无困难的患者可术前大剂量、少分隔放疗；如肿瘤巨大或有外侵，估计手术切除有困难可采用常规分隔放疗。放疗距手术时间一般以50天左右为宜，最长不得超过3个月。

（4）手术后放疗：用于术前估计不足、手术切除肿瘤不彻底的病例。应于局部残留灶放置银夹标记，以便放疗时能准确定位。

（5）腔内短距离放疗：适用于局限在大支气管的癌灶，可采用后装技术通过纤支镜将导管置于支气管病灶处，用铱（^{192}Ir）做近距离放疗与体外照射配合，能提高治疗效果。

4. 外科治疗　肺癌的治疗方法中除Ⅲb及Ⅳ期外应以手术治疗或争取手术治疗为主，依据不同期别和病理组织类型酌加放射治疗、化学治疗和免疫治疗的综合治疗。

关于肺癌手术术后的生存期，国内有报道3年生存率为40%～60%；5年生存率为22%～44%；手术死亡率在3%以下。

（1）手术指征：具有下列条件者，一般可做外科手术治疗：

1）无远处转移者，包括实质脏器如肝、脑、肾上腺、骨骼、胸腔外淋巴结等；

2）癌组织未向胸内邻近脏器或组织侵犯扩散者，如主动脉、上腔静脉、食管和癌性胸液等；

3）无严重心肺功能低下或近期内心绞痛发作者；

4）无重症肝肾疾患及严重糖尿病者。

具有以下条件者一般应该慎做手术或需做进一步检查治疗：

1）年迈体衰心肺功能欠佳者；

2）小细胞肺癌除Ⅰ期外宜先行化疗或放疗，而后再确定能否手术治疗；

3）X线所见除原发灶外纵隔亦有几处可疑转移者。

目前，学术界对于肺癌外科手术治疗的指证有所放宽，对于一些侵犯到胸内大血管以及远处孤立转移的患者，只要身体条件许可，有学者也认为可以手术，并进行了相关的探索和研究。

（2）剖胸探查术指征：凡无手术禁忌，明确诊断为肺癌或高度怀疑为肺癌者可根据具体情况选择术式，若术中发现病变已超出可切除的范围但原发癌仍可切除者宜切除原发灶手术，这称为减量手术，但原则上不做全肺切除以便术后辅助其他治疗。

（3）肺癌术式的选择：根据1985年肺癌国际分期法对Ⅰ、Ⅱ和Ⅲ期的肺癌病例，凡无手术禁忌证者皆可采用手术治疗。手术切除的原则为：彻底切除原发灶和胸腔内有可能转移的淋巴结，且尽可能保留正常的肺组织，全肺切除术宜慎重。

1）局部切除术：是指楔形癌块切除和肺段切除，即对于体积很小的原发癌，年老体弱、肺功能差或癌分化好恶性度较低者等均可考虑做肺局部切除术。

2）肺叶切除术：对于孤立性周围型肺癌、局限于一个肺叶内无明显淋巴结肿大可行肺叶切除术。若癌肿累及两叶或中间支气管可行上中叶或下中叶两叶切除术。

3）袖状肺叶切除：这种术式多应用于右肺上中叶肺癌，如癌肿位于叶支气管且累及叶支气管开口者可行袖状肺叶切除。

4）全肺切除：凡病变广泛用上述方法不能切除病灶时可慎重考虑行全肺切除。

5）隆突切除和重建术：肺瘤超过主支气管累及隆突或气管侧壁但超过2cm时：①可做隆突切除重建术或袖式全肺切除；②若还能保留一叶肺时，则力争保留。术式可根据当时情况而定。

（4）再发或复发性肺癌的外科治疗：

1）手术固然能切除癌肿，但还有残癌，或区域淋巴结转移，或血管中癌栓存在等，复发转移概率非常高。多原发性肺癌的处理：凡诊断为多原发性肺癌者其处理原则按第二个原发灶处理。

2）复发性肺癌的处理：所谓复发性肺癌是指原手术疤痕范围内发生的癌灶或是与原发灶相关的胸内癌灶复发，称为复发性肺癌。其处理原则应根据患者的心肺功能和能否切除来决定手术范围。

（六）预防

根据肺癌的发病成因，提出以下几点肺癌预防方法：

（1）禁止和控制吸烟。

（2）控制大气污染。

（3）职业防护。

（4）防治慢性支气管炎，哮喘，肺气肿和肺结核。

（七）护理

1. 控制疼痛　一般不提倡西医止痛，其作用大多是通过麻醉神经实现，治标不治本，有些西药，如哌替啶容易上瘾及产生耐药性，建议采取中药治疗，通过切断癌细胞的复制功能达到止痛的目的。疼痛是晚期肺癌患者的主要症状，对患者的影响很大。对于癌性疼痛的控制应该正确理解和应用三阶梯止痛方案：

（1）体表止痛法：可通过刺激疼痛部位周围的皮肤或相对应的健侧达到止痛目的。刺激方法可采用按摩、涂清凉止痛药等，也可采用各种温度的刺激，或用65℃热水袋放在湿毛巾上做局部热敷，每次20分钟，可取得一定的止痛效果。

（2）注意力转移止痛法：可根据患者的爱好，放一些快声调的音乐，让患者边欣赏边随节奏做拍手动作；或可让患者看一些笑话、幽默小说，说一段相声取乐。还可以让患者坐在舒适的椅子上，闭上双眼，回想自己童年有趣的乐事，或者想自己愿意想的任何事，每次15分钟，一般在进食后2小时进行，事后闭目静坐2分钟，这些都可以达到转移止痛的目的。

（3）放松止痛法：全身放松可有轻快感，肌肉松弛可阻断疼痛反应。让患者闭上双眼，做叹气、打呵气等动作，随后屈髋屈膝平卧、放松腹肌、背肌、缓慢做腹式呼吸。或让患者在幽静的环境里闭目进行慢而深的吸气与呼气，使清新空气进入肺部，达到止痛目的。

2. 肺癌患者的护理

（1）日常护理：

1）褥疮预防：肺癌晚期患者营养状况一般较差，有时合并全身水肿，极易产生褥疮，且迅速扩展，难以治愈，预防褥疮发生尤为重要。减轻局部压力，按时更换体位，身体易受压部位用气圈、软枕等垫起，避免长期受压。保持皮肤清洁，尤其对于大小便失禁的患者，保持床铺清洁、平整，对已破溃皮肤应用烤灯照射，保持局部干燥。

2）缓解症状：发热为肺癌的主要症状之一，应嘱患者注意保暖，预防感冒，以免发生肺炎；对于刺激性咳嗽，可给予镇咳剂；夜间患者持续性咳嗽时，可饮热水，以减轻咽喉部的刺激；如有咳血应给止血药，大量咳血时，立即通知医生，同时使患者头偏向一侧，及时清除口腔内积血防止窒息，并协助医生抢救。

3）病情观察及护理：肺癌晚期患者常有肿瘤不同部位的转移，引起不同症状，应注意观察给予相应的护理。如肝、脑转移，可出现突然昏迷、抽搐、视物不清，护理人员应及时发现给予对症处理。骨转移者应加强肢体保护，腹部转移常发生肠梗阻，应注意观察患者有无腹胀、腹痛等症状，由于衰弱、乏力、活动减少等原因，患者常出现便秘，应及时给予开塞露或缓泻药通便。因营养不良、血浆蛋白低下均可出现水肿，应通过增加营养、抬高患肢等措施以减轻水肿。

4）心理护理：肺癌晚期的患者会有焦虑、恐惧、悲伤等心理，也常出现冷漠、孤独，我们要有高度的同情心和责任心，努力为患者营造一个温暖和谐的修养环境，安置于单人病房，语言亲切，态度诚恳，鼓励患者说出自己的心理感受，及时开导，主动向患者介绍病情好转的信息。

对于肺癌晚期患者的护理主要是控制症状、减轻患者的痛苦，为其营造一个舒适的修养环境，给患者最大的精神支持和心理安慰。此外还可用抗癌中药进行调理，虽然西药效果快，但极不稳定，容易复发，而且副作用大，易产生耐药性，只治标不治本。

（2）术后护理：肺癌手术后，要禁止患者吸烟，以免促进复发。有肺功能减退的，要指导患者逐步增加运动量。

术后要经常注意患者恢复情况，若有复发，应立即到医院请医师会诊，决定是否行放射治疗或化疗。

肺鳞癌手术后易侵犯局部造成胸腔内复发。

肺腺癌或未分化癌容易远处转移，如转移到淋巴结、骨、肝、脑及对侧肺。

要经常注意患者有无发热、剧咳、痰血、气急、胸痛、头痛、视力改变、肝痛、骨痛、锁骨上淋巴结肿大、肝大等，发现上述症状，应及时去医院就诊。同时，患者应定期去医院做胸透视检查，并留新鲜痰液查癌细胞。

（3）心理护理：

1）心理疏导：晚期肺癌患者心理生理较脆弱，刚刚确诊时，患者及家属难以接受，入院时护士应主动关心安慰患者，向其介绍病室环境，介绍主管医生、主管护士，消除患者的生疏感和紧张感，减轻患者对住院的惧怕心理，帮助患者结识病友，指导家属在精神上和生活上给予大力支持，及时把握患者的心理变化采取各种形式做好患者心理疏导。

①运用语言艺术安慰患者：护士对患者要真诚相待，交谈时要自然，时时表露出对患者的关心、同情，征求患者所需要的帮助，使患者对护士产生信任感，并能向护士倾诉内心变化。护士可通过与患者交谈及时捕捉信息，择时给予恰如其分的心理护理以消除患者的顾虑，稳定情绪，激发患者增加治疗的信心，主动乐观地与医护合作。

②建立良好的护患关系：建立良好的护患关系是采取及时有效的心理疏导的前提，因此护士应经常与患者进行沟通。通过聊天的方式拉进与患者之间的距离，耐心听取患者的陈诉，并运用所学知识适当的解释病情，通过谈话去体会隐藏在患者语言中的感情和情绪变化，及时采取有效的心理护理。

2）满足患者需求心理：晚期癌症患者有很多需求受到限制，进而影响到情绪和行为，因此必须要认真观察患者的需求，满足患者的各种需要。

①生存的需求：求生是癌症患者最强烈的需要，他们渴望继续感受生命的价值，需要人们的理解和支持。因此要与患者和家属建立良好的护患关系，鼓励家属和亲友对患者体贴和照顾，经常看望患者，使患者感到暖和。作为医护人员，特别是科室主任和护士长，也要经常看望患者，给患者以鼓励，使患者感到在医院这个非凡的大家庭里，处处有温馨和关爱，使他坚定战胜疾病的信心，积极主动的配合治疗。

②生理的需求：晚期肺癌患者，最大的特点是呼吸困难，憋喘加重，导致患者生活质量低下。很多患者出现烦躁、易怒、悲观失望、失眠，甚至出现自杀倾向，应及时了解患者思想动态变化，及时发现问题，并给予相应的处理。例如：一女性患者，64岁，入院诊断为小细胞肺癌，经反复治疗后，病情未见好转，出现一侧肺实变；另一侧也仅剩三分之二肺功能，并伴心包积水，患者咳嗽、憋喘加重、烦躁、睡眠差、情绪极不稳定，生活质量得不到保证。当与患者聊天时，发现患者因病情反复，加之病情的发展影响睡眠而导致生活质量极度低下，患者失去了治疗的信心并暴露出自杀倾向，护士及时开导患者，向患者介绍与其患同样疾病的病友乐观对待人生的态度，鼓励患者尽可

能放弃任何顾忌，寻求精神上的支持；及时对因施护，教会患者把握几种催眠术，如数念珠、听轻音乐等，并给予对症治疗，使患者摆脱了失眠痛苦，重新又振作精神积极配合治疗。

（4）饮食护理：

1）肺癌患者无吞咽困难时，应自由择食：在不影响治疗的情况下，应多吃一些含蛋白质，碳水化合物丰富的食品，提高膳食质量，为手术创造良好的条件。如果营养状况较差，很难耐受手术的创伤，术后愈合慢，易感染，对手术康复不利。

2）要求饮食含有人体必需的各种营养素：在足够热量供应时，可以补充蛋白质营养，促进肌肉蛋白的合成，在热量供应不足时，支链氨基酸也能提供更多的热能。要素膳的种类很多，应用时，要从低浓度开始，若口服应注意慢饮，由于要素膳为高渗液，饮用过快易产生腹泻和呕吐。

3）术后饮食调配：术后根据病情来调配饮食。因为手术创伤会引起消化系统的功能障碍，所以在食物选择与进补时，不要急于求成。要多吃新鲜蔬菜和水果，果蔬中含有丰富的维生素C，是抑癌物质，能够阻断癌细胞的生成，另外大蒜也含有抗癌物质。养成良好的生活和饮食习惯，定期体格检查，及时诊断和治疗。

（5）肺癌患者家庭护理常识：除观察患者有无咳嗽、咯痰、咯血、胸痛、胸闷、呼吸困难、发热等异常状况外，还要特别留意有无吞咽困难、声音嘶哑、头颈部和上肢水肿或上眼睑下垂。如出现吞咽困难，则提示肿瘤侵犯或压迫食管；如出现声音嘶哑，则提示肿瘤直接或间接压迫喉返神经；如出现头颈部和上肢水肿以及胸前部瘀血和静脉曲张，又伴有头痛、头昏轰眩晕，则提示发生了上腔静脉压迫综合征；如出现与肺肿瘤同侧的上眼睑下垂、眼球内陷、瞳孔缩小、前额和上胸部不出汗，则提示发生了Horner综合征。

十、肺气肿

肺气肿是指终末细支气管远端（呼吸细支气管、肺泡管、肺泡囊和肺泡）的气道弹性减退，过度膨胀、充气和肺容积增大或同时伴有气道壁破坏的病理状态。按其发病原因肺气肿有以下几种类型：老年性肺气肿，代偿性肺气肿，间质性肺气肿，灶性肺气肿，旁间隔性肺气肿，阻塞性肺气肿。

（一）病因

阻塞性肺气肿的发病机理尚未完全清楚。一般认为与支气管阻塞以及蛋白酶-抗蛋白酶失衡有关。吸烟、感染和大气污染等引起细支气管炎症，管腔狭窄或阻塞。吸气时细支气管管腔扩张，空气进入肺泡；呼气时管腔缩小，空气滞留，肺泡内压不断增高，导致肺泡过度膨胀甚至破裂。细支气管周围的辐射状牵引力损失，使细支气管收缩，致管腔变狭。肺血管内膜增厚，肺泡壁血供减少，肺泡弹性减弱等，助长膨胀的肺泡破裂。在感染等情况下，体内蛋白酶活性增高，正常人抗蛋白酶系统的活性也相应增高，以保护肺组织免遭破坏。α1-抗胰蛋白酶缺乏者对蛋白酶的抑制能力减弱，故更易发生肺气肿。吸烟对蛋白酶-抗蛋白酶平衡也有不良影响。

导致患肺气肿的危险因素：

1. 个体因素

（1）遗传因素例如α1-抗胰蛋白酶缺乏；

（2）气道高反应性；

（3）肺发育不良。

2. 环境因素

（1）吸烟；

（2）职业粉尘和化学物质；

（3）呼吸道感染；

（4）环境污染；

（5）社会经济地位落后。

（二）病理

1. 慢性支气管炎症使细支气管管腔狭窄，形成不完全阻塞，呼气时气道过早闭合，肺泡残气量增加，使肺泡过度充气。

2. 慢性炎症破坏小支气管壁软骨，失去其支架作用，致使呼气时支气管过度缩小或陷闭，导致肺泡内残气量增加。

3. 反复肺部感染和慢性炎症，使白细胞和巨噬细胞释放的蛋白分解酶增加，损害肺组织和肺泡壁，导致多个肺泡融合成肺大泡。

4. 肺泡壁毛细血管受压，肺组织供血减少致营养障碍而使肺泡壁弹性减退。

5. 弹性蛋白酶及其抑制因子失衡：人体内存在弹性蛋白酶和弹性蛋白酶抑制因子（主要为α1-抗胰蛋白酶），吸烟可使中性粒细胞释放弹性蛋白酶，烟雾中的过氧化物还使α1-抗胰蛋白酶的活性降低，导致肺组织弹力纤维分解，造成肺气肿。此外，先天性遗传缺乏α1-抗胰蛋白酶者易于发生肺气肿。

患者除咳嗽、咳痰等慢性支气管炎症状外，常因阻塞性通气障碍而出现呼气性呼吸困难，气促、胸闷、发绀等缺氧症状。严重者因长期处于过度吸气状态使肋骨上抬，肋间隙增宽，胸廓前后径加大，形成肺气肿患者特有的体征"桶状胸"。因肺容积增大，X线检查见肺野扩大、横膈下降、透明度增加。后期由于肺泡间隔毛细血管床受压迫及数量减少，使肺循环阻力增加，肺动脉压升高，最终导致慢性肺源性心脏病。

（三）临床表现

临床表现症状轻重视肺气肿程度而定。早期可无症状或仅在劳动、运动时感到气短，逐渐难以胜任原来的工作。随着肺气肿进展，呼吸困难程度随之加重，以至稍一活动甚或完全休息时仍感气短。此外尚可感到乏力、体重下降、食欲减退、上腹胀满。引起肺气肿的主要原因是慢性支气管炎，因此除气短外还有咳嗽、咳痰等症状，早期仅有呼气相延长或无异常。典型肺气肿者胸廓前后径增大，呈桶状胸，呼吸运动减弱，语音震颤减弱，叩诊过清音，心脏浊音界缩小，肝浊音界下移，呼吸音减低，有时可听到干、湿啰音，心率增快，心音低远，肺动脉第二心音亢进。

（四）诊断

1. 临床检查

（1）X线检查：胸廓扩张，肋间隙增宽，肋骨平行，活动减弱，膈降低且变平，两肺野的透亮度增加。

（2）心电图检查：一般无异常，有时可呈低电压。

（3）呼吸功能检查：对诊断阻塞性肺气肿有重要意义，残气量／肺总量比>40%。

（4）血液气体分析：出现明显缺氧、二氧化碳滞留时，则动脉血氧分压（PaO_2）降低，二氧化碳分压（$PaCO_2$）升高，并可出现失代偿性呼吸性酸中毒，pH值降低。

（5）血液和痰液检查：一般无异常，继发感染时似慢支急性发作表现。

诊断根据病史、体检、X射线检查和肺功能测定可以诊断科研。X射线检查表现为胸腔前后径增大，胸骨前突，胸骨后间隙增宽，横膈低平，肺纹理减少，肺野透亮度增加，悬垂型心脏，肺动脉及主要分支增宽，外周血管细小。肺功能测定表现为残气、肺总量增加、残气／肺总量比值增高、一秒率显著降低、弥散功能减低。

2. 鉴别诊断　应注意与肺结核、肺部肿瘤和职业性肺病的鉴别诊断。此外慢性支气管炎、支气管哮喘和阻塞性肺气肿均属慢性阻塞性肺病，且慢性支气管炎和支气管哮喘均可并发阻塞性肺气肿。但三者既有联系，又有区别，不可等同。慢性支气管炎在并发肺气肿首病变主要限于支气管，可有阻塞性通气障碍，但程度较轻，弥散功能一般正常。支气管哮喘发作期表现为阻塞性通气障碍和肺过度充气，气体分布可严重不匀。但上述变化可逆性较大，对吸入支气管扩张剂反应较好。弥散功能障碍也不明显。且支气管哮喘气道反应性明显增高，肺功能昼夜波动也大，为其特点：

（五）治疗

1. 应用舒张支气管药物，如氨茶碱，β_2受体兴奋剂。如有过敏因素存在，可适当选用皮质激素。

2. 应用有效抗生素，如青霉素、庆大霉素、环丙沙星、头孢菌素等。

3. 呼吸功能锻炼　做腹式呼吸，缩唇深慢呼气，以加强呼吸肌的活动。增加膈的活动能力。

4. 家庭氧疗　每天12～15小时的给氧能延长寿命，若能达到每天24小时的持续氧疗，效果更好。

5. 物理治疗　视病情制订方案，如气功、太极拳、呼吸操、定量行走或登梯练习。

（六）并发症

1. 自发性气胸　自发性气胸并发于阻塞性肺气肿者并不少见，多因胸膜下肺大疱破裂，空气泄入胸膜腔所致。若患者基础肺功能较差，气胸为张力性，即使气体量不多，临床表现也较重，必须积极抢救不可掉以轻心。肺气肿患者肺野透亮度较高，且富有肺大疱存在，体征不够典型，给局限性气胸的诊断带来一定困难。

2. 呼吸衰竭　阻塞性肺气肿往往呼吸功能严重受损，在某些诱因，如呼吸道感染、分泌物干结潴留、不适当氧疗、应用静脉剂过量、外科手术等的影响下，通气和换气功能障碍进一步加重，可诱发呼吸衰竭。

3. 慢性肺源性心脏病　和右心衰竭低氧血症和二氧化碳潴留以及肺泡毛细血管床破坏等，均可引起肺动脉高压。在心功能代偿期，并无右心衰竭表现。当呼吸系统病变进一步加重，动脉血气恶化时，肺动脉压显著增高，心脏负荷加重，加上心肌缺氧和代谢障碍等因素，可诱发右心衰竭。

4. 胃溃疡　尸检证实阻塞性肺气肿患者有18%～30%并发胃溃疡。其发病机理尚未完全明确。

5. 睡眠呼吸障碍　正常人睡眠中通气可以稍有降低，而阻塞性肺气肿患者睡眠时通气降低较为明显。尤其是患者清醒状态下动脉血氧分压已经低达8.00kPa（60mmHg）左右时，睡眠中进一步降低，就更为危险。患者睡眠质量降低，可出现心律失常和肺动脉高压等。

（七）护理

1. 评估

（1）听诊肺部呼吸音，注意并记录呼吸音的异常改变。

（2）痰的颜色、性质、黏稠度、气味及量的改变。

（3）有无脱水状况：皮肤饱满度、弹性、黏膜的干燥程度。

（4）出入量是否平衡。

（5）评估患者的体力状况，包括能否咳出痰液。

2. 症状护理

（1）呼吸困难的护理：

1）可取坐位或半坐卧位。

2）保持室内适宜温湿度，空气洁净清新。

3）应及时给予合理氧疗。

4）观察呼吸的次数、比例、深浅度和节律的变化，及水、电解质、酸碱平衡情况，准确记录出入量。

5）根据病情备好抢救仪器、物品、药品等。

（2）咳嗽咳痰的护理：

1）鼓励患者有效的咳嗽，必要时用吸引器吸痰，保持呼吸道通畅。

2）嘱患者多饮温开水，以湿润气道。

3）指导患者深呼吸和有效的咳嗽，协助翻身、拍背、鼓励患者咳出痰液。

4）遵医嘱给予雾化吸入。

3. 一般护理

（1）提供安静、整洁舒适的环境。

（2）注意观察咳痰的量及性质，呼吸困难的类型。

（3）给予高蛋白、高热量、高维生素、易消化的饮食。

（4）做好心理护理，消除患者烦躁、焦虑、恐惧的情绪。

4. 健康指导

（1）积极宣传预防和治疗呼吸系统疾病的知识。

（2）避免受凉、过度劳累，天气变化时及时增减衣服，感冒流行时少去公共场所。

（3）指导患者戒烟。

（4）进行适当的体育锻炼，提高肌体的抵抗力。

（5）注意保暖，预防感冒。

十一、恶性胸腔积液

恶性胸腔积液，大多数病例可以在胸腔积液中找到恶性细胞，如果胸腔积液伴纵隔或胸膜表面转移性结节，无论在胸腔积液中能否找到恶性细胞，均可以诊断为恶性胸腔积液。临床所见的大量胸腔积液大约40%是由恶性肿瘤引起，最常见的为肺癌、乳腺癌和淋巴瘤。肿瘤类型在男性和女性之间有一定差异，男性常见为：肺癌淋巴瘤、胃肠道肿瘤；女性常见为乳腺癌、女性生殖道肿瘤、肺癌、淋巴瘤。

（一）病因

恶性胸腔积液占全部胸腔积液的38%～53%，其中胸膜转移性肿瘤和胸膜弥漫性恶性间皮瘤是产生恶性胸腔积液的主要原因。

（二）病理

壁层胸膜的间皮细胞间有很多2～12 nm的小孔，该孔隙直接与淋巴网相通，正常情况下，成人胸膜腔24小时能产生100～200 ml胸液，由壁层胸膜滤出，再经壁层胸膜的小孔重吸收，而脏层胸膜对胸液的形成和重吸收作用很小，胸腔内液体不断产生不断被重吸收保持动态平衡。胸腔积液循环主要推动力为胸膜毛细血管内和胸膜腔内的静水压、胶体渗透压、胸膜腔内的负压和淋巴回流的通畅性。正常人胸膜腔内负压平均为-0.49 kPa（-5cmH_2O）胸液蛋白含量很少，约为1.7%，所具有的胶体渗透压为0.78

kPa（8 cmH$_2$O）。壁层胸膜有体循环供血其毛细血管静水压为1.078 kPa（11 cmH$_2$O）壁层和脏层胸膜毛细血管内胶体渗透压均为3.33 kPa（34 cmH$_2$O）。正常人胸膜腔内仅含少量（5～15 ml）液体，以减少呼吸时壁层胸膜和脏层胸膜之间的相互摩擦。当上述调节胸液动力学的主要驱动力发生异常均可引起胸腔积液。恶性胸腔积液产生的机制复杂多样，归纳起来有以下几个方面：

1. 最常见的致病因素 是壁层和（或）脏层胸膜肿瘤转移。这些转移瘤破坏毛细血管从而导致液体或血漏出，常引起血性胸腔积液。

2. 淋巴系统引流障碍 淋巴系统引流障碍是恶性胸腔积液产生的主要机制。累及胸膜的肿瘤无论是原发于胸膜或转移至胸膜的肿瘤均可堵塞胸膜表面的淋巴管，使正常的胸液循环被破坏，从而产生胸腔积液；另外，壁层胸膜的淋巴引流主要进入纵隔淋巴结，恶性肿瘤细胞在胸膜小孔和纵隔淋巴结之间的任何部位引起阻塞，包括在淋巴管内形成肿瘤细胞栓塞、纵隔淋巴结转移，均可引起胸腔内液体的重吸收障碍，导致胸腔积液。

3. 肿瘤细胞内蛋白大量进入胸腔 胸膜上的肿瘤组织生长过快，细胞容易脱落，进入胸膜腔的肿瘤细胞由于缺乏血运而坏死分解肿瘤细胞内蛋白进入胸腔，使胸膜腔内的胶体渗透压增高，产生胸腔积液。

4. 胸膜的渗透性增加 恶性肿瘤侵袭脏层和壁层胸膜、肿瘤细胞种植在胸膜腔内均能引起胸膜的炎症反应，毛细血管的通透性增加，液体渗入胸膜腔原发性肺癌或肺转移性肿瘤引起阻塞性肺炎，产生类似肺炎旁胸腔积液。

5. 胸膜腔内压降低、胸膜毛细血管静水压增高 肺癌引起支气管阻塞，出现远端肺不张，导致胸膜腔内压降低，当胸膜腔内压由-1.176 kPa（-12cmH$_2$O）降至-4.7kPa（-48cmH$_2$O）将会有大约200 ml的液体积聚在胸膜腔内。肺部的恶性肿瘤可以侵袭腔静脉或心包，引起静脉回流障碍，胸膜表面的毛细血管静水压增高，胸腔积液产生。

6. 其他 肿瘤细胞侵入血管形成瘤栓继而产生肺栓塞，胸膜渗出；恶性肿瘤消耗引起低蛋白血症，血浆胶体渗透压降低，导致胸腔积液；胸腔或纵隔放射治疗后可产生胸膜腔渗出性积液。

（三）临床表现

大部分患者多为肿瘤晚期的恶病质表现，如体重下降、消瘦乏力、贫血等。大约1/3的肿瘤性胸腔积液患者临床上无明显症状，仅在查体时发现胸腔积液。其余2/3患者主要表现为进行性加重的呼吸困难胸痛和干咳。呼吸困难的程度与胸腔积液量的多少、胸液形成的速度和患者本身的肺功能状态有关。当积液量少或形成速度缓慢，临床上呼吸困难较轻，仅有胸闷、气短等。若积液量大肺脏受压明显，临床上呼吸困难重，甚至出现端坐呼吸、发绀等；积液量虽然不很大，但在短期内迅速形成，亦可在临床上表现为较重的呼吸困难，尤其是在肺功能代偿能力较差的情况下更是如此。大量胸腔积液的患者喜取患侧卧位，这样可以减轻患侧的呼吸运动，有利于健侧肺的代偿呼吸，缓解呼吸困难。肿瘤侵袭胸膜、胸膜炎症和大量胸腔积液引起壁层胸膜牵张均可引起胸痛。壁层胸膜被侵袭时多是持续性胸痛；膈面胸膜受侵时疼痛向患侧肩胛放射；大量胸液牵张壁层胸膜引起的往往是胀满和隐痛。咳嗽多为刺激性干咳，由胸腔积液刺激压迫支气管壁所致。在体格检查时可发现患侧呼吸运动减弱，肋间隙饱满，气管向健侧移位，积液区叩诊为浊音，呼吸音消失。

（四）诊断

1. 一般诊断　明确有转移癌的患者病程中出现胸腔积液时，对积液的诊断往往不是很重要。以治疗原发肿瘤为主，在没有出现呼吸症状之前，应采取系统的全身治疗。当积液引起患者呼吸窘迫而需要局部治疗时，在治疗开始前对胸腔积液应有明确诊断。

没有恶性肿瘤的患者新出现胸腔积液时，应首先寻找引起漏出液的潜在病因。彻底地排除心力衰竭、结核等原因引起特发性胸腔积液，胸腔穿刺并对胸腔积液进行生化分析及瘤细胞检查，或进行闭式胸膜活检，一般均能确诊恶性胸腔积液。

（1）症状和体征：少量积液无症状。中等及大量积液时有逐渐加重的气促、心悸。体检见患侧肋间饱满、呼吸动度减弱，语颤减低或消失，气管、纵隔移向对侧，叩诊呈实音，呼吸音减低或消失。

（2）辅助检查：

1）胸部X线检查：少量积液时肋膈角变钝；中等量积液，肺野中下部呈均匀致密影，呈上缘外高内低的凹陷影；大量积液，患侧全呈致密影，纵隔向健侧移位。肺下积液出现膈升高假象，侧卧位或水平卧位投照可确定。叶间包裹积液时在胸膜腔或叶间不同部位，有近似圆形、椭圆形的阴影，侧位片可确定部位。

2）胸液检查：依色泽、性状、比重、粘蛋白定性试验、细胞计数分类、涂片查病原菌，糖、蛋白测定等可初步判断是渗出液、漏出液。比重> 1.018，白细胞>100×10^6。蛋白定量30 g／L，胸液蛋白定量／血清蛋白定量>0.5，胸液乳酸脱氢酶／血清乳酸脱氢酶>0.6。胸液乳酸脱氢酶量>200 u／L为渗出液，反之为漏出液。

3）超声波探查：能较准确选定穿刺部位，对诊断、鉴别诊断有帮助。

4）胸膜活检：经上述各种检查难以明确诊断时可行胸膜活检。

5）CT、MRI检查：对胸膜间皮瘤引起的胸腔积液有诊断价值。

（3）常见疾病胸腔积液的特点：

1）心力衰竭、肝硬化、肾病综合征等合并的胸腔积液为漏出液。

2）结核性胸膜炎积液为渗出液，白细胞增多，以淋巴细胞为主，乳酸脱氢酶增高，溶菌酶增高。

3）肺炎伴随的胸腔积液为渗出液，量不多，白细胞增多以中性粒细胞为主，涂片或培养可能查见病原菌。

4）癌性胸腔积液增长迅速，多为血性，积液性质常介于渗出液与漏出液之间，胸液多次送检常可查到瘤细胞。癌胚抗原常增高。

2. 检查

（1）胸液性质的检查：

1）常规检查：恶性胸腔积液一般为渗出液。渗出性胸腔积液的特点是蛋白含量超过3 g／100 ml或比重超过1.016。在一些长期胸膜腔漏出液患者，由于胸腔内液体吸收的速率大于蛋白吸收的速率胸液内蛋白浓度也会增高，易与渗出液相混淆，所以检查胸腔积液和血清中蛋白质和乳酸脱氢酶（lactate dehydrogenase，LDH）水平，对于区分渗出液与漏出液有99%的正确性胸腔积液具有下列一个或多个特征即为渗出液：①胸腔液体蛋白／血清蛋白>0.5；②胸腔积液LDH／血清LDH>0.6；③胸腔积液LDH>血清LDH上限的2／3。

大部分胸腔渗出液因含白细胞而呈雾状，渗出性胸腔积液的细胞学检查白细胞计数在（1～10）×10⁹／L白细胞计数<1×10⁹／L为漏出液而>1×10⁹／L为脓胸。胸液中以中性粒细胞为主提示炎性疾病，以淋巴细胞为主时则多见于进展性结核病淋巴瘤和癌症红细胞计数超过1×10¹²／L的全血性胸液见于创伤、肺梗死或癌症。

胸液中葡萄糖水平低于血糖水平见于结核病、类风湿关节炎、脓胸及癌症。胸液pH值通常与动脉血pH值平行，但在类风湿关节炎、结核病和癌性胸液中通常低于7.20。

2）细胞学检查：在癌性胸腔积液患者中，大约60%患者第1次送检标本中就能查到癌细胞，如果连续3次分别取样，则阳性率可达90%。在分次取样时抽取几个标本有助于提高诊断率，因为在重复抽取的标本中含有较新鲜的细胞早期退变的细胞在前面的胸腔穿刺中被去除。癌症导致的胸腔积液的机制除了直接侵袭胸膜外，还包括淋巴管或支气管阻塞、低蛋白血症。应当注意的是淋巴瘤患者的胸腔积液细胞学检查不可靠。

（2）胸膜活检：癌肿常累及局部胸膜，其胸膜活检阳性率约为46%，胸液细胞学联合胸膜活检可使阳性率达到60%～90%。

（五）治疗

是否进行积极的治疗取决于恶性胸腔积液所产生的呼吸症状的程度。如果患者没有呼吸症状，或已经到终末期，不需要进行特殊的局部治疗。当临床情况不明朗时，适合进行单纯胸穿如果去除胸腔内一定量的胸腔积液后患者的呼吸症状不能得到改善，可能患者的病情是由于潜在的肺部疾病引起，如肺气肿、原发或继发的肺部恶性肿瘤。在这种情况下，也不宜进行局部治疗。对引起胸腔积液的肿瘤的化疗和放疗有助于消除胸腔积液并改善呼吸道症状。由淋巴瘤、肺癌及乳腺癌阻塞淋巴管产生的胸腔积液，放射治疗可以去除阻塞病因，重建并改善胸液动力学，效果显著。对于影响呼吸动力学、威胁生命的胸腔积液在未找到其他有效治疗方法之前胸腔穿刺有助于控制症状。

1. 病因治疗　积极治疗原发病。

2. 排除积液　少量积液可不处理待自然吸收，中等量以上积液有压迫症状，应行胸腔穿刺抽出积液，每周2～3次。抽液量不宜过多过快，防止发生胸膜性休克及同侧扩张性肺水肿。

3. 药物注入　结核性胸膜炎穿刺后可注入地塞米松，化脓性胸膜炎可注入抗生素，癌性胸膜炎可注入抗癌药物，或在彻底引流后注入四环素，产生化学性刺激造成粘连以减轻癌性胸腔积液的增长过速造成的压迫症状。

4. 胸膜腔插管引流　癌性积液反复抽吸效果不佳时，可插入细导管行闭式引流，约72小时内争取彻底引流后，再注入上述药物。

5. 手术　慢性脓胸内科治疗不彻底时，可考虑外科手术治疗。

（六）预防

1. 预防措施

（1）积极防治原发病：恶性胸腔积液为胸部或全身疾患的一部分，因此积极防治原发病是预防本病的关键。

（2）增强体质，提高抗病能力：积极参加各种适宜的体育锻炼，如太极拳、太极剑、气功等。

（3）注意生活调摄：居住地要保持干燥，避免湿邪侵袭，不恣食生冷，不暴饮暴食，保持脾胃功能的正常。得病后，及时治疗，避风寒，慎起居，怡情志，以臻早日康复。

2. 预防常识　恶性胸腔积液，可由多种疾病引起，治疗上主要针对原发病，漏出液常在病因纠正后自行吸收，渗出性胸膜炎中以结核性多见，其次为炎症性和癌性胸膜炎，应针对其病因，进行抗结核、抗炎症等治疗，并可行胸腔穿刺抽液。其预后与原发病有关，肿瘤所致者预后较差。

（七）护理

1. 术前护理

（1）心理护理：恶性胸腔积液是恶性肿瘤侵及胸膜的晚期表现。病程长，经反复胸腔穿刺抽液等处理后胸腔积液仍不能得到控制，并且影响呼吸功能，伴有不同程度呼吸困难，极大影响患者生活质量。因此患者大多悲观绝望，失去了治疗信心，虽然愿意接受VATS手术治疗，但顾虑较多，担心手术治疗效果不佳。针对其心理特点，我们制定出相应的护理措施，在建立良好的信赖关系的基础上，给予患者诚挚的安慰鼓励。向患者讲清胸腔镜手术的机理、优点以及本科近来开展VATS的情况、效果。同时介绍同类手术患者与其认识，谈体会，消除顾虑，坚定信心，使其愉快接受手术治疗。

在术前向患者和家属做好宣教，将胸膜固定术基本原理、术前术后注意事项，向患者及家属细致讲解，认真解释患者提出的各种问题，消除不安情绪，以取得最佳配合。并做好家属工作，共同配合给予心理支持。

（2）呼吸困难护理：本组有16例患者术前因中、大量胸腔积液影响呼吸功能，伴有不同程度呼吸困难，给予取半卧位，呼吸困难严重者，给予氧气吸入，注意观察患者的呼吸情况，必要时协助医师行胸腔穿刺抽液（本组有12例），以改善呼吸困难。穿刺前根据穿刺部位协助患者取一合适、舒服的体位，胸腔穿刺应严格无菌技术操作，穿刺过程中密切注意面色、脉搏、呼吸情况，如有异常立即停止操作。每次抽液不超过1000ml。穿刺后注意有无复张性肺水肿的出现。本组12例无1例发生这种并发症。

（3）改善营养状况：因患者属晚期恶性肿瘤，病程长，经反复胸穿，大量蛋白质丢失，消瘦，全身情况差。术前进行三大常规和心、肝、肺、肾等重要脏器检查；常规血气分析；肺功能测定；评估患者对手术的耐受性。指导患者尽可能多地进高蛋白、高热量、富有维生素易消化食物。改善营养状况，提高对手术耐受性。对消瘦明显、低蛋白血症、血红蛋白＜90 g／L的患者给予静脉补充脂肪乳剂、氨基酸、白蛋白等营养物质或输入红细胞。本组有12例经过静脉营养支持治疗。

（4）术前指导及准备：为使患者术后能顺利恢复，预防肺部并发症发生。术前我们向患者讲解术后有效咳嗽及深呼吸的重要性，教会他们掌握有效咳嗽，深呼吸的方法。对有呼吸道感染者，给予雾化吸入，选用合适抗生素治疗，积极控制感染。并在术前教会患者术后早期活动的方法。术前其他准备工作方法同全麻开胸术，如常规备皮、皮试、配血、床上排便练习等。

2. 术后护理

（1）生命体征观察：VATS手术采用双腔气管插管全身麻醉，术中健侧肺通气，因术中持续健肺通气，非通气肺的持续灌流，使肺内分流增加，导致术后低氧血症。所以术后给予吸氧，持续监测血氧饱和度，定期取动脉血进行血气分析，了解患者氧合状态，有助于及时发现低氧血症倾向。如出现低氧血症，立即进行处理。术后心电监护和血压监测，特别是对高龄和有心血管疾病患者应视为重点监护对象，并做好预防性护理。本组有3例患者发现心律失常，心肌缺血缺氧性改变，经及时处理后转危为安。

（2）胸腔引流管护理：全麻清醒后血压、脉搏、呼吸平稳6小时后取半卧位，有利于呼吸和引流，保持胸腔引流管通畅，定时挤压引流管，观察和记录引流量、色。恶性胸腔积液行胸膜固定术后引流量通常较多，引流液多者，经胸引管注入顺铂100mg夹管12～24小时，必要时重复。待胸腔积液消退，每天少于100 ml后拔除引流管。

（3）呼吸道管理：由于恶性胸腔积液，使患侧肺膨胀不全，VATS手术中双腔气管插管全身麻醉，术中健肺通气，使术侧肺萎陷，因此为使术后患侧肺尽快膨胀，全麻清醒后即开始鼓励患者自行深呼吸、咳嗽排痰，待生命体征稳定6小时后取半卧位，并在止痛的基础上，每2小时协助患者坐起，拍背，并雾化吸入每日3次，利于气道湿化排痰，保持呼吸道通畅。同时保证胸引管充分引流，及时排出胸腔内积液。每日检查两肺呼吸音，判断肺膨胀、观察患者呼吸困难改善情况。根据本组观察，胸腔镜手术由于对组织损伤少，切口小，术后疼痛较轻，多数患者可采用口服药止痛，不需要肌注止痛药。患者积极配合深呼吸，有效咳嗽，使肺膨胀良好，术后3天内呼吸困难得到明显改善。2例术中肺不能膨胀者术后呼吸情况没有改善。

（4）关于滑石粉反应的观察和护理：用滑石粉喷洒作胸膜固定术后，本组5例（27%）发热38.5℃左右，伴轻度胸痛，均于1周内消退和缓解。这种发热是否由于机体对滑石粉反应，由于病例少，尚需进一步观察。若体温在38.5℃以上，给予物理或药物降温。降温期间做好保暖，防止感冒，注意水电解质平衡。据报道术后偶有肺炎、呼吸窘迫综合征、急性肺水肿等并发症发生。

十二、气胸

胸膜腔由胸膜壁层和脏层构成，是不含空气的密闭的潜在性腔隙。任何原因使膜破损，空气进入胸膜腔，称为气胸。此时胸膜腔内压力升高，甚至负压变成正压，使肺脏压缩，静脉回心血流受阻，产生不同程度的肺、心功能障碍。用人工方法将滤过的空气注入胸膜腔，以便在X线下识别胸内疾病，称为人工气胸。由胸外伤、针刺治疗等所引起的气胸，称为外伤性气胸。最常见的气胸是因肺部疾病使肺组织和脏层胸膜破裂，或者靠近肺表面的肺大疱、细小气肿泡自行破裂，肺和支气管内空气逸入胸膜腔，称为自发性气胸。

（一）病因

1. 外伤气胸　常见各种胸部外伤，包括锐器刺伤及枪弹穿透伤肋骨骨折端错位刺伤肺，以及诊断治疗性医疗操作过程中的肺损伤，如针灸刺破肺活检，人工气胸等。

2. 继发性气胸　为支气管肺疾患破入胸腔形成气胸。如慢性支气管炎、尘肺支气管哮喘等引起的阻塞性肺性疾患，肺间质纤维化，蜂窝肺和支气管肺癌部分闭塞气道产生的泡性肺气肿和肺大疱，以及靠近胸膜的化脓性肺炎，肺脓肿结核性空洞，肺真菌病，先天性肺囊肿等。

3. 特发性气胸　指平时无呼吸道疾病病史，但胸膜下可有肺大疱，一旦破裂形成气胸称为特发性气胸多见于瘦长体型的男性青壮年。

4. 慢性气胸　指气胸经2个月尚无全复张者。其原因为：吸收困难的包裹性液气胸，不易愈合的支气谈判胸膜瘘肺大疱或先天性支气管囊肿形成的气胸，以及与气胸相通的气道梗阻或萎缩肺覆以较厚的机理化包膜阻碍肺复张。

5. 创伤性气胸　胸膜腔内积气称为气胸。创伤性气胸的发生率在钝性伤中占15%～50%，在穿透性伤中占30%～87.6%。气胸中空气在绝大多数病例来源于肺被肋骨骨折断端刺破（表浅者称肺破裂，深达细支气管者称肺裂伤），亦可由于暴力作用引起的支气管或肺组织挫裂伤，或因气道内压力急剧升高而引起的支气管或肺破裂。锐器伤或火器伤穿通胸壁，伤及肺、支气管和气管或食管，亦可引起气胸，且多为血气胸或脓气胸。偶尔在闭合性或穿透性膈肌破裂时伴有胃破裂而引起脓气胸。

（二）病理

胸膜下气肿泡可为先天性，也可为后天性；前者系先天性弹力纤维发育不良肺泡壁弹性减退，扩张后形成肺大疱，多见于瘦长型男性肺部X线检查无明显疾病，后者较常见于阻塞性肺气肿或炎症后纤维病灶的基础上，细支气管半阻塞扭曲，产生活瓣机制而形成气肿泡，胀大的气肿泡因营养循环障碍而退行变性，以致在咳嗽或肺内压增高时破裂。

常规X线检查，肺部无明显病变，但胸膜下（多在肺尖部）可有肺大疱，一旦破裂所形成的气胸称为特发性气胸，多见于瘦高体型的男性青壮年。非特异性炎症瘢痕或弹力纤维先天发育不良，可能是形成这种胸膜下肺大疱的原因。

自发性气胸常继发于基础肺部病变，如肺结核（病灶组织坏死；或者在愈合过程中，瘢痕使细支气管半阻塞形成的肺大疱破裂），慢性阻塞性肺疾患（肺气肿泡内高压、破裂），肺癌（细支气半阻塞，或是癌肿侵犯胸膜、阻塞性肺炎、继而脏层胸膜破裂）、肺脓肿、尘肺等。有时胸膜上具有异位子宫内膜，在月经期可以破裂而发生气胸（月经性气胸）。

自发性气胸以继发于慢性阻塞性肺病和肺结核最为常见，其次是特发性气胸。脏层胸膜破裂或胸膜粘连带撕裂，其中血管破裂，可以形成自发性血气胸。航空、潜水作业而无适当防护措施时，从高压环境突然进入低压环境，以及持续正压人工呼吸加压过高等，均可发生气胸。抬举重物等用力动作，咳嗽、喷嚏、屏气或高喊大笑等常为气胸的诱因。

（三）临床表现

患者常有持重物、屏气、剧烈运动等诱发因素，但也有在睡眠中发生气胸者，患者突感一侧胸痛、气急、憋气，可有咳嗽、但痰少，小量闭合性气胸先有气急，但数小时后逐渐平稳，X线也不一定能显示肺压缩。若积气量较大者或者原来已有广泛肺部疾患，患者常不能平卧。如果侧卧，则被迫使气胸患侧在上，以减轻气急。患者呼吸困难程度与积气量的多寡以及原来肺内病变范围有关。当有胸膜粘连和肺功能减损时，即使小量局限性气胸也可能明显胸痛和气急。

张力性气胸由于胸腔内压骤然升高，肺被压缩，纵隔移位，出现严重呼吸循环障碍，患者表情紧张、胸闷，甚至有心律失常，常挣扎坐起，烦躁不安，有发绀、冷汗、脉快、虚脱、甚至有呼吸衰竭、意识不清。

在原有严重哮喘或肺气肿基础上并发气胸时，气急、胸闷等症状有时不易觉察，要与原先症状仔细比较，并作胸部X线检查。体格显示气管多移向健侧，胸部有积气体征。可做出正确诊断。非Q波梗死则依据心电图S-T升及血清酶的异常加以诊断。

体征：少量胸腔积气者，常无明显体征。积气量多时，患者胸廓饱满，肋间隙变宽，呼吸度减弱；语音震颤及语音共振减弱或消失。气管、心脏移向健侧。叩诊患侧呈鼓音。右侧气胸时可致肝浊音界下移。听诊患侧呼吸音减弱或消失。有液气胸时，则可闻及胸内振水声。血气胸如果失血过多，血压下降，甚至发生失血性休克。

（四）诊断

1. 诊断方法　突发一侧胸痛，伴有呼吸困难并有气胸体征，即可做出初步诊断。X线显示气胸症是确诊依据。在无条件或病情危重不允许作X线检查时，可在患侧胸腔积气体症最明确处试穿，抽气测压，若为正压且抽出气体，说明有气胸存在，即应抽出气体以缓解症状，并观察抽气后胸腔内压力的变化以判断气胸类型。在原有严重哮喘或肺气肿基础上并发气胸时，气急、胸闷等症状有时不易觉察，要与原先症状仔细比较。

（1）病史及症状：可有或无用力增加胸腔压力等诱因，多突然发病，主要症状为呼吸困难、患侧胸痛、刺激性干咳，张力性气胸者症状为严重烦躁不安，可出现发绀、多汗甚至休克。

（2）查体发现：少量或局限性气胸多无阳性体征。典型者气管向健侧移位，患侧胸廓饱满、呼吸动度减弱，叩诊呈过清音，呼吸音减弱或消失。左侧气胸并发纵隔气肿者，有时心音区可听到与心跳一致的噼啪音（Hamman征）。

（3）辅助检查：

1）X线胸部检查：为最可靠诊断方法，可判断气胸程度、肺被压缩情况、有无纵隔气肿、胸腔积液等并发症。气胸程度，肺组织压缩情况测量方法，被压缩肺组织边缘在锁骨部为25%，气胸宽度占总宽度的1／4时（外带压缩），压缩35%，气胸宽度占总宽度的1／3时（外带压缩），压缩50%，气胸宽度占总宽度的1／2时（外中带压缩），压缩65%，压缩至肺门部为90%以上（外中内带压缩），而非100%。

2）其他检查：

①血气分析：对肺压缩>20%者可出现低氧血症。

②胸腔穿刺测压：有助判断气胸的类型。

③胸腔镜检查：对慢性、反复发作的气胸，有助于弄清肺表面及胸膜病变情况。

④血液学检查：无并发症时无阳性发现。

2. 鉴别诊断　自发性气胸有时酷似其他心、肺疾患、应予鉴别。

（1）支气管哮喘和阻塞性肺气肿：有气急和呼吸困难，体征亦与自发性气胸相似，但肺气肿呼吸困难是长期缓慢加重的，支气管哮喘患者有多年哮喘反复发作史。当哮喘和肺气肿患者呼吸困难突然加重且有胸痛，应考虑并发气胸的可能，X线检查可以做出鉴别。

（2）急性心肌梗死：患者亦有急起胸痛、胸闷、甚至呼吸困难、休克等临床表现，但常有高血压、弓I脉粥样硬化、冠心病史。体征、心电图和X线胸透有助于诊断。

（3）肺栓塞：有胸痛、呼吸困难和发绀等酷似自发性气胸的临床表现，但患者往往有咯血和低热，并常有下肢或盆腔栓塞性静脉炎、骨折、严重心脏病、心房纤颤等病史，或发生在长期卧床的老年患者。体检和X线检查有助于鉴别。

（4）肺大疱：位于肺周边部位的肺大疱有时在X线下被误为气胸。肺大疱可因先天发育形成，也可因支气管内活瓣阻塞而形成张力性囊腔或巨型空腔，起病缓慢，气急不剧烈，从不同角度做胸部透视，可见肺大疱或支气管源囊肿为圆形或卵圆形透光区，在大疱的边缘看不到发线状气胸线，疱内有细小的条纹理，为肺小叶或血管的残遗物。肺大疱向周围膨胀，将肺压向肺尖区、肋膈角和心膈角，而气胸则呈胸外侧的透光带，其中无肺纹可见。肺大疱内压力与大气压相仿，抽气后，大疱容积无显著改变。

（五）治疗

1. 治疗原则　根据气胸的不同类型适当进行排气，以解除胸腔积气对呼吸、循环所生成的障碍，使肺尽早复张，恢复功能，同时要治疗并发症和原发病。

（1）对症治疗：应卧床休息，给予吸氧、镇痛、止咳，有感染时给予抗生素治疗。

（2）胸腔减压：

1）闭合性气胸：肺压缩<20%者，单纯卧床休息，气胸即可自行吸收，肺压缩>20%症状明显者应胸腔穿刺抽气1～2次，每次600～800 ml为宜。

2）开放性气胸：应用胸腔闭式引流排气，肺仍不能复张者，可加用负压持续吸引。

3）张力性气胸：病情较危急须尽快排气减压，同时准备立即行胸腔闭式引流或负压持续吸引。

（3）手术治疗：对内科积极治疗肺仍不能复张，慢性气胸或有支气管胸膜瘘者可考虑手术治疗。反复发作性气胸可采用胸膜粘连术治疗。

（4）积极治疗原发病和并发症。

2. 排气疗法　根据症状、体征、X线所见以有胸内测压结果，判断是何种类型气胸，是否需要即刻排气治疗，如需排气，采用何种方法适宜。

（1）闭合性气胸：闭合性气胸积气量少于该侧胸腔容积的20%时，气体可在2～3周内自行吸收，不需抽气，但应动态观察积气量变化。气量较多时，可每日或隔日抽气一次，每次抽气不超过1L，直至肺大部分复张，余下积气任其自行吸收。

（2）高压性气胸：病情急重，危及生命，必须尽快排气。可用气胸箱一面测压，一面进行排气。紧急时将消毒针头从患侧肋间隙插入胸膜腔，使高度正压胸内积气得以由此自行排出，缓解症状。紧急时，还可用大注射器接连三路开关抽气，或者经胸壁插针，尾端用胶管连接水封瓶引流，使高压气体得以单向排出。亦可用一粗注射针，在其尾部扎上橡皮指套，指套末端剪一小裂缝，插入气胸腔做临时简易排气，高压气体从小裂缝排出，待胸腔内压减至负压时，套囊即行塌陷，小裂缝关闭，外间空气不能进入胸膜腔。

为了有效地持续排气，通常安装胸腔闭式水封瓶引流。插管部位一般多取锁骨中线外侧第2肋间，或腋前线第4～5肋间。如果是局限性气胸，或是为了引流胸腔积液，则须在X线透视下选择适当部位进行插管排气引流。安装前，在选定部位先用气胸箱测压以了解气胸类型，然后在局麻下沿肋骨上缘平行做1.5～2.0cm皮肤切口，用套管针穿刺进入胸膜腔，拔去针芯，通过套管将灭菌胶管插入胸腔。一般选用大号导尿管或硅胶管，在其前端剪成鸭嘴状开口，并剪一两个侧孔，以利引流。亦可在切开皮肤后，经钝性分离肋间组织达胸膜，再穿破胸膜将导管直接送入胸膜腔内，导管固定后，另端置于水封瓶的水面下1～2cm，使胸膜腔内压力保持在1～2cmH₂O以下，若胸腔内积气超过此正压，气体便会通过导管从水面逸出。

未见继续冒出气泡1～2天后，患者并不感气急，经透视或摄片见肺已全部复张时，可以拔除导管。有时虽见气泡冒出水面，但患者气急未能缓解，可能是由于导管不够通畅，或部分滑出胸膜腔，如果导管阻塞，则应更换。

若这种水封瓶引流仍不能使胸膜破口愈合，透视见肺脏持久不能复张，可选胸壁另处插管，或在原先通畅的引流管端加用负压吸引闭式引流装置。由于吸引机可能形成负压过大，用调压瓶可使负压不超过-0.8～-1.2 kPa（-8～-12cmH₂O），如果负压超过此限，则室内空气即由压力调节管进入调压瓶，因此患者胸腔所承受的吸引负压不会比-0.8～-1.2 kPa（-8～-12cmH₂O）更大，以免过大的负压吸引对肺造成损伤。

使用闭式负压吸引宜连续开动吸引机，但如12小时以上肺仍不复张时，应查找原因。若无气泡冒出，肺已完全复张，可夹住引流管，停止负压吸引，观察2～3天，如果透视证明气胸未再复发，便可拔除引流管，立即用凡士林纱布覆盖手术切口，以免外界空气进入。

不封瓶要放在低于患者胸部的地方（如患者床下），以免瓶内的水反流入胸腔，在用各式插管引流排气过程中注意严格消毒，以免发生感染。

（3）交通性气胸：积气量小且无明显呼吸困难者，在卧床休息并限制活动，或者安装水封瓶引流后，有时胸膜破口可能自行封闭而转变为闭合性气胸。如果呼吸困难明显，或慢阻肺患者肺功能不全者，可试用负压吸引，在肺复张过程中，破口也随之关闭，若是破口较大，或者因胸膜粘连牵扯而持续开启，患者症状明显，单纯排气措施不能奏效者，可经胸腔镜窥察，行粘连烙断术，促使破口关闭。若无禁忌，亦可考虑开胸修补破口。手术时用纱布擦拭壁层胸膜，可以促进术后胸膜粘连。若肺内原有明显病变，可考虑将受累肺脏做叶或肺段切除。

3. 手术治疗　经内科治疗无效的气胸可为手术的适应证，主要适应于长期气胸、血气胸、双侧气胸、复发性气胸、张力性气胸引流失败者、胸膜增厚致肺膨胀不全或影像学有多发性肺大疱者。手术治疗成功率高，复发率低。

（1）胸腔镜直视下粘连烙断术促使破口关闭；对肺大疱或破裂口喷涂纤维蛋白胶或医用ZT胶；或用Nd-YAG激光或二氧化碳激光烧灼<20mm的肺大疱。电视辅助胸腔镜

手术（VATS）可行肺大疱结扎、肺段或肺叶切除，具有微创、安全等优点。

（2）开胸手术如无禁忌，亦可考虑开胸修补破口，肺大疱结扎，手术过程中用纱布擦拭胸腔上部壁层胸膜，有助于促进术后胸膜粘连。若肺内原有明显病变，可考虑将肺叶或肺段切除。

（六）预防

去除病因才是最好的预防，按照目前气胸治疗现状来看，肺大疱切除术及胸膜粘连术，前者最大限度地去除肺漏气的可能，后者在再次肺漏气时保证大部分肺组织不至于萎缩，所以最好的预防在于正确的治疗。

天气寒冷会刺激呼吸道炎症加重，多个肺泡破裂形成肺大疱，肺大疱再破裂就容易把肺冲出一个洞，导致气体漏入胸腔，形成气胸。长期患严重呼吸道疾病的老年患者在冬天应特别注意。

（七）护理

1. 主要护理措施

（1）病情监测：

1）密切监测生命体征（特别是呼吸频率、节律及深度变化）；

2）观察胸痛、干咳、呼吸困难等症状变化，如患者突然出现烦躁不安、呼吸困难及发绀加重，应立即通知医生；

3）肺部体征的变化。

（2）休息：应绝对卧床休息，血压平稳者可取半卧位，以利于呼吸、咳嗽及胸腔引流。

（3）排气治疗的护理：

1）应用人工气胸箱排气者，协助医生做好准备工作及协助进行排气治疗。术前向患者说明治疗目的、过程及注意事项，并观察抽气过程中及抽气后的反应。

2）胸腔闭式引流的护理：

①协助医生做好胸腔闭式引流的准备工作，装配并检查引流装置，水封瓶内注入适量无菌蒸馏水或生理盐水。妥善放置、固定引流装置，水封瓶的位置必须低于患者胸腔，常放于患者床下，以免瓶内水反流进入胸腔，也应防止水封瓶被踢倒或打破。连接胸腔引流管的玻璃管一端置于水面下 $1.0 \sim 2$ cm，以确保引流装置和患者胸腔之间为一密封系统。如应用负压吸引闭式引流，压力应保持在 $-8 \sim -12$ cmH$_2$O 为宜，以避免过大的负压吸引对肺的损伤。

②保持引流通畅：密切观察排气、引流情况，如有气泡从水封瓶液面逸出或长玻璃管内液面随呼吸上下波动，提示引流通畅。必要时请患者做深呼吸或咳嗽，如长玻璃管内液面波动，表明引流通畅。为防止管道堵塞需定期挤压引流管，先用一手握住近胸端引流管，另一手向引流瓶方向挤压（从近胸端开始逐渐向下进行）。将引流管固定于

床旁，防止引流管滑脱，并保持适宜长度，既应便于患者活动，又应避免引流管过长造成扭曲、受压。胸壁引流管下方放置一小毛巾，可防止引流管受压引起引流不畅，也可减少患者的不适。

③鼓励患者定时翻身，定时进行深呼吸和咳嗽，以加速胸腔内气体排出，促进肺尽早复张。

④观察放置胸腔闭式引流后患者的反应，如患者呼吸困难、胸闷好转，说明肺已复张，若患者呼吸困难加重、出现发绀、大汗、血压下降等情况时，应立即通知医生，并协助处理。

⑤准确记录引流液外观及量。

⑥处理伤口、引流管、水封瓶时应注意无菌操作。

⑦若发生水封瓶破损，应迅速用血管钳夹住引流管，并及时更换水封瓶。若发生引流管滑脱出胸腔，应嘱患者呼气，并迅速用消毒凡士林纱布将伤口覆盖，立即通知医生进行处理。

⑧当水封瓶内无气泡逸出1～2天后，患侧呼吸音恢复，胸部X线检查确认肺已复张时，可用血管钳夹住引流管观察24小时，如病情仍稳定方可拔管。

2. 健康教育

（1）使患者认识到慢性肺部疾病是气胸发生的基础，指导患者积极治疗原发病，以预防发生气胸。

（2）教育患者避免发生气胸的诱因，如抬举重物、剧烈运动、剧咳等。

（3）向患者说明排气治疗是气胸的主要治疗方法，并说明胸腔闭式引流的注意事项，使患者能配合治疗。

（4）气胸多可治愈，但复发率较高（尤其是原发性气胸），气胸复发时不要紧张，应及时去医院诊治。

第三节　循环系统疾病护理常规

一、循环系统疾病一般护理

（一）休息与体位

1. 因病情不能平卧者给予半卧位，避免用力和不良刺激，以免发生心力衰竭或猝死。

2. 如发生心搏骤停，应立即进行复苏抢救。

（二）饮食护理

1. 低脂清淡饮食、禁烟酒。
2. 有心力衰竭者限制钠盐及入水量。
3. 多食新鲜水果及蔬菜，保持大便通畅。

（三）病情观察

1. 测脉搏应数30秒，当脉搏不规则时连续测1分钟，同时注意心率、心律、呼吸、血压等变化。
2. 呼吸困难者给予氧吸入。如有肺水肿则按急性心力衰竭护理。
3. 如出现呼吸困难加重、发绀、脉搏骤变、剧烈胸痛、腹痛、晕厥或意识障碍等立即通知医生并配合抢救。

（四）药物治疗护理

应用洋地黄类或抗心律失常药物时，应按时按量给予，静脉注射时间不应小于10分钟，每次给药前及给药后30分钟必须监测心率，并注意观察有无耳鸣、恶心、呕吐、头晕、眼花、黄视等，脉搏小于60次／分或节律发生改变，应及时告知医生做相应处理。

（五）皮肤护理

全身水肿或长期卧床者，加强皮肤护理，防止压疮发生。

（六）心理护理

关心体贴患者，及时询问患者需要，适时进行心理护理，缓解患者恐惧、忧虑等不良情绪。

二、慢性心力衰竭

慢性心力衰竭（chronic heart failure，CHF）指由各种心脏疾病引起心肌收缩力下降，使心脏排血量不能满足机体代谢的需要，器官、组织血液灌注不足，同时出现肺循环和（或）体循环淤血的一种临床综合征。

心功能分级：

Ⅰ级：体力活动不受限制。日常活动不引起疲乏、心悸、呼吸困难、心绞痛等症状。

Ⅱ级：体力活动轻度受限。休息时无自觉症状，但平时一般的活动可出现上述症状，休息后很快缓解。

Ⅲ级：体力活动明显受限。休息时无症状，日常活动即可出现上述症状，休息较长时间后症状方可缓解。

Ⅳ级：不能从事任何体力活动，休息时亦有心力衰竭的症状，体力活动后加重。

（一）休息与体位

根据心功能分级合理安排休息及活动，尽量减少活动中的疲劳，根据心功能不全程度，协助患者采取半卧位或端坐卧位，使患者舒适。

（二）饮食护理

1. 遵医嘱给予少盐（3～5g／天），易消化、高维生素饮食。

2. 少量多餐，忌饱餐。

（三）病情观察

1. 观察早期心力衰竭及心力衰竭加重临床表现，若出现乏力、呼吸困难加重应通知医生处理。

2. 加强护理观察，一旦发生急性肺水肿立即抢救。

（四）药物治疗的护理

1. 输液速度不超过40滴／分，血管扩张药物一般为8～12滴／分，不超过20滴／分。

2. 应用洋地黄时，剂量准确，经稀释后缓慢注射（10～15分钟），使用前测脉搏或心率，若心率或脉搏小于60次／分，或节律异常，或出现恶心、呕吐、视物模糊等应及时告知医生处理。

3. 应用扩血管药时，应观察血压变化及有无头痛；应用硝普钠时，应现配现用并注意避光；应用ACEI类药物时，应注意肾功能改变。

4. 应用利尿药时，应观察用药效果，准确记录出入液量，定期复查电解质，观察有无水、电解质紊乱。

5. 保持大便通畅，便秘者给予缓泻药，防止大便用力而加重心脏负荷。

（五）健康指导

1. 指导患者积极治疗原发病，避免心力衰竭的诱发因素。

2. 注意保暖，防止受凉。合理安排活动与休息，适当进行身体锻炼，增强体质。

3. 饮食宜清淡、易消化，多食蔬菜、水果，防止便秘。

4. 育龄妇女注意避孕。

5. 严格按医嘱服药，不能随意增减或中断药物治疗，坚持定期门诊随访。

三、心律失常

心律失常（arrhythmia）是指由心尖冲动的频率、节律、起源部位、传导速度与激动次序的异常导致心脏活动的规律发生异常。

分类：激动起源异常：窦性心律失常（窦性心动过速、窦性心动过缓、窦性心律不齐、窦性停搏），房性心律失常（房性期前收缩、房颤、房扑、房性逸搏），室性心律失常（室性期前收缩、室颤、室扑、室性逸搏），交界性心律失常（结性期前收缩、结性逸搏）。传导异常：窦房传导阻滞、房室传导阻滞、预激综合征。

（一）饮食

给予低盐、低脂、易消化软食。

（二）心理护理

消除患者恐惧心理，避免情绪激动，必要时吸氧。

（三）病情观察

1. 持续心电监护，观察心率、节律的变化。

2. 快速房颤患者要监护心率、脉搏变化，同时测量心率、脉搏1分钟以上。

3. 发现频发室早、多源性室早、室速或心率<40次／分、>120次／分等应通知医生，做好紧急电除颤或进行临时起搏器置入术的准备。

4. 心搏骤停者按心肺复苏抢救。

（四）药物治疗护理

1. 用抗心律失常药物，根据心率（律）调整速度。静脉注射时，需在严密心电、血压监测下进行。

2. 应用抗心律失常药物及强心药时注意不良反应，强心药剂量准确，混合均匀，缓慢静脉注射，观察洋地黄中毒表现，如出现脉搏< 60次／分，恶心呕吐等表现应立即停药，同时告知医生。

（五）健康指导

1. 指导患者自测脉搏，进行自我病情监测；对反复发生严重心律失常危及生命者，教会家属心肺复苏术以备急用。

2. 如果有明显的心悸、头晕或一过性晕厥要及时就医。

3. 服药要及时，剂量要准确。

4. 定期复查。

5. 要劳逸结合，避免劳累。

6. 避免进食刺激性食物、烟、浓茶等。

四、感染性心内膜炎

感染性心内膜炎（infective endocarditis，IE）是指病原微生物经血流侵犯心内膜、心瓣膜或大动脉内膜所引起的感染性炎症。致病菌以细菌、真菌为多见。临床特点：发热、心脏杂音、脾大、瘀点、周围血管栓塞、血培养阳性。按病程分为急性、亚急性（多见）。

（一）休息与体位

1. 保持病室安静，嘱患者卧床休息，取舒适卧位。

2. 高热者及时更换内衣及床单、被套，保持皮肤及床单的清洁、干燥，使患者舒适。

（二）饮食护理

1. 给予高蛋白、高热量、高维生素易消化的流质或半流质饮食。

2. 鼓励多饮水，补充因发热引起的能量消耗，做好口腔护理。

（三）病情观察

1. 如发热每4小时测体温1次，并采取物理或化学降温，观察体温的变化，并做好记录。配合医生做好实验室检查，尤其是正确采集血培养标本。

2. 注意观察心率、心律、心脏杂音的变化，注意有无心力衰竭、脏器梗死的症状体征，及时与医生联系，做好急救准备。

（四）用药护理

使用抗生素时注意要现用现配，青霉素类必须严格遵守原则，并观察药物疗效。

（五）心理护理

讲解疾病的有关知识及注意事项，解除其焦虑心理。

（六）健康指导

1. 教会患者正确测量体温的方法。
2. 告知患者坚持足够疗程抗生素治疗的意义。
3. 告知患者实施特殊检查或手术前应预防性使用抗生素。
4. 注意防寒保暖，保持口腔和皮肤清洁。
5. 定期门诊随访。

五、病毒性心肌炎

病毒性心肌炎是指人体感染嗜心性病毒，引起心肌非特异间质性炎症。可呈局限性或弥漫性；病程可以是急性、亚急性或慢性。急性病毒性心肌炎患者多数可完全恢复正常，很少发生猝死，一些慢性发展的病毒性心肌炎可以演变为心肌病。部分患者在心肌疤痕明显形成后，留有后遗症表现：一定程度的心脏扩大、心功能减退、心律失常或心电图持续异常。

（一）病因

各种病毒都可引起心肌炎，其中以引起肠道和上呼吸道感染的病毒感染最多见。肠道病毒为微小核糖核酸病毒，其中柯萨奇、埃可、脊髓灰质炎病毒为致心肌炎的主要病毒；粘病毒，如流感、副流感、呼吸道合胞病毒等引起的心肌炎也不少见；腺病毒也时有引起心肌炎。此外，麻疹、腮腺炎、乙型脑炎、肝炎、巨细胞病毒等也可引起心肌炎。临床上绝大多数病毒性心肌炎由柯萨奇病毒和埃可病毒引起。柯萨奇病毒的B组为人体心肌炎的首位病原体，按其分型以2、4二组最多见，5、3、1型次之；A组的1、4、9、16、23各型易侵犯婴儿，偶尔侵入成人心肌。

（二）病理

从动物实验、临床与病毒学、病理观察，发现有以下两种原理：

1. 病毒直接作用 实验中将病毒注入血循环后可以心肌炎。以在急性期，主要在起病9天以内，患者或动物的心肌中可分离出病毒，病毒荧光抗体检查结果阳性，或在电镜检查时发现病毒颗粒。病毒感染心肌细胞后产生溶细胞物质，使细胞溶解。

2. 免疫反应 实验与人体病毒性心肌炎起病9天后心肌内已不能再找到病毒，但心肌炎变仍在继续；有些患者病毒感染的其他症状轻微而心肌炎表现颇为严重；还有些患者心肌炎的症状在病毒感染其他症状开始一段时间以后方出现；有些患者的心肌中可能发现抗原抗体复合体。以上都提示免疫机制的存在。实验中小鼠心肌细胞感染少量柯萨奇B病毒，测得其细胞毒性不显著；如加用同种免疫脾细胞，则细胞毒性增强；如预先用抗胸腺抗体及补体处理免疫脾细胞，则细胞毒性不增强；若预先以柯萨奇B抗体及补体处理免疫脾细胞，则细胞毒性增加；实验说明病毒性心肌炎有细胞介导的免疫机制存在。研究还提示细胞毒性主要由T淋巴细胞所介导。临床上，病毒性心肌炎迁延不愈者，E花环、淋巴细胞转化率、补体C均较正常人为低，抗核抗体、抗心肌抗体、抗补体均较正常人的检出率为高，说明病毒性心肌炎时免疫机能低下。最近发现病毒性心肌炎时自然杀伤细胞的活力与α干扰素也显著低于正常，γ干扰素则高于正常，亦反映有细胞免疫失控。小鼠实验性心肌炎给免疫抑制剂环孢霉素A后感染早期使病情加重和死亡率增高，感染1周后给药则使死亡率降低。

以上资料提示病毒性心肌炎早期以病毒直接作用为主，以后则以免疫反应为主。

（三）分类

1. 感染性疾病病程中发生的心肌炎 其致病病原体可为细菌、病毒、霉菌、立克次体、螺旋体或寄生虫。细菌感染以白喉为著，成为该病最严重的并发症之一；伤寒时心肌炎不少见；细菌感染时心肌受细菌毒素的损害。细菌性心内膜炎或心肌炎可以延及心肌，伴发心肌炎，致病菌以葡萄球菌、链球菌或肺炎球菌为主，脑膜炎球菌血症、脓毒血症等偶尔可侵犯心肌而引起炎症。多种霉菌如放线菌、白色念珠菌、曲菌、组织胞浆菌、隐球菌等都可引起心肌炎症，但均少见。原虫性心肌炎主要见于南美洲锥虫病。立克次体病，如斑疹伤寒也可有心肌炎症。螺旋体感染中钩端螺旋体病的心肌炎不少见，梅毒时心肌中可发生树胶样肿。近年来，病毒性心肌炎的发病率显著增多，受到高度重视，是当前我国最常见的心肌炎，霉菌、寄生虫、立克次体或螺旋体引起的心肌炎则远比病毒和细菌性心肌炎少见。

2. 过敏或变态反应所致的心肌炎　就目前所知，风湿热的发病以变态反应可能最大，风湿性心肌炎属于此类。

3. 化学、物理或药物所致的心肌炎　化学品或药物如依米丁、三价锑、阿霉素等，或电解质平衡失调如缺钾或钾过多时，均可造成心肌损害，病理上有炎性变化；心脏区过度放射，也可引起类似的炎性变化。

（四）临床表现

症状体征取决于病变的广泛程度与部位。重者可至猝死，轻者几无症状。老幼均可发病，但以年轻人较易发病。男多于女。

1. 症状　心肌炎的症状可能出现于原发病的症状期或恢复期。如在原发病的症状期出现，其表现可被原发病掩盖。多数患者在发病前有发热、全身酸痛、咽痛、腹泻等症状，反映全身性病毒感染，但也有部分患者原发病症状轻而不显著，须仔细追问方被注意到，心肌炎症状则比较显著。心肌炎患者常诉胸闷、心前区隐痛、心悸、乏力、恶心、头晕。临床上诊断的心肌炎中，90%左右以心律失常为主诉或首见症状，其中少数患者可由此而发生昏厥或阿-斯综合征。极少数患者起病后发展迅速，出现心力衰竭或心源性休克。

2. 体征

（1）心脏扩大：轻者心脏不扩大，一般有暂时性扩大，不久即恢复。心脏扩大显著反映心肌炎广泛而严重。

（2）心率改变：心率增速与体温不相称，或心率异常缓慢，均为心肌炎的可疑征象。

（3）心音改变：心尖区第一音可减低或分裂。心音可呈胎心样。心包摩擦音的出现反映有心包炎存在。

（4）杂音：心尖区可能有收缩期吹风样杂音或舒张期杂音，前者为发热、贫血、心腔扩大所致，后者因左室扩大造成的相对性二尖瓣狭窄。杂音响度都不超过三级。心肌炎好转后即消失。

（5）心律失常：极常见，各种心律失常都可出现，以房性与室性期前收缩最常见，其次为房室传导阻滞，此外，心房颤动、病态窦房结综合征均可出现。心律失常是造成猝死的原因之一。

（6）心力衰竭：重症弥漫性心肌炎患者可出现急性心力衰竭，属于心肌泵血功能衰竭，左右心同时发生衰竭，引起心排血量过低，故除一般心力衰竭表现，易合并心源性休克。

3. 分期

（1）急性期：新发病，症状及检查阳性发现明显且多变，一般病程在半年以内。

（2）迁延期：临床症状反复出现，客观检查指标迁延不愈，病程多在半年以上。

（3）慢性期：进行性心脏增大，反复心力衰竭或心律失常，病情时轻时重，病程在1年以上。

（五）诊断

1. 临床特点　病毒性心肌炎的诊断必须建立在有心肌炎的证据和病毒感染的证据基础上。

胸闷、心悸常可提示心脏波及，心脏扩大、心律失常或心力衰竭为心脏明显受损的表现，心电图上ST-T改变与异位心律或传导障碍反映心肌病变的存在。病毒感染的证据有以下各点：

（1）有发热、腹泻或流感症状，发生后不久出现心脏症状或心电图变化。

（2）血清病毒中和抗体测定阳性结果，由于柯萨奇B病毒最为常见，通常检测此组病毒的中和抗体，在起病早期和2~4周各取血标本1次，如二次抗体效价示4倍上升或其中1次≥1∶640，可作为近期感染该病毒的依据。

（3）咽、肛拭病毒分离，如阳性有辅助意义，有些正常人也可阳性，其意义须与阳性中和抗体测定结果相结合。

（4）用聚合酶链反应法从粪便、血清或心肌组织中检出病毒RNA。

（5）心肌活检：从取得的活组织作病毒检测，病毒学检查对心肌炎的诊断有帮助。

2. 诊断要点

（1）病前1~3周，有消化道或呼吸道感染史。

（2）临床表现有明显乏力，面色苍白，多汗头晕，心悸气短，胸闷或心前区疼痛，四肢发冷等。婴儿可见拒食，肢凉，凝视等。

（3）心脏听诊心率加快，心音低钝，心尖部第一心音减弱，或呈胎音样，有奔马律、期前收缩、二联律或三联律，心尖部可有Ⅰ~Ⅱ级收缩期杂音。

（4）心电图检查心律失常，主要导联ST段可降低1波低平或倒置。X线检查提示心脏呈球形扩大，各房室增大。

（5）实验室检查血沉增快，谷草转氨酶、肌酸磷酸激酶、乳酸脱氢酶及同工酶增高。早期可从鼻咽、粪便、血液、心包液中分离出病毒，恢复期血清中该病毒相应抗体增高。

3. 诊断方法　病毒性心肌炎的诊断必须建立在有心肌炎的证据和病毒感染的证据基础上。

4. 鉴别诊断　临床上病毒性心肌炎应与以下疾病进行鉴别：

（1）风湿性心肌炎。

（2）心内膜弹力纤维增生症。

（3）原发性心肌病。

（4）川崎病。

（5）非病毒性心肌炎。

（六）治疗

1. 休息　急性期至少应卧床休息至热退3～4周，有心功能不全或心脏扩大者，更应强调绝对卧床休息，以减轻心脏负荷及减少心肌耗氧量。

2. 抗生素的应用　细菌感染是病毒性心肌炎的重要条件因子之一，为防止细菌感染，急性期可加用抗生素。

3. 维生素C治疗　大剂量高浓度维生素C缓慢静脉推注，能促进心肌病变恢复。

4. 促进心肌能量代谢的药物　多年来常用的如极化液、能量合剂及ATP等均难进入心肌细胞，促进缺血心肌细胞的能量合成，有效稳定受损心肌细胞膜，改善肌泵功能，显著减少脂质过氧化物生成，有效改善心肌缺血，有明显的保护心肌的作用，减轻心肌所致的组织损伤。瑞安吉口服溶液，2岁儿童每次10 ml，每日2次；2～7岁，每次10 ml，每日3次；>7岁，每次20 ml，每日2次。

5. 抗病毒治疗　有报道联合应用利巴韦林和干扰素可提高生存率。

6. 免疫治疗

（1）丙种球蛋白：在美国波士顿及洛杉矶儿童医院，从1990年开始就已将静脉注射丙种球蛋白作为病毒性心肌炎治疗的常规用药。

（2）肾上腺皮质激素：仅限于抢救危重病例及其他治疗无效的病例可试用，一般起病10天内尽可能不用。

（七）护理

1. 病情观察

（1）有无病毒感染史及引起或加重不适的因素，如劳累、紧张等。

（2）目前的活动耐力。

（3）生命体征和尿量变化及有无心律失常。

（4）有无组织灌注不良的症状。

2. 症状护理

（1）心悸、胸闷的护理：保证患者休息，急性期需卧床。遵医嘱给药，并观察疗效。胸闷、心悸加重或持续不缓解时，遵医嘱给予氧气吸入。

（2）心律失常的护理：按心律失常护理常规执行。

（3）心力衰竭的护理：按心功能不全护理常规执行。

3. 一般护理

（1）活动期或伴有严重心律失常、心力衰竭者应卧床休息，并给予吸氧。症状好转后，方能逐渐起床活动，病室内应保持空气新鲜，注意保暖。

（2）高蛋白、高维生素、富含营养、易消化饮食；有心衰者，限制钠盐摄入；忌烟、酒和刺激性食物；宜少量多餐，避免过饱。

（3）遵医嘱及时准确地给药，观察用药后的效果及副作用。

（4）多陪伴患者，关心患者，协助生活护理，减轻患者心理压力，主动配合治疗、护理。

4. 健康指导

（1）注意劳逸结合，避免过度劳累，可进行适量体育锻炼，提高和增强机体抗病能力。对于转为慢性者，出现心功能减退，持久性心律失常时应限制活动并充分休息。

（2）限制钠盐，不宜过饱，禁烟酒、咖啡等刺激性食物。

（3）避免诱发因素，加强饮食卫生、注意保暖、防止呼吸道和肠道感染。

（4）坚持药物治疗，定期复查，病情变化时应及时就医。

5. 心肌病　心肌病（cardiomyopathy）是指伴有心肌功能障碍的心肌疾病。原因不明者称原发性心肌病（primary cardiomyopathy），已知原因或有相关因素者称特异性心肌病。按病理生理分为：扩张型心肌病、肥厚型心肌病、限制型心肌病、致心律失常型右室心肌病、未分型心肌病。其中扩张型心肌病最多见。近年来心肌病发病率明显增加，男性多见。

（1）休息与体位：

1）症状明显者，卧床休息，取舒适卧位，症状轻者可参加轻体力劳动，避免劳累。

2）肥厚型心肌病患者体力劳动后有晕厥和猝死的危险，故应避免持重、屏气及剧烈体力活动。

3）有晕厥病史者应避免独自外出活动，以免发生意外。

（2）饮食护理：

1）进食高蛋白质、高维生素、富含纤维素的清淡饮食，以促进心肌代谢，增强机体抵抗力。

2）合并心力衰竭者进低盐饮食。

3）戒烟、酒，防止诱发心绞痛。

（3）病情观察

1）患者出现心力衰竭时按"心力衰竭"常规护理。严格控制输液量及输液速度，以免诱发急性肺水肿。

2）观察心率、节律的变化，及时发现各种心律失常，按"心律失常"常规护理。

（4）疼痛发作时的护理：

1）观察疼痛的部位、性质、程度、持续时间、诱因及缓解方式，注意血压、心率、节律及心电图的变化。

2）疼痛发作时应卧床休息，安慰患者，缓解紧张情绪。

3）持续吸氧，氧流量2～4L/分。

（5）健康指导：

1）保持室内空气流通，注意保暖，防止上呼吸道感染。

2）坚持遵医嘱服药，定期复查，如有不适随时就诊，防止病情进展。

六、心肌梗死

心肌梗死是由冠状动脉粥样硬化引起血栓形成、冠状动脉的分支堵塞，使一部分心肌失去血液供应而坏死的病症。多发生于中年以后。发病时有剧烈而持久的性质类似心绞痛的前胸痛、心悸、气喘、脉搏微弱、血压降低等症状，服用硝酸甘油无效，可产生严重后果。心电图和血清酶检查对诊断有重要价值。发病后应立即进行监护救治。

（一）病因

心肌梗死90%以上是在冠状动脉粥样硬化病变基础上由血栓形成而引起的，较少见于冠状动脉痉挛，少数由栓塞、炎症、畸形等造成管腔狭窄闭塞，使心肌严重而持久缺血达1小时以上即可发生心肌坏死。心肌梗死发生常有一些诱因，包括过劳、情绪激动、大出血、休克、脱水、外科手术或严重心律失常等。

（二）病理

冠状动脉闭塞20～30分钟后，受其供血心肌即因严重缺血而发生坏死，称为急性心肌梗死。大块的心肌梗死累及心室壁全层称为透壁性心肌梗死，如仅累计心室壁内层，不到心室壁厚度的一半，称为心内膜下心肌梗死。在心腔内压力的作用下，坏死的心壁向外膨出，可产生心肌破裂，或逐渐形成室壁膨胀瘤。坏死组织1～2周后开始吸收，并逐渐纤维化，6～8周形成瘢痕而愈合，称为陈旧性心肌梗死。病理生理的改变与梗死的部位、程度和范围密切相关，可引起不同程度的心功能障碍和血流动力学改变。包括心肌收缩力减弱、顺应性减低、心肌收缩不协调、左心室舒张末期压力增高、心排血量下降、血压下降、心律增快或心律失常，心脏扩大，可导致心力衰竭及心源性休克。

（三）分类

根据梗死灶占心室壁的厚度将心肌梗死分为两型。

1. 区域性心肌梗死　亦称透壁性心肌梗死，累及心室壁全层，梗死部位与闭塞的冠状动脉支供血区一致，梗死面积大小不一，多在2.5～10cm^2。该型梗死远比心内膜下梗死常见。如梗死未累及全层而深达室壁2／3以上则称厚壁梗死。

2. 心内膜下心肌梗死　指梗死仅累及心室壁内层1／3的心肌，并波及肉柱及乳头肌。常为多发性、小灶状坏死，不规则地分布于左心室四周，严重者融合或累及整个左心室内膜下心肌引起环状梗死。

（四）临床表现

约半数以上的急性心肌梗死患者，在起病前1~2天或1~2周有前驱症状，最常见的是原有的稳定型心绞痛变为不稳定型，或继往无心绞痛，突然出现长时间心绞痛。疼痛典型的心肌梗死症状包括突然发作剧烈持久的胸骨后压榨性疼痛，休息和含硝酸甘油不能缓解，常伴烦躁不安、出汗、恐惧或濒死感；少数患者无疼痛，一开始即表现为休克或急性心力衰竭；部分患者疼痛位于上腹部，被误认为胃穿孔、急性胰腺炎等急腹症，脑卒中样发作可见于年龄大的患者。全身症状：发热、白细胞增高，血沉增快；胃肠道症状：多见于下壁梗死患者；心律失常：见于75%~95%患者，发生在起病的1~2周内，而以24小时内多见，前壁心肌梗死易发生室性心律失常，下壁心肌梗死易发生房室传导阻滞；心力衰竭：主要是急性左心衰竭，在起病的最初几小时内发生，发生率为32%~48%，表现为呼吸困难、咳嗽、发绀、烦躁等症状。

（五）诊断

1. 体征检查　心界可轻到中度增大，心率增快或减慢，心音减弱，可出现第四心音或第三心音，10%~20%患者在发病2~3天出现心尖部收缩期杂音提示乳头肌功能不全，但要除外室间隔穿孔，此时常伴有心包摩擦音，若合并心衰与休克会出现相应体征。

2. 实验室检查

（1）心电图特征性改变有Q波心梗的心电图特点。

1）坏死区出现病理Q波，在面向透壁心肌坏死区导联出现。

2）损伤区ST段弓背向上型抬高，在面向坏死区周围心肌损伤区导联出现。

3）缺血区T波倒置，在面向损伤区周围心肌缺血区导联出现。

4）背向心梗区R波增高，ST段压低和T波直立并增高。

（2）心肌酶谱CPK、GOT，LDH升高，最早（6小时内）增高为CPK。增高时间最长者为LDH，持续1~2周。其中CPK的同工酶和LDH的同工酶LDH1的诊断特异性最高。

（3）目前针对心肌坏死标志物心肌钙蛋白I/肌红蛋白/肌酸激酶同工酶，出现了快速诊断的金标诊断试剂，作为心肌梗死在突发时的一个最快速的辅助诊断，被越来越多的应用。

（4）血常规白细胞增多，中性粒细胞增多，嗜酸性粒细胞减少或消失，血沉加快，血清肌凝蛋白轻链增高。

3. 诊断依据　根据典型的临床表现，特征性心电图衍变以及血清心肌酶的动态演变，可做出正确诊断。非Q波梗死则依据心电图S-T衍变及血清酶的动态衍变来诊断。老年人突然心衰、休克或严重心律失常，要想到本病的可能。表现不典型的常需与急腹症、肺梗死、夹层动脉瘤等鉴别。

（六）治疗

及早发现，及早住院，并加强入院前就地处理。治疗原则为挽救濒死的心肌，缩小梗死面积，保护心脏功能，及时处理各种并发症。

1. 监护和一般治疗　急性期绝对卧床1~3天；吸氧；持续心电监护观察心率、心律变化及血压和呼吸，监护3~5日，必要时监测肺毛楔入压和静脉压；低盐、低脂、少量多餐、保持大便通畅，1周下床活动，2周在走廊内活动，3周出院，严重者适当延长卧床与住院时间。

2. 镇静止痛　用吗啡或哌替啶肌注，4~6小时可重复1次。烦躁不安者用哌替啶和异丙嗪肌注或静注。

3. 调整血容量　入院后尽快建立静脉通道，前3天缓慢补液，注意出入平衡。

4. 缩小梗死面积措施

（1）溶栓治疗：可使血运重建，心肌再灌注。发病6小时内，有持续胸痛，ST段抬高，且无溶栓禁忌证者，可选用尿激酶或链激酶加入生理盐水中30分钟内滴入，继用肝素抗凝治疗3~5天。如有条件亦可采用冠状动脉内溶栓；

（2）硝酸甘油：该药能直接扩张冠脉，解除冠脉痉挛，增加侧支循环，缩小梗死面积；发病最初几小时，β阻滞剂能使心肌耗氧量降低，缩小梗死面积；倍他乐克视病情调整用量。硫氮䓬酮用于非Q波心肌梗死的早期治疗。

5. 抗心律失常　利多卡因预防性用于易产生室颤、发病6小时内的初发年轻患者；一旦发现室性期前收缩或室性心动过速（室速），立即用利多卡因静注，期前收缩消失后，可持续静点；发生室颤，尽快采用非同步直流电除颤。室速疗效不满意时，也应及早采用同步电复律；对缓慢心律失常，常可用阿托品肌注或静注；Ⅱ~Ⅲ度房室传导阻滞时，可安置临时起搏器；室上性快速心律失常，用洋地黄类、维拉帕米类药物不能控制时，可同步电复律。

6. 急性心肌梗死后合并心源性休克和泵衰竭的治疗　肺水肿时首选硝普钠静点，同时用吗啡、呋塞米、毛花苷C，并须监测血容量、血压、心排血量及肺毛楔入压，心源性休克可用多巴胺、多巴酚丁胺或间羟胺，如能维持血压，可加用硝普钠。有条件者用主动脉内球囊反搏术，可提高存活率。

7. 急性心肌梗死二期预防　出院前利用24小时动态心电监测、超声心动图、放射性同位素运动试验，发现有症状或无症状性心肌缺血和严重心律失常，了解心功能，从而估计预后，决定并实行冠状动脉造影，经皮腔内冠状动脉成形术或冠状动脉搭桥术，以预防再梗死或猝死。

8. 生活与工作安排　出院后经2~3个月，酌情恢复部分或轻工作，以后部分患者可恢复全天工作，但要避免过劳或过度紧张。

（七）并发症

1. 心脏破裂　占致死病例的3%~13%，常发生在心肌梗死后1~2周内，好发于左心室前壁下1/3处。原因是梗死灶失去弹性，心肌坏死、中性粒细胞和单核细胞释放水解酶所致的酶性溶解作用，导致心壁破裂，心室内血液进入心包，造成心包填塞而引起梗死。另外室间隔破裂，左心室血液流入右心室，可引起右心功能不全。左心室乳头肌断裂，可以引起急性二尖瓣关闭不全，导致急性左心衰竭。

2. 室壁瘤　占梗死病例10%~38%。可发生在梗死早期或梗死灶已纤维化的愈合期。由梗死心肌或瘢痕组织在心室内压力作用下，局限性的向外膨隆而形成室壁瘤。室壁瘤可继发附壁血栓、心律不齐及心功能不全。

3. 附壁血栓形成　多见于左心室。由于梗死区内膜粗糙、室壁瘤处及心室纤维性颤动时出现涡流等原因而诱发血栓形成。较小的血栓可发生机化，但多数血栓因心脏舒缩而脱落引起动脉系统栓塞。

4. 急性心包炎　透壁性梗死，常在心肌梗死后发生浆液性或浆液纤维素性心包炎。约占心肌梗死的15%，常发生在MI后2~4天。

5. 心律失常　占心肌梗死的75%~95%。心肌梗死累及传导系统，引起传导紊乱，有些可导致心脏骤停、猝死。梗死区心肌收缩力丧失，引起左心、右心或全心衰竭，是患者死亡的最常见原因，约占心肌梗死的60%。

6. 心源性休克　占心肌梗死的10%~20%。心肌梗死面积>40%时，心肌收缩力极度减弱，心排血量显著减少，可引起心源性休克，导致患者死亡。

（八）预防

积极治疗高血压、高血脂、糖尿病，以防止动脉粥样硬化和冠心病的发生，冠心病者可长期口服阿司匹林或潘生丁，对抗血小板聚积，可能有预防心肌梗死的作用。普及有关心肌梗死知识，早期诊断及时治疗，严格监护和积极治疗并发症是改善预后的关键。

有冠心病心绞痛或者有冠心病危险因素的人，要尽力预防心肌梗死的发生，在日常生活中要注意以下几点：

（1）绝对不搬抬过重的物品：搬抬重物时必然弯腰屏气，这对呼吸、循环系统的影响与用力屏气大便类似，是老年冠心患者诱发心梗的常见原因。

（2）放松精神，愉快生活，对任何事情要能泰然处之。

（3）洗澡要特别注意：不要在饱餐或饥饿的情况下洗澡。水温最好与体温相当，水温太热可使皮肤血管明显扩张，大量血液流向体表，可造成心脑缺血。洗澡时间不宜过长，洗澡间一般闷热且不通风，在这样的环境中人的代谢水平较高，极易缺氧、疲劳，老年冠心病患者更是如此。冠心病程度较严重的患者洗澡时，应在他人帮助下进行。

（4）气候变化时要当心：在严寒或强冷空气影响下，冠状动脉可发生痉挛并继发血栓而引起急性心肌梗死。气候急剧变化，气压低时，冠心病患者会感到明显的不适。国内资料表明，持续低温、大风、阴雨是急性心肌梗死的诱因之一。所以每遇气候恶劣时，冠心病患者要注意保暖或适当加服硝酸甘油类扩冠药物来进行保护。

（九）护理

1. 护理评估

（1）护理病史及心理社会资料：急性心肌梗死发生时，患者极度不适，护士应重点收集有关患者疼痛的情况，包括疼痛的部位、性质、剧烈程度、持续时间，以及是否出现恶心、呕吐、心衰、休克等表现。急性心肌梗死疼痛剧烈，使患者难以忍受，往往产生濒死感，使患者处于恐惧之中。此外，看到医护人员紧张的抢救工作以及身处陌生的、充满仪器设备的冠心病监护病房也易使患者由此产生不安、担心、焦虑等情绪反应，护士应注意观察，及时给予心理护理。至于患者既往是否存在冠心病病史、以往用药情况，及是否有糖尿病、高血压病、高脂血症、吸烟等病史，可通过患者家属或待患者疼痛稍有缓解后再进一步询问。

（2）身体评估：患者的神志、面色、脉搏、血压、呼吸、心尖部第一心音变化情况、肺部湿啰音应重点评估，这些资料有助于及时发现患者是否出现了心力衰竭或休克。

（3）有关检查：急性心肌梗死患者的心电图和血清心肌酶是最重要的两项检查，其结果不仅为诊断提供依据，也有助于了解病情进展及对溶栓治疗效果做出评价。

2. 主要护理诊断

（1）疼痛：胸痛：与心肌缺血坏死有关。

（2）恐惧：与剧烈胸痛导致的濒死感有关。

（3）焦虑：与对自身疾病不了解有关；与担心梗死再次发生有关。

（4）有便秘的危险：与急性心肌梗死后绝对卧床及进食减少有关；与不习惯床上排便有关。

（5）活动无耐力：与心肌坏死致心脏功能下降有关。

（6）潜在并发症：心律失常；心源性休克；猝死。

3. 护理计划及评价

疼痛：心前区痛与心肌缺血坏死有关。

（1）目标：主诉疼痛减轻或消失。

（2）护理措施：

1）卧床休息：发病后1～3天内应绝对卧床休息，自理活动如洗漱、进食、排便、翻身等由护士协助完成。向患者、家属说明绝对卧床休息目的是减少心肌耗氧量、减轻心脏负荷，随病情好转可逐渐增加活动量。

2）疼痛护理：疼痛使患者烦躁不安，可加重心脏负担，易引起并发症发生，需要尽快止痛，遵医嘱给予吗啡或哌替啶皮下或肌肉注射，可同时使用硝酸甘油持续静脉滴注或口服硝酸异山梨酯。并随时询问患者疼痛变化。

3）吸氧：给予2～4L／分持续吸氧。

4）保持情绪稳定：患者心前区疼痛剧烈时，保证有一名护士陪伴在患者身边，便于询问疼痛变化情况及安慰患者，向患者说明应用多种治疗措施，疼痛会逐渐缓解。

5）饮食护理：最初2～3天以流食为主，随病情好转逐渐改为半流食、软食及普食。饮食应低脂、易消化食品，需少量多餐。

6）心电监护：在监护室行连续心电图、血压、呼吸监测3～5天，若发现频发室早>5个／分，或多源室早、RonT现象或严重房室传导阻滞时，应警惕室颤或心脏骤停可能发生，必须立即通知医生，并准备好除颤器。

7）排便护理：急性心肌梗死患者排便用力可增加心脏负荷，易诱发其并发症，嘱患者排便时严禁用力。由于急性期卧床期间活动少，肠蠕动减慢，进食减少，又不习惯床上排便，故易发生便秘，对急性心肌梗死患者应常规给予缓泻剂。

8）溶栓护理：心肌梗死发生在6小时之内者，可遵医嘱进行溶栓治疗，其目的是使闭塞冠脉再通，心肌得到再灌注。护理工作包括：①询问患者有无近期大手术或创口未愈、活动性溃疡病、严重肝肾功能不全、出血倾向或出血史等溶栓禁忌证，了解后及时与医生沟通；②遵医嘱迅速配制并输注溶栓药物，使用链激酶需做皮试；③注意观察用药后有无过敏反应如发热、皮疹等；用药期间是否发生皮肤、黏膜及内脏出血，尤应注意消化道出血；④用药后定期做心电图、心肌酶检查，且询问患者胸痛情况均为判断溶栓是否成功做准备。

（3）评价：患者主诉心前区疼痛消失。

七、冠心病

冠状动脉粥样硬化性心脏病（coronary atherosclerotic heart disease，CHD）简称冠心病，是由于冠状动脉粥样硬化，血管腔狭窄、阻塞，导致心肌缺血、缺氧，甚至坏死而引起的心脏病，因此也称缺血性心脏病。常见因素有年龄，多见于40岁以上人群，目前有提前发病趋势；男性多见，女性绝经后发病率增高；高血压；血脂异常；吸烟；糖尿病；肥胖、遗传、体力活动过少等。

近年趋于将本病分为急性冠脉综合征和慢性冠脉病两大类。前者包括不稳定型心绞痛、非ST段抬高性心肌梗死和ST段抬高性心肌梗死，也有将冠心病猝死包括在内；后者包括稳定型心绞痛、冠脉正常的心绞痛、无症状性心肌缺血和缺血性心肌病。

1. 休息与体位

（1）确诊冠心病的患者，可适当减少体力活动，当心绞痛发作时则应卧床休息，取舒适体位。

（2）发生急性心肌梗死时，应绝对卧床休息1周，有并发症时相对延长卧床时间。

2. 饮食护理

（1）进食低胆固醇、低动物脂肪、低盐饮食。

（2）进食不宜过饱，少食多餐，禁烟、限酒。

3. 病情观察

（1）注意心率、节律变化，心律失常时测脉搏应数1分钟。

（2）心绞痛发作时，注意观察疼痛的部位、持续时间、面色、表情及用药疗效，行床边心电监护，注意ST段的变化，如疼痛性质发生变化或心绞痛发作频繁、加剧，立即告知医生做床边心电图，注意急性心肌梗死的发生，并配合医生做好急救处理。

4. 健康指导

（1）注意劳逸结合，避免受凉，情绪激动等。

（2）指导患者掌握自我防护及自救知识。

（一）心绞痛

心绞痛（angina pectoris）是一种以冠状动脉供血不足，心肌暂时缺血、缺氧所引起的，以发作性胸痛或胸部不适为主要表现的临床综合征。

典型心绞痛特点如下：

诱发因素：体力活动、情绪激动、饱餐后，也可发生在休息时；

疼痛部位：胸骨后、心前区，手掌大小；

疼痛性质：胸骨后压迫感或紧缩感，压榨堵塞感，也有烧灼感，放射至左肩、左上肢内侧；

持续时间：1~5分钟，很少超过15分钟；

缓解方式：休息或含服硝酸甘油1~5分钟缓解。

临床分型：劳累型心绞痛、自发型心绞痛、混合性心绞痛。

1. 休息与活动

（1）心绞痛发作时，嘱患者停止活动，立即卧床休息，协助患者采取舒适的体位，解开衣领。

（2）避免重体力劳动以免诱发心绞痛。

2. 病情观察

（1）观察疼痛的部位、性质、程度、持续时间，严密观测血压、心率、心律和有无面色改变，大汗、恶心、呕吐等。

（2）嘱患者疼痛发作或加重时告诉护士，警惕心肌梗死。

（3）必要时给予氧气吸入。

3. 用药护理

（1）遵医嘱给予硝酸甘油或硝酸异山梨酯舌下含服，若3~5分钟仍不缓解，再服

1片。

（2）静脉滴注硝酸甘油应监测血压及心率的变化，注意滴速的调节。部分患者出现面部潮红、头痛、头晕、心悸、心动过速是由于药物扩张血管造成的。

（3）应用血管扩张药时，患者宜先平卧片刻；青光眼、低血压患者忌用血管扩张药物。

4. 心理护理 安慰患者，缓解紧张不安情绪，以减少心肌耗氧量。

5. 健康指导

（1）指导患者摄入低热、低脂、低胆固醇、低盐、高纤维素饮食，保持大便通畅，戒烟、限酒，肥胖者控制体重，适当参加体力劳动和体育锻炼。

（2）指导患者避免诱发心绞痛的因素及发作时应采取的方法。

（3）坚持按医嘱服药，自我监测药物不良反应。硝酸甘油应放在易取处，且存放棕色瓶中保存。

（4）定期进行心电图、血糖、血脂检查。

（5）告诉患者洗澡不易在饱餐或饥饿时进行，水温适宜，以免发生意外。

（6）如疼痛较以往频繁、程度加重、服用硝酸甘油不易缓解，伴出冷汗等，即刻由家属护送至医院就诊，警惕心肌梗死的发生。

（二）心肌梗死

心肌梗死（myocardial infarction）是指因冠状动脉供血急剧减少或中断，使相应心肌持久而严重的缺血导致心肌坏死。临床上表现为胸骨后剧烈疼痛，心肌酶增高，特异性的心肌缺血性损害的心电图改变。

心电图改变：①急性期可见异常深而宽的Q波（反映心肌坏死）；②ST段呈弓背向上明显抬高（反映心肌损伤）；③T波倒置（反映心肌缺血）。

1. 休息与体位

（1）绝对卧床休息3～5天，取半卧位或侧卧位，有并发症时卧床时间延长。

（2）给予镇静药或镇痛药，稳定患者情绪，限制探视。

2. 饮食护理 低盐、低脂半流或软食，忌饱餐。

3. 病情观察

（1）将患者护送入冠心病监护室（coronary care unit，CCU），持续心电监护3～5天。有血流动力学改变者可行漂浮导管进行监测。

（2）严密观察心率、节律变化，警惕发生室性心动过速、房室传导阻滞、心源性休克及心力衰竭，发现异常及时报告医生并配合抢救护理。

4. 用药护理

（1）观察溶栓药物、抗凝血药物的效果及不良反应；观察胸痛缓解情况，注意有无皮肤黏膜及全身其他部位的出血。

（2）溶栓后须判断溶栓是否成功：

1）胸痛2小时内基本消失。

2）心电图抬高的ST段于2小时内回降>50%。

3）2小时内出现再灌注性心律失常。

4）血清CK-MB酶峰值提前至14小时内出现。

5）冠脉造影直接判断冠脉是否再通。

5. 基础护理

（1）间断或持续吸氧2～3天，重者可以面罩给氧。

（2）准确记录出入液量。

（3）保持大便通畅，3天无大便患者可给予缓泻药。

（4）加强皮肤护理，可酌情使用气垫床。

6. 心理护理

（1）危重期间加强床边巡视，给予心理支持，减轻患者恐惧感。

（2）病情好转后，鼓励患者起床活动。

7. 健康指导　除参见"心绞痛"患者的健康指导外，还应注意：

（1）调整生活方式：低脂、低胆固醇饮食；避免饱餐；肥胖者限制热量摄入，控制体重；防止便秘；克服急躁、焦虑情绪，保持乐观、平和的心情；坚持服药，定期复查等。

（2）告知患者出院后定期到门诊复查，进行康复治疗。

（3）指导患者遵医嘱服用β受体阻滞药、血管扩张药、钙通道阻滞药、调脂药及抗血小板药物等。

（4）告知家属应给患者营造一个良好的身心休养环境。

八、心脏瓣膜病

心脏瓣膜病（valvular heart disease）是由炎症，退行性改变，黏液变性，先天畸形，缺血坏死，创伤等原因引起单个或多个瓣膜的结构异常，从而引起瓣膜口狭窄或关闭不全，导致血流动力学改变。

临床上最常见的瓣膜病为风湿热所致的风湿性心瓣膜病；其次可见动脉硬化所致的瓣膜钙化、增厚；感染性心内膜炎、先天性畸形亦能见到。最常累及的瓣膜为二尖瓣，其次为主动脉瓣，三尖瓣较少累及。

1. 休息与体位

（1）患者处于心功能代偿期时，可做力所能及的工作。

（2）心功能不全程度加重时，应逐渐增加休息，限制活动，体位取舒适体位以减少机体消耗。

2. 饮食护理　给予高热量、高蛋白、高维生素易消化饮食，以促进机体恢复。

3. 病情观察

（1）发热者每4小时测量体温1次，注意热型，协助诊断。体温超过38.5℃时行物理降温，30分钟后测量体温并记录降温效果。

（2）观察有无风湿活动的表现，如皮肤环形红斑、皮下结节、关节红肿及疼痛不适等。

4. 并发症的观察及护理

（1）观察有无心力衰竭的征象，积极预防和控制感染，纠正心律失常，避免劳累及情绪激动，以免诱发心力衰竭。

（2）并发栓塞的护理：左房有巨大附壁血栓者应绝对卧床休息，防止血栓脱落造成其他部位栓塞。病情允许应鼓励并协助患者翻身、活动下肢、按摩及用温水泡脚或下床活动，防止下肢深静脉血栓形成。

5. 健康指导

（1）适当锻炼身体，加强营养，提高机体抵抗力。避免呼吸道感染，应立即用药。

（2）保持室内空气流通，阳光充足，温暖，干燥，防止风湿活动。

（3）告知患者避免重体力劳动和剧烈运动，并教育家属理解患者病情并给予支持。

（4）在拔牙、内镜检查、导尿、分娩、人工流产等操作前，应告知医生自己有风湿性心瓣膜病史。

（5）育龄妇女在医生指导下控制好妊娠和分娩时机。

（6）坚持服药，告诉患者坚持按医嘱服药的重要性，定期门诊随访。

（7）告诉患者及家属本病的病因和病程进展特点，鼓励患者树立信心。有手术适应证者劝患者尽早择期手术。

九、慢性肺源性心脏病

慢性肺源性心脏病（chronic pulmonary heart disease）简称肺心病，是由于肺、胸廓或肺动脉的慢性病变所致的肺血管阻力增加、肺动脉高压，进而引起右心室肥厚、扩大伴或不伴有右心衰竭的心脏病。

1. 按呼吸系统疾病患者的一般护理。

2. 休息与体位　心肺功能代偿期，无明显二氧化碳潴留者嘱其卧床休息；心肺功能失代偿期应绝对卧床休息并给予半卧位。

3. 饮食护理　高蛋白、高热量、高维生素、低钠易消化饮食。

4. 病情观察　密切观察病情变化，如有明显头痛、烦躁、恶心、呕吐、谵妄、性格改变或出现意识障碍，一般提示有发生肺性脑病或酸碱平衡失调、电解质紊乱的可能，应立即告知医生处理。

5. 低流量（1～2L／分）、低浓度（25%～30%）持续给氧，并观察用氧效果。

6. 保持呼吸道通畅，鼓励、帮助患者正确排痰。

7. 药物治疗护理

（1）静脉应用呼吸兴奋药时，应保持呼吸道通畅，注意有无皮肤潮红、出汗、血压升高、脉速、肌肉震颤、抽搐等不良反应。

（2）慎用镇静药、强心药、碱性药物、利尿药。

（3）长期应用抗生素的患者，注意观察有无真菌感染。

8. 遵医嘱　准确记录24小时出入液量。

9. 注意口腔卫生，加强皮肤等基础护理，预防压疮等并发症的发生。

10. 健康指导　指导呼吸功能锻炼及长期氧疗，避免受凉，劝其戒烟。

十、高血压病

高血压病是指在静息状态下动脉收缩压和／或舒张压增高。高血压是一种以动脉压升高为特征，可伴有心脏、血管、脑和肾脏等器官功能性或器质性改变的全身性疾病，它有原发性高血压和继发性高血压之分。高血压发病的原因很多，可分为遗传和环境两个方面。

（一）病因

1. 遗传因素　大约半数高血压患者有家族史。

2. 环境因素

3. 其他

（1）体重：肥胖者发病率高。

（2）避孕药。

（3）睡眠呼吸暂停低通气综合征。

（4）年龄：发病率有随年龄增长而增高的趋势，40岁以上者发病率高。

（5）饮食：摄入食盐多者，高血压发病率高，有认为食盐<2g／d，几乎不发生高血压；3～4 g／d，高血压发病率3%，4～15 g／d，发病率33.15%，>20 g／d发病率30%。

科学研究表明，环境中缺乏负离子也是高血压发病的重要机制。空气负离子经呼吸道入肺，通过膜交换系统进入血液循环，随血液循环到达全身各组织器官，以直接刺激、神经反射以及通过体液方式作用于机体各系统，产生良好的生理效应。当负离子进入血液后，释放出电荷，尽管微乎其微，但对于平衡状态下的血液电荷却很敏感。电荷会直接影响血液中带电粒子（蛋白质、血细胞）的组成与分布情况，使异常的血液形态与理化特征正常化；并通过促进机体组织的氧化还原过程，特别是通过加强肝、脑、肾等重要组织的氧化过程，激活多种酶系统，对机体的脂肪、蛋白质、碳水化合物、以及电解质代谢起到调整与优化作用。因此，空气中缺乏负离子也是导致高血压产生的一个重要原因。

（二）病理

1. 高血压形成原理　首先，我们先抛弃任何病理性及并发症因素，我们从物理学角度来看高血压，根据流体力学的原理及压缩动力学原理，我们把心脏和血管及毛细血管比喻成密封的压力循环系统，就是说人体是一台机器，心脏和血管就是润滑系统。中医认为高血压形成原理是：血管内皮组织代谢不稳定、交感和副交感神经系统混乱造成血压的升高。

（1）从最常见的肥胖者高血压说起，太胖脂肪过多，对血管造成一定的挤压，当管道被挤压以后，动力源需要加大动力才可能使原来的循环达到流通，管道压力也会随之加大，就形成了高压。

（2）内部血液及其他疾病引起的血栓造成的，血液的新陈代谢，管道内部形成污垢，对管道造成一定的堵塞，会使压力升高。

（3）老年性管道硬化及疾病性硬化，管道打折硬化的话，会造成高压。

（4）疾病性毛细血管堵塞和外伤性毛细血管堵塞，也是其中的因素之一。

（5）机体病变性引起的，一部分高血糖患者，是因为消化系统太过亢奋，在肠胃方面有病变，在肠胃机体方面就会形成一定的血液循环堵塞，也会造成高血压。

（6）心脏方面的先天及后天的缺失。

（7）脑血管疾病引起的。

（8）血液干涸造成的高压。

以上因素受季节变化影响，容易发病。

2. 血压调控机制　多种因素都可以引起血压升高。心脏泵血能力加强（如心脏收缩力增加等），使每秒钟泵出血液增加。另一种因素是大动脉失去了正常弹性，变得僵硬，当心脏泵出血液时，不能有效扩张，因此，每次心搏泵出的血流通过比正常狭小的空间，导致压力升高。这就是高血压多发生在动脉粥样硬化导致动脉壁增厚和变得僵硬的老年人的原因。由于神经和血液中激素的刺激，全身小动脉可暂时性收缩同样也引起血压的增高，可能导致血压升高的第三个因素是循环中液体容量增加。这常见于肾脏疾病时，肾脏不能充分从体内排出钠盐和水分，体内血容量增加，导致血压增高。

相反，如果心脏泵血能力受限、血管扩张或过多的体液丢失，都可导致血压下降。这些因素主要是通过肾脏功能和自主神经系统（神经系统中自动地调节身体许多功的部分）的变化来调控。

（三）分类

从医学上来说，高血压分为原发性和继发性两大类。高血压是常见的心血管疾病，以体循环动脉血压持续性增高为主要表现的临床综合征。继发性高血压是继发于肾、内分泌和神经系统疾病的高血压，多为暂时的，在原发的疾病治疗好了以后，高血压就会慢慢消失。

按WHO的标准，人体正常血压为收缩压≥140 mmHg和（或）舒张压≥90mmHg，即可诊断为高血压。收缩压在140～159 mmHg和（或）舒张压在90～99mmHg之间为轻度高血压。正常人的收缩压随年龄增加而升高，故高血压病的发病率也随着年龄的上升而升高。

（四）临床表现

1. 头疼　部位多在后脑，并伴有恶心、呕吐等症状。若经常感到头痛，而且很剧烈，同时又恶心作呕，就可能是向恶性高血压转化的信号。

2. 眩晕　女性患者出现较多，可能会在突然蹲下或起立时有所感觉。

3. 耳鸣　双耳耳鸣，持续时间较长。

4. 心悸气短　高血压会导致心肌肥厚、心脏扩大、心肌梗死、心功能不全。这些都是导致心悸气短的症状。

5. 失眠　多为入睡困难、早醒、睡眠不踏实、易做噩梦、易惊醒。这与大脑皮质功能紊乱及自主神经功能失调有关。

6. 肢体麻木　常见手指、脚趾麻木或皮肤有蚁行感，手指不灵活。身体其他部位也可能出现麻木，还可能感觉异常，甚至半身不遂。

（五）诊断

1. 诊断依据　高血压的诊断主要根据诊所测量的血压值，采用经核准的水银柱或电子血压计，测量安静休息坐位时上臂肱动脉部位血压。必要时还应测量平卧位和站立位血压。

高血压的诊断必须以未服用降压药物情况下2次或2次以上非同日多次血压测定所得的平均值为依据。一旦诊断为高血压，必须鉴别是原发性还是继发性。原发性高血压患者需做有关实验室检查，评估靶器官损害和相关危险因素。对于偶然血压超出正常范围者，宜定期复查测量以确诊。

高血压的诊断不仅与血压升高水平有关，而且与其他心血管危险因素存在以及靶器官损害程度等有关。因此，从指导治疗和判断预后的角度，现在主张对高血压患者做心血管危险分层，将高血压患者分为低危、中危、高危和极高危，分别表示10年内将发生心、脑血管病事件的概率为＜15%、15%～20%、20%～30%和＞30%。

具体分层标准根据血压升高水平、其他心血管危险因素、糖尿病、靶器官损害以及并发症情况。

用于分层的其他心血管危险因素有：男性＞55岁，女性＞65岁；吸烟；血胆固醇＞5.72 mmol／dl；超声或X线证实有动脉粥样斑块（颈、髂、股或主动脉）；视网膜动脉局灶或广泛狭窄。

鉴别诊断：在确诊原发性高血压前必须与继发性高血压做鉴别诊断。

继发性高血压的常见病因包括：

1. 肾实性高血压。

2. 肾血管性高血压。

3. 原发性醛固酮增多症。

4. 皮质醇增多症。

5. 主动脉狭窄。

其他可以引起继发性高血压的疾病还有甲状腺疾病，某些心脏疾藕，妊娠高血压综合征等。

2. 有关检查　初次体检应包括的内容：

（1）血压：两侧血压对比核实，取较高侧的数值。如果两侧血压的差值大于20 mmHg，较低的一侧有可能是肱动脉以上的大血管特别是锁骨下动脉发生了狭窄，狭窄的原因最常见的是动脉粥样硬化、阻塞。

（2）身高、体重及腰围：肥胖，尤其是向心性肥胖是高血压痛的重要危险因素，正如俗话所说："腰带越长，寿命越短。"

（3）用眼底镜观察视网膜病变：视网膜动脉的变化可以反映高血压外周小动脉的病变程度，外周小动脉硬化程度越重、心脏的负荷越重。

（4）有无颈部血管杂音、颈静脉怒张或甲状腺肿大、腹部血管杂音及肿块、周围动脉搏动等，以排除继发性高血压。

（5）心肺检查以及神经系统检查等，了解有无高血压所致的心脑血管并发症。

常规检查应包括的内容：

（1）血尿常规：如果出现贫血、血尿、蛋白质等，应考虑为肾性高血压，或者毒压病导致了严重的肾功能损伤。

（2）血生化：如血钾、血钠、肝肾功能、血糖、血脂等。血钾低有继发性高血压的可能。肝肾功能的检查有利于医生根据患者的情况选择降压药物，血糖血脂的检测可以了解有没有心脑血管疾病的其他危险因素。

（3）心电图：有利于了解高血压病患者有无高血压病所致的心肌肥厚、心律失常或心肌缺血。

进一步检查应包括的内容：

（1）动态血压24小时监测：此检查不仅能真实地反映各时间点的血压状况，而且能揭示高血压患者血压波动特点及昼夜变化规律。

（2）超声心动图检查：该检查能帮助我们了解心脏的结构和功能。

（六）治疗

1. 治疗理念　高血压实际上是以血压升高为首要特征的全身代谢性疾病和生活方式相关性疾病，目前我国1／3的成年人血脂偏高，现有高血压患者1.3亿，其中有近一半的人并不知晓自己患有高血压，高血压的治疗率和控制率更低，分别为28.2%和2.9%。南京高血压研究院通50%种方式综合预防和控制，采取健康生活方式，可减少55%的高血压发病率，减少50%血压病的并发症。国内外经验表明，控制高血压最有效的方法是防治，对健康人群施以健康教育和健康促进为主导，提高整个人群的健康水平和生活质量。所有高血压患者必须改良生活方式，包括戒烟、限制食盐、多食绿叶蔬果和脱脂牛奶、减轻体重、减少酒精摄入量、减少饱和脂肪摄入量和脂肪总量、减轻精神压力、保持心理平衡。

高血压患者应走出不愿意服药、不规律服药、不难受不吃药的误区，积极进行药物治疗。

2. 负离子疗法　高血压的治疗最好选用无毒副作用发生的自然疗法——负离子疗法。

空气负离子对高血压的作用机理：血液中的正常红细胞、胶体质点等带负电荷，它们之间相互排斥，保持一定的距离，而病变老化的红细胞由于电子被争夺，带正电荷，由于正负相吸、则将红细胞凝聚成团。负离子能有效修复老化的细胞膜电位，促使其变成正常带负电的细胞，负负相斥从而有效降低血液黏稠度，使血沉减慢，同时负离子加强血液中胶体质点本身负极性趋势，使血浆蛋白的胶体稳定性增加。

临床试验表明：负离子扩张冠状动脉增加冠状动脉血流量，对调整心率使血管反应和血流速度恢复正常，缓解心绞痛，恢复正常血压有较好效果，能有效预防和治疗高血压。采用负离子治疗高血压已被医学界大力推荐和推广。

3. 药物疗法　老年高血压患者，多伴有全身动脉硬化，肾功能不全，血压调节功能较差，并常合并哮喘、慢性气管炎、糖尿病等，应避免使用交感神经节阻滞剂，可选用利尿剂和钙拮抗剂，常用氢氯噻嗪12.5～25 mg，1日1次，或硝苯地平5～10 mg，1日3次，或者配以三九平压胶囊，对大多数患者有效。

中青年高血压患者交感神经反应性及肾素水平一般较高些，且并发症少，可选用β受体阻滞剂或血管紧张素转换酶抑制剂，如美托洛尔或阿替洛尔50～100 mg，1日1次，或卡托普利12.5～25 mg，1日3次。

中药治疗见效慢，但是适合中老年人长期的治疗。

（七）并发症

1. 冠心病　长期的高血压可促进动脉粥样硬化的形成和发展。冠状动脉粥样硬化会阻塞或使血管腔变狭窄，或因冠状动脉功能性改变而导致心肌缺血缺氧、坏死而引起冠心病。冠状动脉粥样硬化性心脏病是动脉粥样硬化导致器官病变的最常见类型，也是严重危害人类健康的常见病。

2. 脑血管病　包含脑出血、脑梗死、短暂性脑缺血发作。脑血管意外又称中风，其病势凶猛，且致死率极高，即使不致死，大多数也会致残，是急性脑血管病中最凶猛的一种。高血压患者血压越高，中风的发生率也就越高。高血压患者的脑动脉如果硬化到一定程度时，再加上一时的激动或过度的兴奋，如愤怒、突然事故的发生、剧烈运动等，会使血压急骤升高，脑血管破裂出血，血液便溢入血管周围的脑组织，此时，患者会立即昏迷，倾倒在地，所以俗称中风。

3. 高血压心脏病　高血压患者的心脏改变主要是左心室肥厚和扩大，心肌细胞肥大和间质纤维化。高血压导致心脏肥厚和扩大，称为高血压心脏病。高血压心脏病是高血压长期得不到控制的一个必然趋势，最后可能会因心脏肥大、心律失常、心力衰竭而影响生命安全。

4. 高血压脑病　主要发生在重症高血压患者中。由于过高的血压超过了脑血流的自动调节范围，脑组织因血流灌注过多而引起脑水肿。临床上以脑病的症状和体征为特点，表现为弥漫性严重头痛、呕吐、意识障碍、精神错乱，严重的甚至会昏迷和抽搐。

5. 慢性肾功能衰竭　高血压对肾脏的损害是一个严重的并发症，其中高血压合并肾功能衰竭约占10%。高血压与肾脏损害可以相互影响，形成恶性循环。一方面，高血压引起肾脏损伤；另一方面，肾脏损伤会加重高血压痛。一般到高血压的中、后期，肾小动脉发生硬化，肾血流量减少，肾浓缩小便的能力降低，此时会出现多尿和夜尿增多现象。急骤发展的高血压可引起广泛的肾小动脉弥漫性病变，导致恶性肾小动脉硬化，从而迅速发展成为尿毒症。

6. 高血压危象　高血压危象在高血压早期和晚期均可发生，紧张、疲劳、寒冷、突然停服降压药等诱因会导致小动脉发生强烈痉挛，导致血压急剧上升。高血压危象发生时，会出现头痛、烦躁、眩晕、恶心、呕吐、心悸、气急以及视力模糊等严重障碍症状。

（八）预防

1. 中午小睡　工作了一上午的高血压病患者在吃过午饭后稍稍活动，应小睡一会儿，一般以半小时至一小时为宜，老年人也可延长半小时。无条件平卧入睡时，可仰坐在沙发上闭目养神，使全身放松，这样有利于降压。

2. 晚餐宜少　有些中年高血压病患者对晚餐并不在乎，有时毫无顾忌地大吃大喝，导致胃肠功能负担加重、影响睡眠，不利于血压下降。晚餐宜吃易消化食物，应配些汤类，不要怕夜间多尿而不敢饮水或进粥食。进水量不足，可使夜间血液稠，促使血栓形成。

3. 娱乐有节　睡前娱乐活动要有节制，这是高血压病患者必须注意的一点，如下棋、打麻将、打扑克要限制时间，一般以1小时至2小时为宜，要学习控制情绪，坚持以娱乐健身为目的，不可计较输赢，不可过于认真或激动，否则会导致血压升高。看电视也应控制好时间，不宜长时间坐在电视屏幕前，也不要看内容过于刺激的节目，否则会影响睡眠。

4. 睡前泡脚　按时就寝，养成上床前用温水泡脚的习惯，然后按摩双足心，促进血液循环，有利于解除一天的疲乏。尽量少用或不用安眠药，力争自然入睡，不依赖催眠药的习惯。

5. 缓慢起床　早晨醒来，不要急于起床，应先在床上仰卧，活动一下四肢和头颈部，伸一下懒腰，使肢体肌肉和血管平滑肌恢复适当张力，以适应起床时的体位变化，避免引起头晕。然后慢慢坐起，稍微活动几次上肢，再下床活动，这样血压不会有太大波动。

6. 选择舒缓的运动方式　高血压患者不宜剧烈运动，但是选择舒缓的运动方式坚持锻炼，有助于高血压患者控制病情，改善血压起伏不定的状况。例如气功和太极拳。

7. 正确而适宜的调养护理，不但能够提高和巩固降压效果，改善临床症状，控制病情的进一步发展，而且还能预防高血压病的发生，是高血压防治工作中不可缺少的重要环节。例如：节制七情、生活规律、适当运动、调节饮食，戒烟限酒等。

（九）护理

1. 保证合理的休息及睡眠　避免劳累，提倡适当的体育活动，尤其对心率偏快的轻度高血压患者，进行有氧代谢运动效果较好，如骑自行车、跑步、做体操及打太极拳等，但需注意劳逸结合，避免时间过长的剧烈活动，对自主神经功能紊乱者可适当使用镇静剂。严重的高血压患者应卧床休息，高血压危象者则应绝对卧床，并需在医院内进行观察。

2. 心理护理　患者多表现有易激动、焦虑及抑郁等心理特点，而精神紧张、情绪激动、不良刺激等因素均与本病密切相关。因此，对待患者应耐心、亲切、和蔼、周到。根据患者特点，有针对性地进行心理疏导。同时，让患者了解控制血压的重要性，帮助患者训练自我控制的能力，参与自身治疗护理方案的制订和实施，指导患者坚持服药，定期复查。

3. 饮食护理　应选用低盐、低热能、低脂、低胆固醇的清淡易消化饮食。鼓励患者多食水果、蔬菜，戒烟，控制饮酒、咖啡、浓茶等刺激性饮料。对服用排钾利尿剂的患者应注意补充含钾高的食物如蘑菇、香蕉、橘子等。肥胖者应限制热能摄入，控制体重在理想范围之内。

4. 病情观察　对血压持续增高的患者，应每日测量血压2～3次，并做好记录，必要时测立、坐、卧位血压，掌握血压变化规律。如血压波动过大，要警惕脑出血的发生。如在血压急剧增高的同时，出现头痛、视物模糊、恶心、呕吐、抽搐等症状，应考虑高血压脑病的发生。如出现端坐呼吸、喘憋、发绀、咳粉红色泡沫痰等，应考虑急性左心衰竭的发生。出现上述各种表现时均应立即送医院进行紧急救治。

5. 用药护理　服用降压应从小剂量开始，逐渐加量。同时，密切观察疗效，如血压下降过快，应调整药物剂量。在血压长期控制稳定后，可按医嘱逐渐减量，不得随意停药。某些降压药物可引起直立性低血压，在服药后应卧床2～3小时，必要时协助患者起床，待其坐起片刻，无异常后，方可下床活动。

另外，在变换体位时也应动作应缓慢，以免发生意外。有些降压药可引起水钠潴留。因此，需每日测体重，准确记录出入量，观察水肿情况，注意保持出入量的平衡。

十一、多发性硬化

多发性硬化是一种中枢神经系统脱髓鞘疾病，青、中年多见，临床特点是病灶播散广泛，病程中常有缓解复发的神经系统损害症状。该病的病变位于脑部或脊髓。神经细胞有许多树枝状的神经纤维，这些纤维就像错综复杂的电线一般。多发性硬化症就是因为在中枢神经系统中产生大小不一的块状髓鞘脱失而产生症状。所谓"硬化"指的是这些髓鞘脱失的区域因为组织修复的过程中产生的疤痕组织而变硬。这些硬块可能会有好几个，随着时间的进展，新的硬块也可能出现，所以称作"多发性"。

（一）病因

多发性硬化的病因有哪些病因尚不明确，多数学者认为该病是一种自身免疫性疾病，病毒感染在发病过程中起一定作用，遗传因素和环境因素决定了个体易感性。

1. 自身免疫反应　MS的组织损伤及神经系统症状被认为是直接针对髓鞘抗原的免疫反应所致，认为是由T细胞所介导的自身免疫性疾病。

2. 病毒感染　流行病学资料显示，MS与儿童期接触的某种环境如病毒有关，曾高度怀疑为嗜神经病毒，如麻疹病毒、人类嗜T淋巴细胞病毒I型，但从未在MS患者的病灶里证实或分离出病毒。

3. 遗传因素　MS有明显的家族倾向，约15%的MS患者有一个患病的亲属，患者的一级亲属患病概率比一般人群高12～15倍。

4. 环境因素　MS的发病率随纬度的增高而增高。

（二）病理

中枢神经系统疾病白质内多发性脱髓鞘斑块为多发性硬化的特征性病理改变，多发生于侧脑室周围、视神经、脊髓、小脑和脑干的白质，尤其多见于侧脑室体及前角部位。

1. 大体标本　多发性硬化的急性期可见软脑膜轻度充血、水中和脊髓节段性肿胀，慢性期可见软脑膜增厚、脑萎缩和脊髓节段性萎缩变细。大脑半球的冠状切面上可见白质内形态各异的灰色斑块。

2. 镜下所见　急性期新鲜病灶有充血、水肿或少量环状出血，血管周围可见淋巴细胞和浆细胞等炎性细胞呈袖套状浸润，以淋巴细胞为主，并可进格子细胞和吞噬细胞，髓鞘崩解，轴突相对保存。随着病情好转，充血、水肿消退，炎性改变代之以大量星形胶质细胞增生，病灶颜色变浅，构成晚期硬化斑或瘢痕。中国、日本与西方人之间多发性硬化的病理改变不尽相同，多表现为软化、坏死病灶，如同海绵体，硬化斑相对较少，而欧美以硬化斑多见。

（三）临床表现

在中枢神经系统中组织成绵密复杂的网络。大自然很巧妙地在神经纤维的外面包裹着一层叫"髓鞘"的物质，髓鞘不仅像电线的塑料皮一样让不同的电线不致短路同时人体的髓鞘还可以加速神经信号的传导。

此病的症状视其所影响的神经组织而定，患者可能出现视力受损（视神经病变）、肢体无力、平衡失调、行动不便、麻木、感觉异常、口齿不清、晕眩、大小便机能失调等症状，这些症状因人而异，严重程度也不尽相同。这些症状可能会减轻或消失，消失后也可能再发作。是否会产生新的症状或是产生新症状的时机则无法加以预测。

多发性硬化症的初期不易被检查出来，如视力模糊或复视等，常见的症状有一定部位的肌肉僵硬，乏力、丧失控制能力，四肢异常疲劳、行走困难，头晕，膀胱控制失调，触觉、痛觉和温热感觉紊乱等，每个症状出现后又会消失。就这样一个接一个地相继发生，或继续恶化，最后可使患者吞咽困难。致残及卧床不起。目前还没有治疗这种疾病的特效药物。

（四）诊断

1. 病史及症状　临床症状复杂多变，病程呈自然缓解与复发的波动性进展，感染、过劳、外伤、情绪激动对该病的发生可能有一定的关系。因病损部位不同，临床征象多种多样。常见者有：

（1）精神症状：可表现欣快、易激动或抑郁。

（2）言语障碍：小脑病损引起发音不清、言语含混。

（3）颅神经及躯体感觉、运动、自主神经系统均可受损，依据受累部位的不同而出现相应的临床表现。

2. 体检发现

（1）颅神经损害：以视神经最为常见，视神经、视交叉受累而出现球后视神经炎。除视神经外，动眼神经、外展神经、听神经也可受累而出现相应的体征。

（2）感觉障碍：多由脊髓后索或脊丘系斑块引起。表现为麻木、束带感，后期可出现脊髓横贯性感觉障碍。

（3）运动系统功能障碍：锥体束损害出现痉挛性瘫痪，小脑或脊髓小脑束损害出现小脑性共济失调。

（4）少数患者出现尿潴留或尿失禁。

3. 辅助检查

（1）腰穿CSF检查，压力多正常，蛋白含量增高，以球蛋白为主。

（2）脑电图可异常。

（3）视、听神经诱发电位异常。

（4）头颅CT或MRI可见病损部位有斑块异常信号。

（五）治疗

1. 常规治疗

（1）皮质激素或免疫抑制剂可缓解症状：甲泼尼龙1 g／d静滴，5～7天后改为泼尼松30～40 mg／d顿服，逐渐减量直至停药。硫唑嘌呤（2 mg／kg／d）长期治疗（平均2年）对控制病情有效。

（2）神经营养药物：胞二磷胆碱（250mg肌注1次／天）性成纤维细胞生长因子（DFGF1600U肌注1次／天）可酌情选用。

（3）对症治疗：对痛性强直发作、三叉神经痛、癫痫发作者可用卡马西平0.13mg／d，痉挛者可给安定等。

（4）蜂针疗法：美国蜂疗专家姆拉兹（1993年）报道，他用蜂针治疗两名患多发性硬化症的妇女（年龄42岁），以后他又治疗了数例该病患者，疗效都很好。他指出疲劳是多发性硬化症最常见的临床症状，经过蜂针治疗以后，这种最初的症状消失。其他症状有的随后很快消失，有的需要很长时间才治愈。

伦纳德等人（1986年）在肌强直畸形患者的肌肉中，曾检测出蜂针液神经肽（蜂针液明肽）的受体，这可能是治疗多发性硬化症的原因。蜂针液的一些成分，如肥大细胞脱颗粒肽及蜂针液神经肽，有与具有高度亲和力的神经及肌肉膜的受体结合的能力，这样的分子在药理上可做探针用，即这种物质可用于特殊蛋白质的定位。

2. 用药原则

（1）糖皮质激素：适用于复发–缓解型多发性硬化，对进展型多发性硬化疗效则较差。

（2）大剂量免疫球蛋白：对复发–缓解型多发性硬化有效，明显改善患者的临床症状，降低复发率，MRI检查也显示脑内病灶体积减小和数量明显减少，但对复发进展型和原发进展型无效。

（3）β–干扰素：美国食品和药品管理局批准3种β–干扰素用于多发性硬化的治疗，疗效已得到证实，可以减少1／3多发性硬化患者的复发，并被推荐为一线用药，或者用于复发缓解多发性硬化，而又不能耐受格拉默的患者。在随机双盲安慰剂研究中，使用β–干扰素可以减少50%～80%的炎性损害；也获得了这些药有助于提高患者的生活质量和改善认知功能的证据。

（4）免疫抑制剂：对于激素不敏感的患者或慢性进展型多发性硬化，可选用硫唑嘌呤和环磷酰胺，疗效尚不一致。有报道认为对缓解复发型多发性硬化，每月给予冲击剂量的环磷酰胺可降低恶化率。

1）氨甲蝶呤（MTX）：小剂量的MTX对继发进展型有一定作用；

2）硫唑嘌呤：对降低复发率和防止病情恶化起一定作用，副作用轻到中度。用于激素不敏感的患者或慢性进展型多发性硬化，禁用于急性进展型的多发性硬化患者。

3）环磷酰胺（CTX），由于治疗作用有限而且副作用大，用于复发缓解型急性期或慢性进展型，用其他治疗失败后可以作为保留药物使用。

4）环孢素A（CSA）：主要用在进展型多发性硬化中。

5）米托蒽醌：延缓劳动能力和步行指数丧失的进程。建议米托蒽醌作为各型多发性硬化重症用药。

（5）格拉默（GA）：得到美国食品和药品管理局批准，用于活动性复发缓解型多发性硬化，临床可作为IFN-β的替代疗法。

（6）雷公藤多甙片：各型多发性硬化的补充治疗。

（六）预防

1. 预防感冒　感冒是MS患者病情反复的一大诱因，所以遇到天气变化时，及时的加减衣物，避免接触流感人群尤为重要，另外，可选择适当食疗进行预防感冒。

2. 避免劳累　过度的劳累，超负荷的运动对患有MS患者都是不可取的。

3. 避免高温　避免极高温的热水浴，或过度温暖的环境，以免引发此症。

4. 水疗　游泳、伸展和肌肉活动均在许多多发性硬化症患者的能力范围之内，可以做一定程度的训练。

（七）护理

1. 手术护理　进行全环境保护预防感染的发生：40%MS患者在首发病前1个月内有一定的诱因，其中多为感冒发热，复发时有诱因者占24.6%，其中感冒发热占很大比例。而感染也是导致移植失败最主要的原因之一。故在对患者整个治疗中要严格无菌操作，患者入住百级层流病房，进行全环境的保护隔离，预防感染。

2. 心理护理　患者经受了常年的病痛折磨，希望该疗法能根治疾病，当没有达到预期目标时很失望。患者刚入院时向其介绍疾病特点、治疗机制，治疗效果的个体差异，治疗过程中的不适等，并告知患者治疗中的不适会随着疾病的好转而减轻或消失，使其做好心理准备，配合治疗。治疗过程中在保证遵循治疗护理原则的前提下，尽量满足患者的要求。

3. 大便护理　便秘采用开塞露或缓泻剂后排便，如患者血小板低要慎用灌肠，以免发生肠道出血。预防处理后，患者出现腹泻，严重者每日大便20余次，大便培养正常。每次大便后用软纸轻轻擦净肛周，用0.05%氯己定溶液（38℃）清洗坐浴15分钟，再涂抹金霉素软膏保护肛周黏膜。饮食上注意禁食油腻食物，以免引起或加重腹泻。

4. 化疗时的病情观察　化疗时使用大剂量的CY会造成心肌损害、引起出血性膀胱炎。使用护心通保护心肌，给患者进行心电监护。使用美安保护膀胱黏膜，水化、碱化及强迫利尿，保证尿量200 ml／h，监测尿pH值、尿色，记录24小时出入量、每日晨测体重、每日监测血电解质、尿常规，观察有无水电解质酸碱平衡紊乱的迹象。本组有2例患者在化疗时出现了较严重的水电解质酸碱平衡紊乱，经及时发现及时处理，恢复正常。

5. 康复护理　多发性硬化疾病一旦确诊，就应立即开始康复训练。

（1）肢体完全无自主运动阶段：保持肢体功能位，防止痉挛性截瘫、肌肉挛缩畸形。在此阶段，康复的方法是推拿和被动活动，每个关节均要活动，每次5～10分钟，3～4次／天。

（2）肢体有轻度的自主活动阶段：方法同前，此时肌肉痉挛有所缓解，故推拿手法可加重，以患者能承受为度。此阶段可鼓励患者多活动肢体，充分发挥已恢复的肌力，促进肢体功能的恢复。

（3）肢体已能自主活动，但肌肉仍存在阻抗阶段：鼓励患者在体力允许的情况下主动运动。根据患者的自身情况和患者共同制订活动计划。开始先在护士的辅助下练习站立，然后逐步增加行走距离。指导患者行走训练中利用视觉保持平衡，以少量多次为原则。选择地面干燥、空间较大的地方进行锻炼，护士陪同在旁，防止患者摔倒。

（4）痛性痉挛的康复治疗：康复治疗从远端开始介入，进行跟腱、绳肌、趾屈肌腱、腕屈肌的徒手被动牵伸，1h／d。随着病情好转开始四肢近端关节的被动活动及助力运动，时间选择在抽搐发作较轻的时间段。康复运动为患者下地行走提供了条件。每次康复运动后，患者主诉肢体感觉轻。

第四节　消化系统疾病护理常规

消化系统的重要生理功能是将人体所摄取食物进行消化、吸收，以供全身组织利用。消化系统疾病主要包括食管、胃、肠、肝、胆、胰等的病变，可为器质性或功能性疾病，病变可局限于消化系统或累及其他系统，其他系统或全身性疾病也可引起消化系统疾病或症状。引起消化系统疾病的病因复杂，常见的有感染、理化因素、大脑皮质功能失调、营养缺乏、代谢紊乱、吸收障碍、变态反应、自身免疫、遗传和医源性因素等。由于消化系统包含的器官较多，且消化道与外界相通，其黏膜直接接触病原体、毒性物质、致癌物质的机会较多，容易发生感染、炎症和损伤，消化系统肿瘤发病率较高可能与此有关。多数消化系统疾病是慢性病程，易造成严重的消化、吸收功能障碍，当病情发展也可因发生急性变化，如出血、穿孔、肝衰竭等而危及患者的生命。此外，消化系统疾病的发生常与患者的心理状态和行为方式关系密切，在护理过程中，尤应强调整体观念，关心患者的精神感情状况，调整不良情绪，指导患者建立良好的生活方式。

一、消化系统疾病患者常见症状体征的护理

（一）恶心与呕吐

恶心为上腹部不适、紧迫欲吐的感觉，可伴有迷走神经兴奋的症状，如皮肤苍白、出汗、流涎、血压降低及心动过缓等；呕吐（vom it）是通过胃的强雾迫使胃或部分小肠的内容物经食管、口腔而排出体外的现象。二者均为复杂的反射动作，可单独发生，但多数患者先有恶心，继而呕吐。

引起恶心与呕吐的消化系统常见疾病有：

（1）胃癌、胃炎、消化性溃疡并发幽门梗阻。

（2）肝、胆囊、胆管、胰腺、腹膜的急性炎症。

（3）胃肠功能紊乱引起的功能性呕吐。

（4）肠梗阻。

（5）消化系统以外的疾病也可引起呕吐，如脑部疾病（脑出血、脑炎、脑部肿瘤等）、前庭神经病变（梅尼埃病等）、代谢性疾病（甲亢、尿毒症等）。

1. 护理评估

（1）病史：恶心与呕吐发生的时间、频度、原因或诱因，与进食的关系；呕吐的特点及呕吐物的性质、量；呕吐伴随的症状，如是否伴有腹痛、腹泻、发热、头痛、眩晕等。呕吐出现的时间、频度、呕吐物的量和性状因病种而异。上消化道出血时呕吐物呈咖啡色甚至鲜红色；消化性溃疡并发幽门梗阻时呕吐常在餐后发生，呕吐量大，呕吐物含酸性发酵宿食；低位肠梗阻时呕吐物带粪臭味；急性胰腺炎可出现频繁剧烈的呕吐，吐出胃内容物甚至胆汁。呕吐频繁且量大者可引起水、电解质紊乱、代谢性碱中毒。长期呕吐伴厌食者可致营养不良。

（2）身体评估：患者的生命体征、神志、营养状况，有无失水表现，有无腹胀、腹肌紧张，有无压痛、反跳痛及其部位、程度，肠鸣音是否正常。

（3）心理-社会资料：长期反复恶心与呕吐，常使患者烦躁、不安，甚至焦虑和恐惧，而不良的心理反应，又可使症状加重。应注意评估患者的精神状态，有无疲乏无力，有无焦虑、抑郁及其程度，呕吐是否与精神因素有关等。

（4）辅助检查：必要时作呕吐物毒物分析或细菌培养等检查，呕吐物量大者注意有无水、电解质代谢和酸碱平衡失调。

2. 常见护理诊断及医护合作性问题

（1）有体液不足的危险　与大量呕吐导致失水有关。

（2）活动无耐力　与频繁呕吐导致失水、电解质丢失有关。

（3）焦虑　与频繁呕吐、不能进食有关。

3. 护理目标　患者生命体征在正常范围内，不发生水、电解质代谢和酸碱平衡失调；呕吐减轻或停止，逐步恢复进食，活动耐力恢复或有所改善；焦虑程度减轻。

4. 护理措施

（1）体液不足的危险：

1）监测生命体征：定时测量和记录生命体征直至稳定。血容量不足时可发生心动过速、呼吸急促和血压降低，特别是直立性低血压。持续性呕吐致大量胃液丢失，发生代谢性碱中毒时，患者呼吸可浅、慢。

2）观察患者有无失水征象：准确测量和记录每日的出入量、尿比重、体重。依失水程度不同，患者可出现软弱无力、口渴、皮肤黏膜干燥、弹性减低，尿量减少、尿比重增高，并可有烦躁、神志不清以至昏迷等表现。

3）严密观察患者呕吐：观察患者呕吐的特点，记录呕吐的次数，呕吐物的性质和量、颜色、气味。动态观察实验室检查结果，例如血清电解质、酸碱平衡状态。

4）积极补充水分和电解质：剧烈呕吐不能进食或严重水、电解质失衡时，主要通过静脉输液给予纠正。口服补液时，应少量多次饮用，以免引起恶心、呕吐。如口服补液未能达到所需补液量时，仍需静脉输液以恢复和保持机体的液体平衡状态。

（2）活动无耐力：协助患者活动，患者呕吐时应帮助其坐起或侧卧，头偏向一侧，以免误吸。吐毕给予漱口，更换污染衣物被褥，开窗通风以去除异味。告诉患者突然起身可能出现头晕、心悸等不适。故坐起时应动作缓慢，以免发生直立性低血压。及时遵医嘱应用治吐药及其他治疗，促使患者逐步恢复正常饮食和体力。

（3）焦虑：

1）评估患者的心理状态：关心患者，通过与患者及家属交流，了解其心理状态。

2）缓解患者焦虑：耐心解答患者及家属提出的问题，向患者解释精神紧张不利于呕吐的缓解，特别是有的呕吐与精神因素有关，紧张、焦虑还会影响食欲和消化功能，而治病的信心及情绪稳定则有利于症状的缓解。

3）指导患者减轻焦虑的方法：常用深呼吸、转移注意力等放松技术，减少呕吐的发生。①深呼吸法：用鼻吸气，然后张口慢慢呼气，反复进行。②转移注意力：通过与患者交谈，或聆听轻快的音乐，或阅读喜爱的文章等方法转移患者注意力。

5. 护理评价　患者生命体征稳定在正常范围，无口渴、尿少、皮肤干燥、弹性减退等失水表现，血生化指标正常；呕吐及其引起的不适减轻或消失，逐步耐受及增加进食量；活动耐量增加，活动后无头晕、心悸、气促或直立性低血压出现；能认识自己的焦虑状态并运用适当的应对技术。

（二）腹痛

腹痛（abdominal pain）在临床上一般按起病急缓、病程长短分为急性与慢性腹痛。急性腹痛多由腹腔器官急性炎症、空腔脏器阻塞或扩张、腹膜炎症、腹腔内血管阻塞等引起；慢性腹痛的原因常为腹腔脏器的慢性炎症，空腔脏器的张力变化，胃、十二指肠溃疡，腹腔脏器的扭转或梗阻，脏器包膜的牵张等。此外，某些全身性疾病、泌尿生殖系统疾病、腹外脏器疾病如急性心肌梗死和下叶肺炎等亦可引起腹痛。

1. 护理评估

（1）病史：腹痛发生的原因或诱因，腹痛的部位、性质和程度；腹痛的时间，特别是与进食、活动、体位的关系；腹痛发生时的伴随症状，有无恶心与呕吐、腹泻、发热等；有无缓解的方法。

腹痛可表现为隐痛、钝痛、灼痛、胀痛、刀割样痛、钻痛或绞痛等，可为持续性或阵发性疼痛，其部位、性质和程度常与疾病有关。如胃、十二指肠疾病引起的腹痛多为中上腹部隐痛、灼痛或不适感，伴厌食、恶心、呕吐、嗳气、反酸等。小肠疾病疼痛多在脐部或脐周，并有腹泻、腹胀等表现。大肠病变所致的腹痛为下腹部一侧或双侧疼痛。急性胰腺炎常出现上腹部剧烈疼痛，为持续性钝痛、钻痛或绞痛，并向腰背部呈带状放射。急性腹膜炎时疼痛弥漫全腹，腹肌紧张，有压痛、反跳痛。

（2）身体评估：患者的生命体征、神态、神志、营养状况。有无腹胀、腹肌紧张、压痛、反跳痛及其部位、程度、肠鸣音是否正常。

（3）心理-社会资料：疼痛可使患者精神紧张及焦虑，而紧张、焦虑又可加重疼痛，因此，应注意评估者有无因疼痛或其他因素而产生的精神紧张、焦虑不安等。

（4）辅助检查：根据病种不同进行相应的实验室检查，必要时需做X线钡餐检查、消化道内镜检查等。

2. 常见护理诊断及医护合作性问题　腹痛与胃肠道炎症、溃疡、肿瘤有关。

3. 护理目标　患者的疼痛逐渐减轻或消失。

4. 护理措施

（1）疼痛监测：严密观察患者腹痛的部位、性质及程度，如果疼痛性质突然发生改变，且经一般对症处理疼痛不仅不能减轻，反而加重，需警惕某些并发症的出现，如溃疡穿孔、弥漫性腹膜炎等。应立即请医师进行必要的检查，严禁随意使用镇痛药物，以免掩盖症状，延误病情。

（2）教会患者非药物性缓解疼痛的方法：对疼痛，特别是有慢性疼痛的患者，采用非药物性止痛方法，可减轻其焦虑、紧张，提高其疼痛阈值和对疼痛的控制感。常用方法包括：

1）指导式想象：利用一个人对某特定事物的想象而达到特定正向效果，如回忆一些有趣的往事可转移注意力，从而减轻疼痛。

2）局部热疗法：除急腹症外，对疼痛局部可应用热水袋进行热敷，从而解除痉挛而达到止痛效果。

3）气功疗法：指导患者通过自我意识，集中注意力，使全身各部分肌肉放松，进而增强对疼痛的耐受力。

4）其他：指导患者应用深呼吸法和转移注意力有助于其减轻疼痛。

（3）针灸止痛：根据不同疾病，不同疼痛部位采取不同穴位针疗。

（4）药物止痛：镇痛药物的种类甚多，应根据病情、疼痛性质和程度选择性给药。癌性疼痛应遵循按需给药的原则有效控制患者的疼痛。疼痛缓解或消失后及时停药，防止药物副作用及患者对药物的耐药性和成瘾性。急性剧烈腹痛诊断未明时，不可随意使用镇痛药物，以免掩盖症状，延误病情。

5. 护理评价　患者疼痛减轻或消失。

（三）腹泻

腹泻（diarrhea）是指排便的次数多于平日习惯的频率，粪质稀薄。腹泻多由于肠道疾病引起，其他原因有药物、全身性疾病、过敏和心理因素等。发生机制为肠蠕动亢进、肠分泌增多或吸收障碍。

1. 护理评估

（1）病史：腹泻发生的时间、起病原因或诱因、病程长短；粪便的性状、次数和量、气味和颜色；有无腹痛及疼痛的部位，有无里急后重、恶心与呕吐、发热等伴随症状；有无口渴、疲乏无力等失水表现。

（2）身体评估：急性严重腹泻时，应注意评估患者的生命体征、神志、尿量、皮肤弹性等，注意患者有无水、电解质紊乱、酸碱失衡、血容量减少。慢性腹泻时应注意患者的营养状况，有无消瘦、贫血的体征。评估患者有无腹胀、腹部包块、压痛，肠鸣音有无异常。有无因排便频繁及粪便刺激，引起肛周皮肤糜烂。

小肠病变引起的腹泻粪便呈糊状或水样，可含有未完全消化的食物成分，大量水泻易导致脱水和电解质丢失，部分慢性腹泻患者可发生营养不良。大肠病变引起的腹泻粪便可含脓、血、黏液，病变累及直肠时可出现里急后重。

（3）心理-社会资料：频繁腹泻常影响患者正常的工作和社会活动，使患者产生自卑心理。应注意评估患者有无自卑、忧虑、紧张等心理反应，患者的腹泻是否与其心理精神反应有关。

（4）辅助检查：正确采集新鲜粪便标本做显微镜检查，必要时做细菌学检查。急性腹泻者注意监测血清电解质、酸碱平衡状况。

2. 常见护理诊断及医护合作性问题

（1）腹泻与肠道疾病或全身性疾病有关。

（2）营养失调：低于机体需要量与严重腹泻导致水、电解质紊乱有关。

（3）有体液不足的危险与大量腹泻引起失水有关。

3. 护理目标　患者的腹泻及其不适减轻或消失，能保证机体所需水分、电解质和营养素的摄入，生命体征、尿量、血生化指标在正常范围内。

4. 护理措施

（1）腹泻：

1）病情监测：包括排便情况、伴随症状、全身情况及血生化指标的监测。

2）饮食选择：饮食以少渣、易消化食物为主，避免生冷、多纤维、味道浓烈的刺激性食物。急性腹泻应根据病情和医嘱，禁食流质、半流质或软食。

3）指导患者活动和减轻腹泻：急性起病，全身症状明显的患者应卧床休息，注意腹部保暖。可用暖水袋腹部热敷，以减弱肠道运动，减少排便次数，并有利于减轻腹痛等症状。慢性、轻症者可适当活动。

4）加强肛周皮肤的护理：排便频繁时，因粪便的刺激，可使肛周皮肤损伤，引起糜烂及感染。排便后应用温水清洗肛周，保持清洁干燥，涂无菌凡士林或抗生素软膏以保护肛周皮肤，促进损伤处愈合。

5）心理护理：慢性腹泻治疗效果不明显时，患者往往对预后感到担忧，纤维结肠内镜等检查有一定痛苦，某些腹泻如肠易激综合征与精神因素有关，故应注意患者心理状况的评估和护理，通过解释、鼓励来提高患者配合检查和治疗的认识，稳定患者情绪。

（2）营养失调：

1）饮食护理：可经口服者，注意饮食选择，以少渣、易消化食物为主，避免生冷、多纤维、味道浓烈的刺激性食物。严重腹泻，伴恶心与呕吐者，积极静脉补充营养。注意输液速度的调节。因老年人易因腹泻发生脱水，也易因输液速度过快引起循环衰竭，故尤应及时补液，并注意输液速度。

2）营养评价：观察并记录患者每日进餐次数、量、品种，以了解其摄入营养能否满足机体需要。定期测量体重，监测有关营养指标的变化，如血红蛋白浓度、人血白蛋白等。

（3）有体液不足的危险：动态观察患者的液体平衡状态，按医嘱补充水分和电解质。具体措施见本节恶心与呕吐的相关护理措施。

5. 护理评价　患者的腹泻及其伴随症状减轻或消失；机体获得足够的热量、水、电解质和各种营养物质，营养状态改善；生命体征正常，无失水、电解质紊乱的表现。

二、胃炎患者的护理

胃炎（gastritis）是指不同病因所致的胃黏膜炎性病变，常伴有上皮损伤和细胞再生，是最常见的消化道疾病之一。按临床发病的缓急和病程的长短，一般将胃炎分为急性和慢性两大类型。

（一）急性胃炎患者的护理

急性胃炎（acute gastritis）是指由多种病因引起的急性胃黏膜炎症。临床上急性发病，常表现为上腹部症状。其主要病理改变为胃黏膜充血、水肿、糜烂和出血，病变可局限于胃窦、胃体或弥漫分布于全胃。急性胃炎主要包括：

（1）幽门螺杆菌（Helicobacter pylori，简称H. pylori）感染引起的急性胃炎：健康志愿者吞服幽门螺杆菌后的临床表现、胃镜所见及胃黏膜活检组织病理学均显示急性胃炎的特征。但临床很难诊断幽门螺杆菌感染引起的急性胃炎，因为一过性的上腹部症状多不为患者注意，如不予抗菌治疗，幽门螺杆菌可长期存在并发展为慢性胃炎。

（2）除幽门螺杆菌之外的病原体急性感染引起的急性胃炎：由于胃酸的强力抑菌作用，除幽门螺杆菌外的细菌很难在胃内存活而感染胃黏膜，但在机体抵抗力下降时，可发生各种细菌、真菌、病毒所引起的急性感染性胃炎。

（3）急性糜烂出血性胃炎：本病是由各种病因引起的、以胃黏膜多发性糜烂为特征的急性胃黏膜病变，常伴有胃黏膜出血，可伴有一过性浅溃疡形成。本病临床常见。

1. 病因及发病机制

（1）药物：最常引起胃黏膜炎症的药物有非甾体抗炎药（Nonsteroidal Anti-Inflammatory drug，NSAID），如阿司匹林、吲哚美辛等，某些抗生素、铁剂、氯化钾口服液及抗肿瘤药等。这些药物可直接损伤胃黏膜上皮层。其中，NSAID可能是通过抑制前列腺素的合成，削弱后者对胃黏膜的保护作用。

（2）急性应激：可由各种严重的脏器疾病、严重创伤、大面积烧伤、大手术、颅脑病变和休克，甚至精神心理因素引起，如烧伤所致者称Curling溃疡，中枢神经系统病变所致者称Cushing溃疡。虽然急性应激引起的急性胃炎发病机制未完全明确，但多数认为在上述情况下，应激的生理性代偿功能不足以维持胃黏膜微循环正常运行，使胃黏膜缺血、缺氧、黏液分泌减少和局部前列腺素合成不足，导致胃黏膜屏障破坏和矿反弥散进入黏膜，引起胃黏膜糜烂和出血。

（3）乙醇：主要由于其亲脂和溶脂性能，破坏胃黏膜屏障，引起上皮细胞损害、黏膜出血和糜烂。

2. 临床表现　由于病因不同，临床表现不尽一致。轻者大多无明显症状，或仅有上腹部不适、隐痛、腹胀、食欲减退等表现。上消化道出血一般为少量、间歇性，可自行停止。临床上，急性糜烂出血性胃炎患者，多以突发的呕血和（或）黑便就诊，约占上消化道出血的10%～25%，是上消化道出血的常见病因之一。持续少量出血可导致贫血。体检时上腹部可有不同程度的压痛。

3. 辅助检查

（1）粪便检查：大便隐血试验阳性。

（2）纤维胃镜检查：一般应在大出血后24～48小时内进行，因病变（特别是NSAID或乙醇引起者）可在短期内消失。镜下可见胃黏膜多发性糜烂、出血和水肿，表面附有黏液和炎性渗出物。本病的确诊有赖于纤维胃镜检查。

4. 处理要点　针对病因和原发疾病采取防治措施。药物引起者应立即停止用药，并服用抑酸剂如H_2受体拮抗剂以抑制胃酸分泌，硫糖铝和米索前列醇等胃黏膜保护剂亦有效。有急性应激者在积极治疗原发病的同时，可使用抑制胃酸分泌的药物，以预防急性胃黏膜损害的发生。若发生大出血时，应积极进行处理。

5. 常见护理诊断及医护合作性问题

（1）知识缺乏：缺乏有关本病的病因及防治知识。

（2）潜在并发症：上消化道大量出血。

6. 护理措施

（1）一般护理：

1）休息与活动：患者应注意休息，减少活动，避免紧张劳累，保证充足的睡眠。急性应激造成者应卧床休息。

2）饮食：注意饮食卫生，进食应定时、有规律，不可暴饮暴食。一般进少渣、温凉、半流质饮食，少量多餐，每日5～7次。如有少量出血可给予牛奶、米汤等流质饮食以中和胃酸，有利于胃黏膜的修复。急性大出血或呕吐频繁时应禁食。

（2）病情观察：观察有无上腹部不适、腹胀、食欲减退等消化不良的表现。密切注意上消化道出血的征象，如有无呕血和（或）黑便等，同时监测粪便隐血，以便及时发现病情变化。

（3）用药护理：禁用或慎用阿司匹林、吲哚美辛等对胃黏膜有刺激的药物。指导患者正确服用抑酸剂、胃黏膜保护剂等药物，用药护理见本章"消化性溃疡患者的护理"。

（4）心理护理：患者常因起病急，且有上腹部不适，或有呕血和（或）黑便，使其及家属紧张不安，尤其是严重疾病引起的急性应激导致出血的患者，常出现焦虑、恐惧的心理反应，而患者的消极情绪反应，又可加重病情，不利于疾病的康复。护理人员应向患者解释有关急性胃炎的基本知识，说明及时治疗和护理能获得满意的疗效。同时，应向患者说明紧张、焦虑可使血管收缩，血压增高，诱发和加重病情，使其认识到消除紧张、焦虑心理，保持轻松愉快心情对疾病康复的重要性。此外，护理人员应经常巡视，关心、安慰患者，及时清除血迹、污物，以减少对患者的不良刺激，增加其安全感，从而安心配合治疗，减轻紧张、焦虑心理，利于疾病的康复。

（5）健康指导：

1）疾病知识指导：向患者及家属介绍急性胃炎的有关知识、预防方法和自我护理措施。

2）生活指导：根据患者的病因、具体情况进行指导，如避免使用对胃黏膜有刺激的药物，必须使用时应同时服用抑酸剂；进食要有规律，避免过冷、过热、辛辣等刺激性食物及浓茶、咖啡等饮料；嗜酒者应戒酒，防止乙醇损伤胃黏膜；注意饮食卫生，生活要有规律，保持轻松愉快的心情，积极配合治疗。

（二）慢性胃炎患者的护理

慢性胃炎（chronic gastritis）是由多种病因引起的胃黏膜慢性炎症。慢性胃炎的分类方法很多，我国目前采用的分类方法，将慢性胃炎分为浅表性（又称非萎缩性）、萎缩性和特殊类型三大类。慢性萎缩性胃炎又可再分为多灶萎缩性胃炎和自身免疫性胃炎两类。特殊类型胃炎种类很多，由不同病因所致，临床上较少见。以下重点介绍前两大类胃炎。

1. 病因及发病机制

（1）幽门螺杆菌感染：目前认为幽门螺杆菌感染是慢性浅表性胃炎最主要的病因。其机制是：幽门螺杆菌具有鞭毛结构，可在胃内黏液层中自由活动，并依靠其黏附素与胃黏膜上皮细胞紧密接触；幽门螺杆菌分泌高活性的尿素酶，可分解尿素产生 NH_3，而中和胃酸，既形成了有利于幽门螺杆菌定居和繁殖的中性环境，又损伤了上皮细胞膜；幽门螺杆菌分泌的空泡毒素蛋白可使上皮细胞受损，细胞毒素相关基因蛋白能引起强烈的炎症反应；幽门螺杆菌菌体胞壁可作为抗原产生免疫反应。这些因素的长期存在导致胃黏膜的慢性炎症。

长期的幽门螺杆菌感染，在部分患者可发展为慢性多灶萎缩性胃炎。但幽门螺杆菌感染者慢性胃炎的发生率存在很大的地区差异，如印度、非洲、东南亚等地人群幽门螺杆菌感染率与日本、韩国、哥伦比亚等国相当，甚至更高，但前者慢性胃炎的发生率却远低于后者。这说明幽门螺杆菌感染本身可能不足以导致慢性浅表性胃炎发展为慢性萎缩性胃炎，但却增加了胃黏膜对环境因素的易感性。

（2）饮食：流行病学资料显示，饮食中高盐和缺乏新鲜蔬菜水果与慢性胃炎的发生密切相关。

（3）自身免疫：自身免疫性胃炎患者血液中存在壁细胞抗体和内因子抗体，可破坏壁细胞，使胃酸分泌减少乃至缺失，还可影响维生素B_{12}的吸收而导致恶性贫血。

（4）物理及化学因素：长期饮浓茶、酒、咖啡，食用过热、过冷、过于粗糙的食物，服用大量NSAID以及各种原因引起的十二指肠液反流等均会削弱胃黏膜的屏障功能而损伤胃黏膜。

2. 临床表现　慢性胃炎进展缓慢，病程迁延，多数患者无明显症状。部分患者有腹痛或不适、食欲不振、饱胀、嗳气、反酸、恶心和呕吐等消化不良的表现，症状常与进食或食物种类有关，而与慢性胃炎的内镜所见及组织病理学改变无肯定的相关性。少数患者可有少量上消化道出血。自身免疫性胃炎患者可出现明显厌食、贫血和体重减轻。体征多不明显，可有上腹轻压痛。

3. 辅助检查

（1）纤维胃镜及胃黏膜活组织检查：是最可靠的诊断方法。通过胃镜在直视下观察黏膜病损，在充分活组织检查基础上以组织病理学诊断明确病变类型，并可检测幽门螺杆菌。

（2）幽门螺杆菌检测：见本章第三节相关内容。

（3）血清学检查：自身免疫性胃炎时，抗壁细胞抗体和抗内因子抗体可呈阳性，血清促胃泌素水平明显升高。多灶萎缩性胃炎时，血清促胃泌素水平正常或偏低。

（4）胃液分析：自身免疫性胃炎时，胃酸缺乏；多灶萎缩性胃炎时，胃酸分泌正常或偏低。

4. 处理要点

（1）根除幽门螺杆菌感染：对于有明显异常、有胃癌家族史、伴有糜烂性十二指肠炎、消化不良症状经常规治疗疗效差的幽门螺杆菌感染的慢性胃炎患者可采取根除幽门螺杆菌的治疗，见本章"消化性溃疡患者的护理"。

（2）对因治疗：若因NSAID引起者，应停服药并给予抗酸剂或硫糖铝；若因十二指肠液反流，可应用吸附胆汁药物如硫糖铝、碳酸镁或考来烯胺等；若是自身免疫性胃炎，尚无特异治疗有恶性贫血者可肌内注射维生素B_{12}。

（3）对症处理：有胃动力学改变者，可应用促胃肠动力药如多潘立酮、莫沙必利等；对于胃酸缺乏者，可应用胃蛋白酶合剂；对胃酸增高者，可应用抑酸剂。

（4）手术治疗：对于肯定的重度异型增生，宜予预防性手术治疗，目前多采用纤维胃镜下胃黏膜切除术。

5. 常见护理诊断及医护合作性问题

（1）疼痛：腹痛与胃黏膜炎性病变有关。

（2）营养失调：低于机体需要量与厌食、消化吸收不良等有关。

（3）焦虑与病情反复、病程迁延有关。

6. 护理措施

（1）一般护理：

1）休息与活动：指导患者日常生活要有规律，急性发作时应卧床休息，病情缓解时，可参加正常活动，进行适当的锻炼，但应避免过度劳累。

2）饮食护理：

①饮食原则：鼓励患者养成良好的饮食习惯，少量多餐，细嚼慢咽，给予高热量、高蛋白、高维生素、易消化的饮食，避免摄入过冷、过热、粗糙和辛辣的刺激性食物和饮料，戒除烟酒。

②食物选择：向患者及家属说明饮食对促进慢性胃炎康复的重要性，与其共同制订饮食计划。指导患者及家属根据病情选择易于消化的食物种类，如高胃酸者，应禁用浓缩肉汤及酸性食品，以免引起胃酸分泌过多，可用牛奶、菜泥、面包等，口味要清淡、少盐。胃酸低者可用刺激胃酸分泌的食物，如浓缩肉汤、肉汁等，或酌情食用酸性食物，如山楂、食醋等。指导患者及家属注意改进烹调技巧，粗粮细做，软硬适中，注意食物的色、香、味的搭配，以增进患者食欲。

③进餐环境：提供舒适的进餐环境，保持环境清洁、空气新鲜、温度适宜，避免环境中的不良刺激，如噪声、不良气味等，以利于患者进餐。鼓励患者晨起、睡前、进餐前后刷牙或漱口，保持口腔清洁舒适，促进食欲。

④营养状况评估：观察并记录患者每日进餐次数、量、品种，定期测量体重，监

测血红蛋白浓度、人血白蛋白等有关营养指标的变化，将营养状况的改善转告患者，以增强患者的信心。

（2）病情观察：密切观察腹痛的部位、性质，呕吐物与大便的颜色、量、性质，用药前后患者症状是否改善，以便及时发现病情变化。

（3）腹痛护理：指导患者避免精神紧张，采用转移注意力、做深呼吸等方法缓解疼痛，也可用热水袋热敷胃部，以解除痉挛，减轻腹痛。

（4）用药护理：遵医嘱给患者应用根除幽门螺杆菌感染治疗以及应用抑酸剂、胃黏膜保护剂时，注意观察药物的疗效及副作用，见本章第三节相关内容。多潘立酮的不良反应较少，偶可引起惊厥、肌肉震颤等锥体外系症状，口服用药时应饭前给药，栓剂最好在直肠排空后插入肛门。莫沙必利可有腹泻、腹痛、口干等不良反应，在应用2周后，如果消化道症状无改善，应停止服用。

（5）心理护理：患者常因病情反复、病程迁延表现出烦躁、焦虑等负性情绪，而有异型增生的患者，常因担心恶变而恐惧。护理人员应主动安慰患者，说明本病经过正规治疗是可以逆转的。对于异型增生，经严密随访，即使有恶变，及时手术也可获得满意的疗效，使其树立治疗信心，配合治疗，消除焦虑、恐惧心理。

（6）健康指导：

1）疾病知识指导：向患者及家属讲解有关病因和预后，指导患者避免诱发因素，定期门诊复查。

2）生活指导：教育患者平时生活要有规律，保持良好的心理状态，合理安排工作和休息时间，保证充足的睡眠，避免过劳。向患者及家属说明饮食治疗的意义，切实遵循饮食治疗的计划和原则。

3）用药指导：指导患者遵医嘱按时服药，并向患者介绍药物可能的不良反应，如有异常及时复诊。

三、消化性溃疡患者的护理

消化性溃疡（peptic ulcer）主要指发生于胃和十二指肠黏膜的慢性溃疡，即胃溃疡（gastric ulcer，GU）和十二指肠溃疡（duodepal ulcer，DU），因溃疡的形成与胃酸／胃蛋白酶的消化作用有关而得名。消化性溃疡是全球性常见病，约有10%的人一生中患过此病。本病可发生于任何年龄，以中年最为常见，DU好发于青壮年，GU的发病年龄一般较DU约迟10年。临床上DU较GU多见，两者之比约为3∶1，但有地区差异，在胃癌高发区GU所占的比例有增加。秋冬之交和冬春之交是本病的好发季节。

（一）病因及发病机制

消化性溃疡是一种多因素疾病，其中幽门螺杆菌（Helicobacter pylori，简称H. pylori）感染和服用非甾体抗炎药（non-steroid anti-inflammatory drug，NSAID）是已知的主要病因。溃疡发生的基本原理是黏膜侵袭因素和防御-修复因素失平衡的结果，胃酸在溃疡形成中起关键作用。对胃、十二指肠黏膜有损伤的侵袭因素包括胃酸和胃蛋白酶的消化作用、幽门螺杆菌感染、服用NSAID等。胃、十二指肠黏膜的自身防御-修复因素包括黏液／碳酸氢盐屏障、黏膜屏障、黏膜血流量、细胞更新、前列腺素和表皮生长因子等。

1. 幽门螺杆菌感染　大量研究表明幽门螺杆菌感染是消化性溃疡的主要病因。幽门螺杆菌感染导致消化性溃疡的机制可能是：

（1）幽门螺杆菌-胃泌素-胃酸学说：幽门螺杆菌感染通过直接或间接作用于G、D细胞和壁细胞，导致胃酸分泌增加，从而导致十二指肠的酸负荷增加。

（2）十二指肠胃上皮化生学说：十二指肠胃上皮化生为幽门螺杆菌在十二指肠定植提供了条件，幽门螺杆菌感染导致十二指肠炎症，黏膜屏障破坏，从而导致DU发生。

（3）十二指肠碳酸氢盐分泌减少：幽门螺杆菌感染减少了十二指肠碳酸氢盐分泌，从而导致黏膜屏障削弱，导致DU发生。

（4）幽门螺杆菌感染削弱胃黏膜的屏障功能：幽门螺杆菌感染引起的胃黏膜炎症削弱了胃黏膜的屏障功能，导致GU的发生。

2. NSAID　传统的NSAID如阿司匹林、吲哚美辛等是引起消化性溃疡的另一重要原因。NSAID除直接作用于胃十二指肠黏膜导致其损伤外，主要通过抑制前列腺素合成，削弱后者对黏膜的保护作用。

3. 胃酸和胃蛋白酶　消化性溃疡的最终形成是由于胃酸／胃蛋白酶对黏膜的自身消化所致。因胃蛋白酶的活性取决于胃液pH，当胃液pH上升到4以上时，胃蛋白酶就失去活性，因此胃酸的存在是溃疡发生的决定因素。胃酸分泌过多在DU的发病机制中起主要作用。

4. 胃十二指肠运动异常　胃排空延缓，可引起十二指肠液反流入胃而损伤胃黏膜；胃排空增快，可使十二指肠酸负荷增加。上述原发病因，能加重幽门螺杆菌感染或NSAID对胃黏膜的损伤。

5. 其他

（1）遗传：消化性溃疡有家庭聚集现象，O型血者易得DU，但遗传激素的作用仍不能肯定。

（2）应激：急性应激可引起应激性溃疡，长期精神紧张、焦虑或情绪容易波动的人或过度劳累，可能通过神经内分泌途径影响胃十二指肠分泌、运动和黏膜血流调节，而使溃疡发作或加重。

（3）吸烟：吸烟引起消化性溃疡的机制可能与吸烟增加胃酸分泌、降低幽门括约肌张力和影响胃黏膜前列腺素合成有关。

（二）临床表现

典型的消化性溃疡有慢性过程GU期DU作和节律性疼痛的特点。

1. 症状

（1）腹痛：上腹痛是消化性溃疡的主要症状，疼痛多位于上腹中部、偏右或偏左。多数患者疼痛有典型的节律性，与进食有关，但少数患者可无症状，而仅表现为无规律性的上腹隐痛不适，或以出血、穿孔等并发症为首发症状。其发作常与不良精神刺激、情绪波动、饮食失调等有关。GU和DU上腹疼痛特点的比较见表1-1。

表1-1 GU和DU上腹疼痛特点的比较

		GU	DU
相同点	慢性周期性疼痛性质	病程可达6～7年，有的长达20年或更长发作—缓解周期性交替，以春、秋季发作多见多呈钝痛、灼痛、胀痛、或饥饿样不适，一般为轻至中度持续性痛，可耐受	
不同点	疼痛部位	中上腹或在剑突下和剑突下偏左	中上腹或在中上腹偏右
	疼痛时间	常在餐后1小时内发生，经1～2小时后逐渐缓解，至下次餐前自行消失	常发生在两餐之间，持续至下餐进食后缓解，故又称空腹痛、饥饿痛；部分患者于午夜出现疼痛，称夜间痛
	疼痛规律	进食—疼痛—缓解	疼痛—进食—缓解

（2）其他：常有反酸、嗳气、恶心、呕吐、食欲减退等消化不良症状，也可有失眠、多汗、缓脉等自主神经功能失调的表现。

2. 体征　溃疡活动期可有剑突下固定而局限的轻压痛，缓解期则无明显体征。

3. 并发症

（1）出血：是消化性溃疡最常见的并发症，也是上消化道大量出血的最常见病因，DU比GU容易发生。常因服用NSAID而诱发。出血引起的临床表现取决于出血的速度和量，轻者表现为呕血、黑便，重者可出现周围循环衰竭，甚至低血容量性休克，应积极抢救。

（2）穿孔：是消化性溃疡最严重的并发症，临床上可分为急性、亚急性和慢性三种类型，以急性穿孔最常见。饮酒、劳累、服用NSAID等可诱发急性穿孔，表现为突发的剧烈腹痛，大汗淋漓，烦躁不安，服用抑酸剂不能缓解，疼痛多自上腹开始迅速蔓延至全腹，腹肌呈板样僵直，有明显压痛和反跳痛，肝浊音区消失，肠鸣音减弱或消失，部分患者出现休克。十二指肠或胃后壁的溃疡深至浆膜层时已与邻近的组织或器官发生粘连，穿孔时胃肠内容物不流入腹腔，称为慢性穿孔，又称穿透性溃疡。穿透性溃疡时腹痛规律发生改变，腹痛顽固而持久，常向背部放射。邻近后壁的穿孔或游离穿孔较小时，只引起局限性腹膜炎时称亚急性穿孔，症状较急性穿孔轻且体征局限。

（3）幽门梗阻：大多由DU或幽门管溃疡引起。急性梗阻多为暂时性，随炎症好转而缓解；慢性梗阻主要由于瘢痕收缩而呈持久性。幽门梗阻患者可感上腹饱胀不适，疼痛于餐后加重，且反复大量呕吐，呕吐物呈酸腐味的宿食，呕吐后疼痛可暂缓解。严重频繁呕吐可致失水和低钾低氯性碱中毒，常继发营养不良。上腹饱胀、逆蠕动的胃型以及空腹时检查胃内有振水音、插胃管抽出胃液量>200ml，是幽门梗阻的特征性表现。

（4）癌变：少数GU可发生癌变，DU则否。对长期GU病史、年龄在45岁以上、溃疡顽固不愈者，应怀疑是否癌变，需进一步检查和定期随访。

（三）辅助检查

1. 纤维胃镜和胃黏膜活组织检查　是确诊消化性溃疡的首选检查方法。胃镜检查可直接观察溃疡部位、病变大小、性质，并可在直视下取活组织作组织病理学检查和幽门螺杆菌检测。

2. X线钡餐检查　溃疡的X线直接征象是龛影，适用于对胃镜检查有禁忌或不愿接受胃镜的检查者。

3. 幽门螺杆菌检测　可通过侵入性（如快呋塞米素酶测定、组织学检查和幽门螺杆菌培养等）和非侵入性（如^{14}C尿素呼气试验、粪便幽门螺杆菌抗原检测和血清学检测等）方法检测出幽门螺杆菌。其中^{13}C或^{14}C尿素呼气试验检测幽门螺杆菌感染的敏感性及特异性均较高而无须胃镜检查，常作为根除治疗后复查的首选方法。

4. 大便隐血试验　隐血试验阳性提示溃疡有活动，如GU患者持续阳性，应怀疑有癌变的可能。

（四）处理要点

治疗的目的是消除病因、缓解症状、促进溃疡愈合、防止复发和防治并发症。针对病因的治疗如根除幽门螺杆菌，有可能彻底治愈溃疡病，是近年消化性溃疡治疗的一大进展。

1. 消化性溃疡的药物治疗　治疗消化性溃疡的药物可分为抑制胃酸分泌的药物和保护胃黏膜药物两大类，主要起缓解症状和促进溃疡愈合的作用，常与根除幽门螺杆菌治疗配合使用。

（1）抑制胃酸的药物治疗：溃疡的愈合与抑酸治疗的强度和时间成正比。碱性抗酸药可中和胃酸，可迅速缓解疼痛症状，但促进溃疡愈合需长期、大量应用，副作用较大，故很少单一应用。

（2）保护胃黏膜治疗：常用的胃黏膜保护剂包括硫糖铝、枸橼酸铋钾和前列腺素类药物。硫糖铝和枸橼酸铋钾能黏附覆盖在溃疡面上形成一层保护膜，从而阻止胃酸/胃蛋白酶侵袭溃疡面，还可促进内源性前列腺素合成和刺激表皮生长因子分泌，疗程为

4~8周。前列腺素类药物，如米索前列醇，具有增加胃黏膜防御能力的作用。

2. 根除幽门螺杆菌治疗

（1）根除幽门螺杆菌的治疗方案：对于幽门螺杆菌阳性的消化性溃疡患者，根除幽门螺杆菌不但可以促进溃疡愈合，而且可预防溃疡复发，从而彻底治愈溃疡。

（2）根除幽门螺杆菌治疗结束后的抗溃疡治疗：在根除幽门螺杆菌治疗疗程结束后，继续给予该根除方案中所含抗溃疡药物常规剂量完成1个疗程较理想。

（3）根除幽门螺杆菌治疗后复查：在根除幽门螺杆菌治疗疗程结束后至少4周，应进行幽门螺杆菌复查，以保证幽门螺杆菌已被根除。

3. NSIAD溃疡的治疗　对服用NSIAD后出现的溃疡，如条件允许应立即停用NSIAD，或者应立即换用对黏膜损伤轻的NSIAD，如塞来昔布。对停用NSIAD者，可给予常规剂量、常规疗程的 H_2RA 或PPI治疗；对不能停用NSIAD者，应选用PPI治疗。

4. 溃疡复发的预防　长程维持治疗一般以 H_2RA 常规剂量的半量睡前顿服，NSIAD溃疡复发的预防应常规采用PPI或米索前列醇。

5. 外科手术治疗　对于大量出血经内科紧急处理无效、急性穿孔、瘢痕性幽门梗阻、内科治疗无效的顽固性溃疡以及胃溃疡疑有癌变者可行手术治疗。

（五）护理评估

询问有关疾病的诱因和病因，例如：有无暴饮暴食、喜食酸辣等刺激性食物的习惯；有无慢性胃炎病史；是否经常服用阿司匹林等药物；家族中有无患溃疡病者；是否嗜烟酒；发病是否与天气变化、饮食不当或情绪激动等有关等。询问患者有关临床表现，例如：询问疼痛发作的过程，首次发作的时间，疼痛与进食的关系，有无规律，部位及性质如何，如何能缓解疼痛；是否伴有恶心、呕吐、反酸、嗳气等消化道症状；有无呕血、黑便、频繁呕吐等并发症的征象。此次发病与既往有无不同。注意观察有无痛苦表情，有无消瘦、贫血貌，生命体征是否正常，上腹部有无固定压痛点，有无胃蠕动波，全腹有无压痛、反跳痛、腹肌紧张，肠鸣音有无减弱或消失等。注意评估实验室及其他检查结果，例如：血常规、大便隐血试验、幽门螺杆菌检测、胃液分析、X线钡餐检查及胃镜检查等是否异常。此外，还应评估患者及家属对疾病的认识程度，患者有无焦虑或恐惧等心理，了解患者家庭经济状况和社会支持情况。

（六）常见护理诊断及医护合作性问题

1. 疼痛　腹痛与胃、十二指肠溃疡有关。

2. 知识缺乏　缺乏病因及防治知识。

3. 潜在并发症　上消化道大量出血、穿孔、幽门梗阻、溃疡癌变。

4. 焦虑与疾病　反复发作，病程迁延有关。

（七）护理目标

患者能描述导致和加重疼痛的因素并能够避免，能应用缓解疼痛的方法和技巧，疼痛减轻或消失；能够描述正确的溃疡防治知识，主动参与、积极配合防治；不发生上消化道出血、穿孔、幽门梗阻、溃疡癌变等并发症，或上述征象被及时发现和处理；焦虑程度减轻或消失。

（八）护理措施

1. 一般护理

（1）休息和活动对溃疡活动期患者，症状较重或有上消化道出血等并发症时，应卧床休息，可使疼痛等症状缓解。溃疡缓解期，应鼓励适当活动，根据病情严格掌握活动量，工作宜劳逸结合，以不感到劳累和诱发疼痛为原则，餐后避免剧烈活动。有夜间疼痛时，指导患者遵医嘱夜间加服1次抑酸剂，以保证夜间睡眠。

（2）饮食护理：

1）饮食原则：患者饮食应定时定量、少食多餐、细嚼慢咽，食物选择应营养丰富、搭配合理、清淡、易于消化，以避免食物对溃疡病灶的刺激。

2）进餐方式：在溃疡活动期，应做到：①定时定量，以维持正常消化活动的节律，避免餐间零食和睡前进食，使胃酸分泌有规律。②少食多餐，少食可避免胃窦部过度扩张引起的促胃液素分泌增加，以减少胃酸对病灶的刺激，多餐可使胃中经常保持适量的食物以中和胃酸，利于溃疡面的愈合。③细嚼慢咽，以减少对消化道过强的机械刺激，同时咀嚼还可增加唾液分泌，后者具有稀释和中和胃酸的作用。

3）食物选择：应选择营养丰富、搭配合理、清淡、易于消化的食物，以促进胃黏膜的修复和提高机体抵抗力。①选择营养丰富刺激性小的食物，如牛奶、鸡蛋、鱼等。在溃疡活动期的患者，以柔软的面食、稍加碱的软米饭或米粥等偏碱性食物为宜。脱脂牛奶有中和胃酸作用，但牛奶中的钙质反过来刺激胃酸分泌，故可适量摄取，应安排在两餐间饮用。脂肪能刺激小肠黏膜分泌肠抑胃蛋白酶，从而抑制胃酸分泌，但同时又可引起胃排空减慢，胃窦扩张，致胃酸分泌增多，故脂肪摄取也应适量。②避免刺激性食物。避免食用对胃黏膜有较强机械刺激的生、冷、硬、粗纤维的蔬菜、水果，忌用强刺激胃酸分泌的食品和调味品如油炸食物以及浓咖啡、浓茶和辣椒、酸醋等。适当控制一般调味品的使用，食物不宜过酸、过甜、过咸。忌用生姜、生蒜、生萝卜等，以免产生气体、扩张胃肠道而致腹胀。③烹调方法以蒸、煮、炖、烩、汆等为主，各种食物应切细、煮软。

4）注意进餐情绪：应注意调节进餐时的情绪，避免精神紧张，否则易致大脑皮层功能紊乱，胃酸分泌过多，不利于溃疡愈合。

5）营养状况监测：经常评估患者的饮食和营养状况。

2. 病情观察

（1）病情监测：注意观察及详细了解患者疼痛的规律和特点，并按其特点指导缓解疼痛的方法。如DU表现为空腹痛或夜间痛，指导患者准备抑酸性食物（苏打饼干等）在疼痛前进食，或服用抑酸剂以防疼痛。也可采用局部热敷或针灸止痛等。监测生命体征及腹部体征的变化，以及时发现并纠正并发症。

（2）帮助患者认识和去除病因：向患者解释疼痛的原因，指导和帮助患者减少或去除加重和诱发疼痛的因素；对服用NSAID者，应停药。②避免暴饮暴食和食用刺激性食物，以免加重对胃肠黏膜的损伤。③对嗜烟酒者，应与患者共同制订切实可行的戒烟酒计划，并督促其执行。

3. 并发症的护理　当发生急性穿孔和瘢痕性幽门梗阻时，应立即遵医嘱做好手术前准备，进行外科手术治疗。亚急性穿孔和慢性穿孔时，注意观察疼痛的性质，指导患者按时服药。急性幽门梗阻时，做好呕吐物的观察与处理，指导患者禁食水，进行胃肠减压，保持口腔清洁，遵医嘱静脉补充液体，并做好解痉药和抗生素的用药护理。上消化道大量出血和溃疡癌变时，分别见本章相关内容。

4. 用药护理　遵医嘱对患者进行药物治疗，并注意观察药效及不良反应。

（1）碱性抗酸药：应在饭后1小时和睡前服用。服用片剂时应嚼服，乳剂给药前应充分摇匀，不宜与酸性食物及饮料同服。抗酸药还应避免与奶制品同时服用，因两者相互作用可形成络合物。氢氧化铝凝胶能阻碍磷的吸收，引起磷缺乏症，表现为食欲不振、软弱无力等症状，甚至可导致骨质疏松，长期大量服用还可引起严重便秘，对长期便秘者应慎用，为防止便秘可与氧化镁交替服用。此外，氢氧化铝凝胶应在密闭凉处保存，但不得冰冻。铝碳酸镁可能引起个别患者腹泻，还可能干扰四环素类等药物的吸收，必须服用时应避开服药时间。此类抗酸药不宜长期服用。

（2）H_2RA：应在餐中或餐后即刻服用，也可把一日剂量在睡前服用。如需同时服用碱性抗酸药，则两药应间隔1小时以上，如与甲氧氯普胺合用，需适当增加H_2RA剂量。若静脉应用H_2RA，应注意控制速度，速度过快可引起低血压和心律失常。H_2RA可从母乳排出，哺乳期应停止用药。西咪替丁常见的不良反应有腹泻、腹胀、口苦、咽干等，可通过血脑屏障，偶有精神异常等不良反应。此外，西咪替丁因对雄激素受体有亲和力而影响性功能，若突然停药，还可能引起慢性消化性溃疡穿孔，故完成治疗后尚需继续服药3个月。雷尼替丁的不良反应较少，静脉注射后部分患者可出现面热感、头晕、恶心等，持续10余分钟可自行消失。法莫替丁较雷尼替丁的不良反应少，偶见过敏反应，一旦发生应立即停药。

（3）PPI：奥美拉唑可引起个别患者头晕，特别是用药初期，应嘱患者用药期间避免开车或做其他必须高度集中注意力的工作。此外，奥美拉唑还有延缓地西泮及苯妥英钠代谢和排泄的作用，合用时须慎重。兰索拉唑的主要副作用及不良反应包括荨麻疹、皮疹、瘙痒、头痛、口苦、肝功能异常等，轻度不良反应时不影响继续用药，较为严重时应及时停药。泮托拉唑的不良反应较少，偶可引起头痛和腹泻。

（4）其他药物：硫糖铝片宜在进餐前1小时服用，可有便秘、口干、皮疹、眩晕、嗜睡等不良反应。不能与多酶片同服，以免降低两者的效价。枸橼酸铋钾在酸性环境中方起作用，故宜在餐前半小时服用。因其可使齿、舌变黑，应用吸管直接吸入，部分患者服药后出现便秘和大便呈黑色，停药后可自行消失。服用阿莫西林前应询问患者有无青霉素过敏史，服用过程中应注意有无迟发性过敏反应，如是否出现皮疹等。甲硝唑可引起恶心、呕吐等胃肠道反应，可遵医嘱用甲氧氯普胺等拮抗。

5. 心理护理

（1）正确评估患者及家属的心理反应：由于本病病程长，病情反复发作，有周期性发作和节律性疼痛的特点，在患者及家属中产生两种截然不同的心理反应，一种是对疾病认识不足，持无所谓的态度；另一种是产生紧张、焦虑心理，尤其是在并发出血、梗阻时，患者易产生恐惧心理。上述两种消极反应都不利于疾病的康复，特别是紧张恐惧的精神因素，又可诱发和加重病情。因此，护理人员应正确评估患者及家属对疾病的认识程度和心理状态。

（2）积极进行健康宣教，减轻不良心理反应：护理人员在全面评估患者及家属对疾病的认识程度，了解患者及家属的心理状态，其家庭经济状况和社会支持情况后，有针对性地对患者及家属进行健康教育。向担心预后不良的患者说明，经过正规治疗和积极预防，溃疡是可以痊愈的。向患者说明紧张焦虑的心理，可增加胃酸分泌，诱发和加重溃疡，指导患者采用放松技术，如转移注意力、听轻音乐等，放松全身，保持乐观精神。同时，积极协助患者取得家庭和社会的支持，以缓解其焦虑急躁情绪，促进溃疡的愈合。向对疾病认识不足的患者及家属说明疾病的危害，取得合作，以减少疾病的不良后果。

6. 健康指导

（1）生活指导：向患者及家属讲解引起和加重溃疡病的相关因素。指导患者保持乐观的情绪、规律的生活，避免过度紧张与劳累，选择合适的锻炼方式，提高机体抵抗力。指导患者建立合理的饮食习惯和结构，戒除烟酒，避免摄入刺激性食物。

（2）用药指导：指导患者慎用或勿用致溃疡药物，如阿司匹林、咖啡因、泼尼松等，指导患者按医嘱正确服药，学会观察药效及不良反应，不擅自停药或减量，防止溃疡复发。

（3）疾病知识指导：嘱患者定期复诊，并指导患者了解消化性溃疡及其并发症的相关知识和识别方法，若上腹疼痛节律发生变化并加剧，或者出现呕血、黑便时，应立即就医。

（九）护理评价

患者主诉上腹部疼痛缓解或消失；掌握有关溃疡病的防治知识，能采取恰当的应对措施；无上消化道出血等并发症出现或被及时纠正；情绪稳定，保持良好的心理状态。

四、胃癌患者的护理

胃癌（gastric cancer）是人类最常见的恶性肿瘤之一，居消化道肿瘤的首位，在所有肿瘤中居第二位。男性胃癌的发病率与死亡率均高于女性，男女之比约为2∶1。发病年龄以中老年居多，高发年龄为55～70岁。一般而言，有色人种比白种人易患本病。我国的发病率以西北地区发病率最高，中南和西南地区则较低。全国平均年死亡率约为16／10万。

（一）病因及发病机制

胃癌的发生是一个多步骤、多因素、进行性发展的过程。正常情况下，胃黏膜上皮细胞的增殖和凋亡之间保持动态平衡。这种平衡的维持有赖于癌基因、抑癌基因及一些生长因子的共同调控。多种因素共同影响上述平衡的维持，参与胃癌的发生，一般认为其产生与以下因素有关。

1. 环境和饮食因素　不同国家和地区发病率的明显差异，说明本病与环境因素有关。流行病学研究结果表明，长期食用霉变粮食、咸菜、烟熏腌制食品以及过多摄入食盐，可增加胃癌发生的危险性。长期食用含硝酸盐较高的食物后，硝酸盐可在胃内受细菌硝酸盐还原酶的作用形成亚硝酸盐，再与胺结合形成致癌的亚硝胺。高盐饮食致胃癌危险性增加的机制尚不清楚，可能与高浓度盐造成胃黏膜损伤，使黏膜易增加而协同致癌作用有关。

2. 幽门螺杆菌感染　1994年WHO宣布幽门螺杆菌是人类胃癌的Ⅰ类致癌原，其诱发胃癌的可能机制有：幽门螺杆菌导致的慢性炎症有可能成为一种内源性致突变原；幽门螺杆菌是一种硝酸盐还原剂，具有催化亚硝化作用而起致癌作用；幽门螺杆菌的某些代谢产物促进上皮细胞变异。

3. 遗传因素　胃癌发病具有明显的家族聚集倾向，家族发病率高于人群2～3倍。一般认为遗传因素使致癌物质对易感者更易致癌。

4. 癌前状态　胃癌的癌前状态分为癌前疾病和癌前病变。前者是指与胃癌相关的胃良性疾病，有发生胃癌的危险性，如慢性萎缩性胃炎、胃息肉、残胃炎、胃溃疡；后者是指较易转变为癌组织的病理学变化，如肠型化生和异型增生。

（二）病理

胃癌可发生于胃的任何部位，但半数以上发生在胃窦部、胃小弯及前后壁，其次是贲门部，胃体相对少见。根据癌肿侵犯胃壁的程度，可分为早期和进展期胃癌。早期胃癌是指癌组织浸润深度仅限于黏膜或黏膜下层，不论其有无局部淋巴结转移。进展期胃癌深度超过黏膜下层，已侵入肌层者称中期，侵及浆膜层或浆膜层外者称为晚期胃癌。在临床上进展期胃癌较多见，根据其形态类型又分为4型，即：Ⅰ型，又称息肉型，最少见；Ⅱ型，又称溃疡型，较常见；Ⅲ型，又称溃疡浸润型，最常见；Ⅳ型，又称弥漫浸润型，少见。胃癌有直接蔓延、淋巴结转移、血行播散和种植转移四种扩散方式，其中淋巴结转移最常见。

（三）临床表现

1. 早期胃癌　早期多无症状和明显体征，或仅有一些非特异性消化道症状。

2. 进展期胃癌

（1）症状：上腹痛为最早出现的症状，同时伴有食欲缺乏、厌食、进行性体重下降。腹痛可急可缓，开始仅有上腹饱胀不适，餐后加重，继之有隐痛不适，偶呈节律性溃疡样疼痛，但不能被进食和服药缓解。患者常有早饱感和软弱无力。早饱感或呕吐是胃壁受累的表现。胃癌可并发出血、贲门或幽门梗阻、穿孔等，当发生并发症或转移时可出现一些特殊症状，例如贲门癌累及食管下段时可出现吞咽困难；并发幽门梗阻时出现严重恶心、呕吐；溃疡型胃癌出血时可引起呕血或（和）黑便，继之贫血；转移至肝可引起右上腹痛、黄疸和（或）发热；侵及胰腺时则会出现背部放射性疼痛等。

（2）体征：主要体征为腹部肿块，多位于上腹部偏右，有压痛。转移至肝时可出现肝大，并扪及坚硬结节，常伴黄疸，甚至出现腹腔积液。腹膜有转移时也可发生腹腔积液，出现移动性浊音。有远处淋巴结转移时可触到质硬而固定的Virchow淋巴结。直肠指诊时在直肠膀胱间凹陷可触及一板样肿块。

（3）伴癌综合征：某些胃癌患者可出现伴癌综合征，包括反复发作的表浅性血栓静脉炎（Trousseau征）及过度色素沉着、黑棘皮病（皮肤皱褶处有色素沉着，尤其在两腋下）和皮肌炎等，可有相应的体征，有时可在胃癌被察觉前出现。

（四）辅助检查

1. 血常规　多数患者有缺铁性贫血。

2. 大便隐血试验　持续阳性有辅助诊断意义。

3. X线钡餐检查　早期胃癌X线检查可表现为小的充盈缺损或小的不规则的龛影。进展期胃癌的X线诊断率可达90%以上。息肉型胃癌表现为较大而不规则的充盈缺损；溃疡型胃癌表现为龛影位于胃轮廓之内，边缘不整齐，周围黏膜僵直，蠕动消失，并见皱襞中断现象；溃疡浸润型胃癌表现为胃壁僵直；弥漫浸润型胃癌表现为蠕动消失，胃腔狭窄。

4. 纤维胃镜和黏膜活组织检查　胃镜直视下可观察病变部位、性质，并取黏膜做活组织检查，是目前最可靠的诊断手段。早期胃癌可表现为小的息肉样隆起或凹陷；进展期胃癌可表现为肿瘤表面多凹凸不平、糜烂，有污秽苔，活检易出血；也可呈深大溃疡，底部覆有污秽灰白苔，溃疡边缘呈结节状隆起，无聚合皱襞，病变处无蠕动。

（五）处理要点

1. **手术治疗** 外科手术切除加区域淋巴结清扫是目前唯一有可能根治胃癌的方法。对胃癌患者，如无手术禁忌证或远处转移，应尽可能手术切除。

2. **胃镜下治疗** 对早期胃癌可在胃镜下行高频电凝切除术、激光或微波凝固及光动力治疗等。因早期胃癌可能有淋巴结转移，所以胃镜下治疗不如手术可靠。

3. **化学治疗** 有转移淋巴结癌灶的早期胃癌及全部进展期胃癌均需辅以化疗，在术前、术中及术后使用，以使癌灶局限、消灭残存癌灶及防止复发和转移。晚期胃癌化疗主要是缓解症状，改善生存质量及延长生存期。常用药物有氟尿嘧啶（5-FU）、丝裂霉素（MMC）、替加氟（FT-207）、阿霉素（ADM）等。

4. **支持治疗** 应用高能量静脉营养疗法可以增强患者的体质，使其能耐受手术和化疗；使用对胃癌有一定作用的生物制剂，如香菇多糖、沙培林等，可提高患者的免疫力。

（六）常见护理诊断及医护合作性问题

1. **疼痛** 与癌细胞浸润有关。
2. **营养失调** 低于机体需要量与胃癌造成吞咽困难、消化吸收障碍等有关。
3. **有感染的危险** 与化疗致白细胞减少、免疫功能降低有关。
4. **活动无耐力** 与疼痛及患者机体消耗有关。
5. **潜在并发症** 出血、梗阻、穿孔。

（七）护理措施

1. **一般护理**

（1）休息与活动：轻症患者可适当参加日常活动、进行身体锻炼，以不感到劳累、腹痛为原则。重症患者应卧床休息，给予适当体位，避免诱发疼痛。

（2）饮食护理：供给患者足够的蛋白质、碳水化合物和丰富维生素食品，保证足够热量，以改善患者的营养状况。让患者了解充足的营养支持对机体恢复有重要作用，对能进食者鼓励其尽可能进食易消化、营养丰富的流质或半流质饮食。对食欲缺乏者，应为患者提供清洁的进食环境，选择适合患者口味的食品和烹调方法，并注意变换食物的色、香、味，以增进食欲。定期测量体重，监测人血白蛋白和血红蛋白等营养指标以监测患者的营养状态。

（3）静脉营养支持：对贲门癌有吞咽困难者和中、晚期患者应遵医嘱静脉输注高营养物质，以维持机体代谢需要，提高患者免疫力。幽门梗阻时，应立即禁食，进行胃肠减压，同时遵医嘱静脉补充液体。

2. **病情观察**

（1）疼痛的观察与处理：观察疼痛特点，注意评估疼痛的性质、部位，是否伴有严重的恶心和呕吐、吞咽困难、呕血及黑便等症状。如出现剧烈腹痛和腹膜刺激征，应考虑发生穿孔的可能性，及时协助医师进行有关检查或手术治疗。教会患者一些放松和转移注意力的技巧，减少对患者不良的心理和生理刺激，有助于减轻疼痛。疼痛剧烈时，可腹部热敷、针灸止痛，必要时根据医嘱采用药物止痛或患者自控镇痛（patient-controlled analgesia，PCA）法进行止痛。

（2）监测患者的感染征象：密切观察患者的生命体征及血常规检查的改变，询问患者有无咽痛、尿痛等不适，及时发现感染迹象并协助医师进行处理。病房应定期消毒，减少探视，保持室内空气新鲜；严格遵循无菌原则进行各项操作，防止交叉感染。协助患者做好皮肤、口腔护理，注意会阴部及肛门的清洁，减少感染的机会。

3. 用药护理

（1）化疗药物：遵医嘱进行化学治疗，以抑制和杀伤癌细胞，注意观察药物的疗效及不良反应。

（2）止痛药物：遵循WHO推荐的三阶梯疗法，遵医嘱给予相应的止痛药。

4. 心理护理　患者在知晓自己的诊断后，预感疾病的预后不佳而表现愤怒或逃避现实，甚至绝望的心理。护理人员应与患者建立良好的护患关系，利用倾听、解释、安慰等技巧与患者沟通，表示关心与体贴，并及时取得家属的配合，以避免自杀等意外的发生。对于化疗所致的脱发以及疾病晚期的患者，应注意尊重患者，维护患者的尊严，认真听取患者有关自身感受的叙述，并给予支持和鼓励，耐心为患者作处置，以稳定患者的情绪。同时介绍有关胃癌治疗进展信息，提高患者治疗的信心；指导患者保持乐观的生活态度，用积极的心态面对疾病，树立战胜疾病、延缓生命的信心。另外，协助患者取得家庭和社会的支持，对稳定患者的情绪，也有不可忽视的作用。

5. 健康指导

（1）疾病预防指导：开展卫生宣教，提倡多食富含维生素C的新鲜水果、蔬菜，多食肉类、鱼类、豆制品和乳制品；避免高盐饮食，少食咸菜、烟熏和腌制食品；食品储存要科学，不食霉变食物。有癌前状态者，应定期检查，以便早期诊断及治疗。

（2）生活指导：指导患者运用适当的心理防卫机制，保持良好的心理状态，以积极的心态面对疾病。指导患者有规律生活，保证充足的睡眠，根据病情和体力，适量活动，增强机体抵抗力。注意个人卫生，特别是体质衰弱者，应做好口腔、皮肤黏膜的护理，防止继发性感染。

（3）疾病及用药指导：教会患者及家属如何早期识别并发症，及时就诊。指导患者合理用药，向患者说明疼痛发作时不能完全依赖止痛药，以免成瘾，而应发挥自身积极的应对能力。定期复诊，以监测病情变化和及时调整治疗方案。

五、急性胰腺炎患者的护理

急性胰腺炎（acute pancreatitis）是指各种病因导致胰酶在胰腺内被激活后引起胰腺

组织自身消化、水肿、出血甚至坏死的炎症反应。临床主要表现为急性上腹痛、发热、恶心、呕吐、血和尿淀粉酶增高，重症伴腹膜炎、休克等并发症。本病可见于任何年龄，但以青壮年居多。

（一）病因及发病机制

引起急性胰腺炎的病因较多，常见的病因有胆管疾病、大量饮酒和暴饮暴食。

1. 胆管系统疾病　国内报道约50%以上的急性胰腺炎并发于胆石症、胆管感染或胆管蛔虫等胆管系统疾病，引起胆源性胰腺炎的因素可能为：

（1）梗阻：胆石、感染、蛔虫等因素致Oddi括约肌水肿、痉挛，使十二指肠壶腹部出口梗阻，胆管内压力高于胰管内压力，胆汁逆流入胰管，激活胰酶引起急性胰腺炎。

（2）Oddi括约肌功能不全：胆石在移行过程中损伤胆总管、壶腹部或胆管感染引起Oddi括约肌松弛，使富含激酶的十二指肠液反流入胰管，引起急性胰腺炎。

（3）胆管感染时细菌毒素、游离胆酸、非结合胆红素等，可通过胆胰间淋巴管交通支扩散到胰腺，激活胰酶，引起急性胰腺炎。

2. 胰管阻塞　胰管结石、狭窄、肿瘤或蛔虫钻入胰管等均可引起胰管阻塞，胰管内压过高，使胰管小分支和胰腺腺泡破裂，胰液外溢到间质，引起急性胰腺炎。

3. 酗酒和暴饮暴食　均可刺激胰液分泌增加，并导致Oddi括约肌痉挛，十二指肠乳头水肿，使胰液排出受阻，引起急性胰腺炎。

4. 其他　某些急性传染病、外伤、手术、某些药物以及任何原因引起的高钙血症和高脂血症等，都可能损伤胰腺组织，引起急性胰腺炎。

急性胰腺炎的发病机制尚未完全阐明，已有的共识是上述各种病因虽然致病途径不同，但有共同的发病过程，即一系列胰腺消化酶被激活导致胰腺的自身消化。正常胰腺分泌的消化酶有两种形式：一种是有生物活性的酶如淀粉酶、脂肪酶等；另一种是以酶原形式存在的无活性的酶，如胰蛋白酶原、糜蛋白酶原等。正常情况下，胰腺合成的胰酶是无活性的酶原，在各种病因作用下胰腺自身防御机制中某些环节被破坏，酶原被激活成有活性的酶，使胰腺发生自身消化。近年的研究提示胰腺组织损伤过程中，一系列炎性介质，如氧自由基、血小板活化因子、前列腺素等，可引起胰腺血液循环障碍，导致急性胰腺炎的发生和发展。

（二）临床表现

急性胰腺炎根据病理损害程度分为急性水肿型和急性出血坏死型，前者症状较轻，有自限性；后者常起病急骤，症状严重，可于数小时内猝死。

1. 症状

（1）腹痛　为本病的主要表现和首发症状，常在暴饮暴食或酗酒后突然发生。疼痛剧烈而持续，呈钝痛、钻痛、绞痛或刀割样痛，可有阵发性加剧。腹痛常位于中上腹，向腰背部呈带状放射，取弯腰抱膝位可减轻疼痛。水肿型腹痛一般3～5日后缓解。出血坏死型腹部剧痛，持续较长，由于渗液扩散可引起全腹痛。极少数患者腹痛极微或无腹痛。

（2）恶心、呕吐及腹胀：起病后多出现恶心、呕吐，大多频繁而持久，吐出食物和胆汁，呕吐后腹痛并不减轻。常同时伴有腹胀，甚至出现麻痹性肠梗阻。

（3）发热：多数患者有中度以上发热，一般持续3～5日。若持续发热一周以上并伴有白细胞升高，应考虑有胰腺脓肿或胆管炎症等继发感染。

（4）水、电解质及酸碱平衡紊乱：多有轻重不等的脱水，呕吐频繁者可有代谢性碱中毒。出血坏死型者可有显著脱水和代谢性酸中毒，伴血钾、血镁、血钙降低。

（5）低血压和休克：见于出血坏死型胰腺炎，极少数患者可突然出现休克，甚至发生猝死，亦可逐渐出现，或在有并发症时出现。其主要原因为有效循环血容量不足、胰腺坏死释放心肌抑制因子致心肌收缩不良，并发感染和消化道出血等。

2. 体征　急性水肿型胰腺炎腹部体征较轻。急性出血坏死型胰腺炎患者常出现急性腹膜炎体征，少数患者由于胰酶或坏死组织液沿腹膜后间隙渗到腹壁下，致两侧腰部皮肤呈暗灰蓝色，称Grey-Tumer征，或出现脐周围皮肤青紫，称Cullen征。如有胰腺脓肿或假性囊肿形成，上腹部可扪及肿块。胰头炎性水肿压迫胆总管时，可出现黄疸。低血钙时有手足搐搦。

3. 并发症　主要见于急性坏死型胰腺炎。局部并发症有胰腺脓肿和假性囊肿。全身并发症常在病后数日出现，如并发急性肾衰竭、急性呼吸窘迫综合征、心力衰竭、消化道出血、胰性脑病弥散性血管内凝血、肺炎、败血症、糖尿病等，病死率极高。

（三）辅助检查

1. 白细胞计数　多有白细胞增多及中性粒细胞核左移。

2. 淀粉酶测定　血清淀粉酶一般在起病后6～12小时开始升高，尿淀粉酶升高较晚，常在发病后12～14小时开始升高。

3. 血清脂肪酶测定　血清脂肪酶常在起病后24～72小时开始上升，持续7～10日，对病后就诊较晚的急性胰腺炎患者有诊断价值。

4. C反应蛋白（C-reactive protein，CRP）　CRP是组织损伤和炎症的非特异性标志物，在胰腺坏死时CRP明显升高。

5. 其他生化检查　可有血钙降低，若低于1.5mmol／L则预后不良。血糖升高较常见，持久空腹血糖高于10mmol／L反映胰腺坏死。此外，可有血清AST、LDH增加，人血白蛋白降低。

6. 影像学检查　腹部X线平片可见肠麻痹或麻痹性肠梗阻征象；腹部B超与CT显像可见胰腺弥漫增大，其轮廓与周围边界模糊不清，坏死区呈低回声或低密度图像，对并发胰腺脓肿或假性囊肿的诊断有帮助。

（四）处理要点

治疗的原则为减轻腹痛、减少胰腺分泌、防治并发症。

1. 减少胰腺分泌

（1）禁食及胃肠减压。

（2）抗胆碱能药，如阿托品、山莨菪碱（654-2）等肌注。

（3）生长抑素、胰高血糖素和降钙素能抑制胰液分泌，尤以生长抑素类药物奥曲肽疗效好。

2. 解痉镇痛　阿托品或山莨菪碱肌注，每日2～3次。疼痛剧烈者可加用哌替啶50～100mg肌内注射，必要时6～8小时可重复使用一次。

3. 抗感染　因多数急性胰腺炎与胆管疾病有关，故多应用抗生素，常选用氧氟沙星、环丙沙星、克林霉素及头孢菌素类等。

4. 抑酸治疗　以往强调常规应用，目前临床仍习惯应。静脉给H₃受体拮抗剂或质子泵抑制剂，减少胃酸分泌进而减少胰液分泌。

5. 抗休克及纠正水、电解质平衡紊乱　积极补充液体和电解质，维持有效循环血容量。重症患者应给予白蛋白、全血及血浆代用品，休克者在扩容的基础上用血管活性药，注意纠正酸碱失衡。

6. 抑制胰酶活性　适用于重症胰腺炎的早期，常用抑肽酶20万～50万U／d，分两次溶于葡萄糖液静滴。

7. 内镜下Oddi括约肌切开术　对胆源性胰腺炎，可用于胆管紧急减压、引流和去除胆石梗阻，起到治疗和预防胰腺炎发展的作用。适用于老年不宜手术者。

8. 并发症的处理　对于急性坏死型胰腺炎伴腹腔内大量渗液者，或伴急性肾衰竭者，可采用腹膜透析治疗；急性呼吸窘迫综合征除药物治疗外，可做气管切开和应用呼吸机治疗；并发糖尿病者可使用胰岛素。

（五）常见护理诊断及医护合作性问题

1. 疼痛　腹痛与胰腺及其周围组织炎症、水肿或出血坏死有关。

2. 有体液不足的危险　与呕吐、禁食、胃肠减压或出血有关。

3. 体温过高　与胰腺炎症、坏死和继发感染有关。

4. 潜在并发症　急性肾衰竭、心功能不全、DIC、败血症、急性呼吸。

（六）护理措施

1. 一般护理

（1）休息与体位：患者应绝对卧床休息，以降低机体代谢率，增加脏器血流量，促进组织修复和体力恢复。协助患者取弯腰、屈膝侧卧位，以减轻疼痛，并鼓励和帮助患者翻身。因剧痛辗转不安者应防止坠床，周围不要有危险物，以保证安全。

（2）禁饮食和胃肠减压：多数患者需禁饮食1～3日，明显腹胀者需行胃肠减压，其目的在于减少胃酸分泌，进而减少胰液分泌，以减轻腹痛和腹胀。应向患者及家属解释禁忌饮食的意义，患者口渴时可含漱或湿润口唇，并做好口腔护理。

2. 疼痛的护理

（1）解痉镇痛治疗：遵医嘱给予解痉止痛药，如阿托品能抑制腺体分泌，解除胃、胆管及胰管痉挛，但持续应用时应注意有无心动过速等不良反应。止痛效果不佳时医嘱配合使用其他止痛药如哌替啶。注意禁用吗啡，以防引起Oddi括约肌痉挛，加重病情。

（2）观察用药前、后疼痛的改变：注意用药前、后疼痛有无减轻，疼痛的性质和特点有无改变。若疼痛持续存在伴高热，则应考虑是否并发胰腺脓肿；如疼痛剧烈，腹肌紧张、压痛和反跳痛明显，提示并发腹膜炎，应报告医师及时处理。

（3）指导患者采取减轻疼痛的方法：安慰患者，满足患者的需要，使其避免紧张、恐惧。指导患者减轻腹痛的方法，如松弛疗法、皮肤针刺疗法等。

3. 维持水、电解质平衡

（1）病情观察：注意观察呕吐物的量及性质，行胃肠减压者，应观察和记录引流量及性质。观察患者皮肤黏膜色泽、弹性有无变化，判断失水程度。准确记录24小时出入量，作为补液的依据。定时留取标本，监测血、尿淀粉酶、血糖、血清电解质的变化，做好动脉血气分析的测定。出血坏死型胰腺炎患者应注意有无多器官功能衰竭的表现。

（2）维持有效循环血容量：禁食患者每日的液体入量常需达到3000ml以上，故应迅速建立有效静脉通路输入液体及电解质，以维持有效循环血容量。注意根据患者脱水程度、年龄和心肺功能调节输液速度，及时补充因呕吐、发热和禁食所丢失的液体和电解质，纠正酸碱平衡失调。

（3）防止低血容量性休克：定时测定患者的体温、血压、脉搏、呼吸，特别注意患者血压、神志及尿量的变化，如出现神志改变、血压下降、尿量减少、皮肤黏膜苍白、冷汗等低血容量性休克的表现，应积极配合医师进行抢救：①迅速准备好抢救用物如静脉切开包、人工呼吸器、气管切开包等。②患者取平卧位，注意保暖，给予氧气吸入。③尽快建立静脉通路，必要时静脉切开，按医嘱输注液体、血浆或全血，补充血容量。根据血压调整给药速度，必要时测定中心静脉压，以决定输液量和速度。④如循环衰竭持续存在，按医嘱给予升压药。

4. 用药护理　持续应用阿托品应注意有无心动过速，加重麻痹性肠梗阻等不良反应。有高度腹胀或肠麻痹时，不宜用阿托品。抗生素应用时注意过敏反应等副作用。

5. 心理护理　由于本病呈急性起病，患者出现剧烈腹痛，一般止痛药物无效。而出血坏死型则症状重，预后差，常使患者及家属产生不良的心理反应，出现烦躁不安、恐惧、焦虑等。护理人员应经常巡视患者，了解其需要，并及时作出反应。向患者及亲属解释引起疼痛的原因、治疗方法和预后，以排除患者的疑虑，从而帮助患者树立战胜疾病的信心。

6. 健康指导

（1）疾病知识指导：向患者及家属介绍本病的主要诱发因素和疾病发生发展的过程，教育患者积极治疗胆管疾病，注意防治胆管蛔虫。

（2）生活指导：指导患者及家属掌握饮食卫生知识，患者平时应养成规律进食习惯，避免暴饮暴食。腹痛缓解后，应从少量低脂、低糖饮食开始逐渐恢复正常饮食，但应运免刺激强、产气多、高脂肪和高蛋白食物，戒除烟酒，防止复发。

六、上消化道大量出血患者的护理

上消化道出血（upper gastrointestinal hemorrhage）是指屈氏韧带以上的消化道，包括食管、胃、十二指肠、胰、胆管病变引起的出血，以及胃空肠吻合术后的空肠病变出血。上消化道大量出血一般指在数小时内失血量超过1000ml或循环血容量的20%，是常见的临床急症。

（一）病因

上消化道出血的病因很多，其中常见的有消化性溃疡、食管胃底静脉曲张破裂、急性糜烂出血性胃炎和胃癌。食管贲门黏膜撕裂综合征引起的出血亦不少见。少部分由胰、胆管病变引起，如胆囊或胆管结石或癌症、胰腺癌等。某些全身性疾病亦可起出血，如白血病、血友病、尿毒症、应激性溃疡等。

（二）临床表现

上消化道大量出血的临床表现取决于出血病变的性质、部位、出血量与速度，并与患者出血前的全身状况如有无贫血及心、肾、肝功能有关。

1. 呕血与黑便　是上消化道出血的特征性表现。出血部位在幽门以上者常有呕血和黑便，在幽门以下者可仅表现为黑便。但出血量少而速度慢的幽门以上病变亦可仅见黑便，而出血量大、速度快的幽门以下病变可因血液反流入胃，引起呕血。呕血与黑便的颜色、性质亦与出血量和速度有关。呕血呈鲜红色或血块提示出血量大且速度快，血液在胃内停留时间短，未经胃酸充分混合即呕出；如呕血呈棕褐色咖啡渣样，则表明血液在胃内停留时间长，经胃酸作用形成正铁血红素所致。柏油样黑便，黏稠而发亮，是因血红蛋白中铁与肠内硫化物作用形成硫化铁所致；当出血量大且速度快时，血液在肠内推进快，粪便可呈暗红甚至鲜红色，需与下消化道出血鉴别；反之，空肠、回肠的出血如出血量不大，在肠内停留时间较长，也可表现为黑便，需与上消化道出血鉴别。

2. 失血性周围循环衰竭　上消化道大量出血时，由于循环血容量急剧减少，静脉回心血量相应不足，导致心排血量降低，常发生急性周围循环衰竭，其程度轻重因出血量大小和失血速度快慢而异。患者可出现头昏、心悸、乏力、出汗、口渴、晕厥等一系列组织缺血的表现。出血性休克早期体征有脉搏细速、脉压变小，血压可因机体代偿作用而正常甚至一时偏高，此时应特别注意血压波动，尤其是脉压。呈现休克状态时，患者表现为面色苍白、口唇发绀、呼吸急促，皮肤湿冷，呈灰白色或紫灰花斑，体表静脉塌陷；精神萎靡、烦躁不安，重者反应迟钝、意识模糊；收缩压降至80mmHg以下，脉压小于25～30mmHg，心率加快至120次／分以上。休克时尿量减少，若补足血容量后仍少尿或无尿，应考虑并发急性肾衰竭。

3. 发热　大量出血后，多数患者在24小时内出现发热，一般不超过38.5℃，可持续3～5日。发热机制可能与循环血容量减少，急性周围循环衰竭，导致体温调节中枢功能障碍有关。失血性贫血亦为影响因素之一。

4. 氮质血症　上消化道大量出血后，肠道中血液的蛋白质消化产物被吸收，引起血中尿素氮浓度增高，称为肠性氮质血症。尿素氮多在一次出血后数小时上升，约24～48小时达到高峰，3～4日降到正常。

（三）辅助检查

1. 实验室检查　测定红细胞、白细胞和血小板计数，血红蛋白浓度、血细胞比容、肝功能、肾功能、大便隐血等，有助于估计失血量及动态观察有无活动性出血，判断治疗效果及协助病因诊断。

2. 内镜检查　出血后24～48小时内行急诊内镜检查，可以直接观察出血部位，明确出血的病因诊断，同时对出血灶进行止血治疗。

3. X线钡剂检查　检查宜在出血停止且病情基本稳定数日后进行。

4. 其他　选择性动脉造影如腹腔动脉、肠系膜上动脉造影帮助确定出血部位。

（四）处理要点

应采取积极措施进行抢救：迅速补充血容量，纠正水、电解质失衡，预防和治疗失血性休克，给予止血治疗，同时积极进行病因诊断和治疗。

1. 补充血容量　立即配血，可先输入平衡液或葡萄糖盐水、右旋糖苷或其他血浆代用品，尽早输入全血，以尽快恢复和维持血容量及有效循环，最好保持血红蛋白不低于90～100g／L。输液量可根据估计的失血量来确定。

2. 止血措施

（1）非食管胃底静脉曲张破裂出血的止血措施：病因中以消化性溃疡出血最常见。

1）药物止血：

①抑制胃酸分泌药：临床常用H_2受体拮抗剂或质子泵阻滞剂，常用药物有西咪替丁、雷尼替丁、奥美拉唑等，急性出血期均应静脉给药。

②口服药物止血：如去甲肾上腺素8mg加入100ml水中分次口服，也可经胃管滴注入胃，可使出血的小动脉收缩而止血。其他有效的止血剂有凝血酶、巴曲酶等。

2）内镜直视下止血：适用于有活动性出血或暴露血管的溃疡出血，治疗方法包括激光光凝、高频电凝、微波、热探头及注射疗法等。

（2）食管胃底静脉曲张破裂出血的止血措施：本病往往出血量大、出血速度快、再出血率和死亡率高，治疗措施上亦有其特殊性。

1）药物止血：

①血管升压素：为常用药物，其作用机制是收缩内脏血管，从而减少门静脉血流量，降低门静脉及其侧支循环的压力。用法为血管升压素0.2U／min持续静滴，视治疗反应，可逐渐增加至0.4U／min。同时用硝酸甘油静滴或舌下含服，可减轻大剂量用血管升压素的不良反应，并且硝酸甘油有协同降低门静脉压力的作用。

②生长抑素：研究证明该药能明显减少内脏血流量，并见奇静脉血流量明显减少，目前用于临床的14肽天然生长抑素，生长抑素的人工合成制剂奥曲肽。

2）三腔或四腔气囊管压迫止血：宜用于药物不能控制出血时暂时使用，以争取时间准备其他治疗措施。

3）内镜直视下止血：注射硬化剂至曲张的食管静脉，可用无水乙醇、鱼肝油酸钠、乙氧硬化醇等硬化剂；亦可用圈套结扎曲张静脉；或同时使用两种方法。

4）经颈静脉肝内门体静脉分流术。

（五）护理评估

根据引起上消化道大量出血的病因，应询问患者是否有：

（1）慢性、周期性、节律性上腹痛；出血以冬春季节多见；出血前有营养失调、劳累或精神紧张、受寒等诱因。

（2）有服用阿司匹林、吲哚美辛、保泰松、肾上腺糖皮质激素等损伤胃黏膜的药物史或酗酒史，有创伤、颅脑手术、休克、严重感染等应激史。

（3）病毒性肝炎、血吸虫病、慢性酒精中毒等引起肝硬化的病因，且有肝硬化门静脉高压的临床表现。

（4）为40岁以上男性，有渐进性食欲不振、腹胀、上腹持续疼痛、进行性贫血、体重减轻、上腹部肿块，出血后上腹痛无明显缓解。

此外，还应注意评估患者有无紧张、恐惧或悲观、沮丧等心理反应，特别是慢性病或全身性疾病致反复出血者，有无对治疗失去信心、不合作。患者及其亲属对疾病和治疗的认识程度如何。

（六）常见护理诊断及医护合作性问题

1. 体液不足　与上消化道大量出血有关。

2. 活动无耐力　与失血性周围循环衰竭有关。

3. 有受伤的危险　创伤、窒息、误吸与食管胃底黏膜长时间受压、囊管阻塞气道、血液或分泌物反流入气管有关。

（七）护理目标

患者无继续出血的征象，血容量不足得到纠正，生命体征稳定；能够获得足够休息，活动耐力逐渐增加，能叙述活动时保证安全的要点；患者呼吸道通畅，无窒息、误吸，食管胃底黏膜未因受气囊压迫而损伤。

（八）护理措施

1. 一般护理

（1）休息与体位：大出血时患者应绝对卧床休息，取平卧位并将下肢略抬高，以保证脑部供血。呕吐时头偏向一侧，防止窒息或误吸；必要时用负压吸引器清除气道内的分泌物、血液或呕吐物，保持呼吸道通畅。给予吸氧。

（2）饮食护理：食管胃底静脉曲张破裂出血，急性大出血伴恶心、呕吐者应禁食。少量出血无呕吐者，可进温凉、清淡流质。出血停止后改为营养丰富、易消化、无刺激性半流质、软食，少量多餐，逐步过渡到正常饮食。食管胃底静脉曲张破裂出血的患者，止血后1～2日可进高热量、高维生素流质，限制钠和蛋白质摄入，避免粗糙、坚硬、刺激性食物，且应细嚼慢咽，防止损伤曲张静脉而再次出血。

2. 病情观察　上消化道大量出血在短期内出现休克症状，为临床常见的急症，应做好病情的观察。

（1）出血量的估计：详细询问呕血和（或）黑便的发生时间、次数、量及性状，以便估计出血量和速度。一般说来，大便隐血试验阳性提示每日出血量>5～10ml；出现黑便表明出血量在50～70ml以上，一次出血后黑便持续时间取决于患者排便次数，如每日排便一次，粪便色泽约在3日后恢复正常；胃内积血量达250～300ml时可引起呕血；一次出血量在400ml以下时，一般不引起全身症状；如出血量达400～500ml，可出现头晕、心悸、乏力等症状；如超过1000ml，临床即出现急性周围循环衰竭的表现，严重者引起失血性休克。周围循环衰竭的临床表现是估计出血量的重要标准，应动态观察患者的心率、血压。可采用改变体位测量心率、血压并观察症状和体征来估计出血量，先测平卧时的心率与血压，然后测半卧位时的心率与血压，如半卧位即出现心率增快10次／分钟以上、血压下降幅度>15～20mmHg、头晕、出汗甚至晕厥，则表示出血量大，血容量已明显不足，是紧急输血的指征。如收缩压低于90mmHg.心率大于120次／分，伴有面色苍白、四肢湿冷、烦躁不安或神志不清，则已进入休克状态，属严重大量出血，需紧急抢救。

（2）继续或再次出血的判断：观察中出现下列迹象，提示有活动性出血或再次出血。①反复呕血，甚至呕吐物由咖啡色转为鲜红色。②黑便次数增多且粪质稀薄，色泽转为暗红色，伴肠鸣音亢进。③周围循环衰竭的表现经补液、输血而未改善，或好转后又恶化，血压波动，中心静脉压不稳定。④红细胞计数、血细胞比容、血红蛋白测定不断下降，网织红细胞计数持续增高。⑤在补液足量、尿量正常的情况下，尿素氮持续或再次增高。⑥原有脾大门静脉高压的患者，在出血后常暂时缩小，如不见脾恢复肿大亦提示出血未止。

（3）出血性休克的观察：大出血时严密监测患者的心率、血压、呼吸和神志变化，必要时进行心电监护。准确记录液体出入量，疑有休克时留置导尿管，测每小时尿量，应保持尿量＞30ml／h。注意症状体征的观察，如患者烦躁不安、面色苍白、皮肤湿冷、四肢湿冷提示微循环血液灌注不足；而皮肤逐渐转暖、出汗停止则提示血液灌注好转。

3. 用药护理 立即建立静脉通道。配合医师迅速、准确地实施输血、输液、各种止血治疗及用药等抢救措施，并观察治疗效果及不良反应。输液开始应快，必要时测定中心静脉压作为调整输液量和速度的依据。避免因输液、输血过多、过快而引起急性肺水肿，对老年患者和心肺功能不全者尤应注意。肝病患者忌用吗啡、巴比妥类药物；应输新鲜血，因库存血含氨量高，易诱发肝性脑病。血管升压素可引起腹痛、血压升高、心律失常、心肌缺血，甚至发生心肌梗死，故滴注速度应遵医嘱准确无误，并严密观察不良反应。患有冠心病的患者忌用血管升压素。

4. 三（四）腔气囊管的护理 熟练的操作和插管后的密切观察及细致护理是达到预期止血效果的关键。插管前仔细检查，确保食管引流管、胃管、食管囊管、胃囊管通畅并分别做好标记，检查两气囊无漏气后抽尽囊内气体，备用。协助医师为患者作鼻腔、咽喉部局麻，经鼻腔或口腔插管至胃内。将食管引流管、胃管连接负压吸引器或定时抽吸，观察出血是否停止，并记录引流液的性状、颜色及量；经胃管冲洗胃腔，以清除积血，可减少氨在肠道的吸收，以免血氨增高而诱发肝性脑病。出血停止后，放松牵引，放出囊内气体，保留管道继续观察24小时，未再出血可考虑拔管，对昏迷患者可继续留置管道用于注入流质食物和药液。拔管前口服液状石蜡20～30ml，润滑黏膜和管、囊外壁，抽尽囊内气体，以缓慢、轻巧的动作拔管。气囊压迫一般以3～4日为限，继续出血者可适当延长。

留置管道期间应注意的事项：

（1）定时做好鼻腔、口腔的清洁，用液状石蜡润滑鼻腔、口唇。

（2）定时测量气囊内压力，以防压力不足而致未能止血，或压力过高而引起组织坏死。气囊充气加压12～24小时应放松牵引，放气15～30分钟，如出血未止，再注气加压，以免食管胃底黏膜受压过久而致糜烂、坏死。

（3）当胃囊充气不足或破裂时，食管囊可向上移动，阻塞于喉部而引起窒息；一旦发生应立即抽出食管囊内气体，拔出管道。对昏迷患者尤应密切观察有无突然发生的呼吸困难或窒息表现。必要时约束患者双手，以防因烦躁或神志不清试图拔管而发生窒息等意外。

（4）应用四腔管时，可经食管引流管抽出食管内积聚的液体，以防误吸引起吸入性肺炎；三腔管无食管引流管腔，必要时可另插一管进行抽吸。床旁置备弯盘、纸巾，供患者及时清除鼻腔、口腔分泌物，并嘱患者勿咽下唾液等分泌物。

5. 心理护理　突然大量的呕血，常使患者及其家属极度恐惧不安。反复长期消化道出血，则容易使患者产生悲观、绝望的心理反应，对疾病的治疗失去信心。而患者的消极情绪，又可加重病情，不利于疾病的康复，应关心、安慰患者。抢救工作应迅速而不忙乱可以减轻患者的紧张情绪。经常巡视，大出血时陪伴患者，使其有安全感。呕血或解黑便后及时清除血迹、污物，以减少对患者的不良刺激。解释各项检查、治疗措施，并解答患者或家属的提问，以减轻他们的疑虑。

6. 健康指导

（1）饮食指导：注意饮食卫生和规律，进食营养丰富、易消化的食物，避免过饥或暴饮暴食，避免粗糙、刺激性食物，或过冷、过热、产气多的食物、饮料等，合理饮食是避免诱发上消化道出血的重要环节。

（2）生活指导：生活起居要有规律，劳逸结合，保持乐观情绪，保证身心休息。应戒烟、戒酒，在医师指导下用药。慢性病者应定期门诊随访。

（3）疾病知识指导：上消化道出血的临床过程及预后因引起出血的病因而异，应帮助患者和家属掌握有关疾病的病因和诱因、预防、治疗和护理知识，以减少再度出血的危险。

（4）指导识别出血征象及应急：指导患者及家属学会早期识别出血征象及应急措施，若出现呕血、黑便或头晕、心悸等不适，应立即卧床休息，保持安静，减少身体活动；呕吐时取侧卧位以免误吸；立即送医院治疗。

（九）护理评价

患者出血停止，生命体征恢复正常。休息和睡眠充足，活动耐力增加或恢复至出血前的水平；患者活动时无晕厥、跌倒等意外发生；无窒息或误吸，食管胃底黏膜无糜烂、坏死。

七、肝硬化患者的护理

肝硬化（cirrhosis of liver）是一种常见的由不同病因引起的慢性、进行性、弥漫性肝病。病理特点为广泛的肝细胞变性和坏死、再生结节形成、结缔组织增生。临床主要表现为肝功能损害和门静脉高压，晚期出现严重并发症。本病以青壮年男性多见，男女比例约为3.6∶8.1。

（一）病因

引起肝硬化的病因很多，我国以病毒性肝炎最为常见，国外则以酒精中毒居多。

1. 病毒性肝炎　主要为乙型、丙型和丁型病毒重痛感染，甲型和戊型一般不发展为肝硬化。

2. 慢性酒精中毒　长期大量饮酒，乙醇及其中间代谢产物（乙醛）的毒性作用，引起酒精性肝炎，继而发展为肝硬化。据统计，致肝硬化的乙醇剂量平均每日摄入乙醇80g达10年以上。

3. 胆汁淤积　持续肝内瘀胆或肝外胆管阻塞时，可引起原发性或继发性胆汁性肝硬化。

4. 循环障碍　慢性充血性心力衰竭、缩窄性心包炎、肝静脉和（或）下腔静脉阻塞等，使肝脏长期瘀血，肝细胞缺氧、坏死和结缔组织增生，最后发展为肝硬化。

5. 化学毒物或药物　长期反复接触磷、砷、四氯化碳等化学毒物，或长期服用双醋酚汀、甲基多巴等药物，可引起中毒性肝炎，最终演变为肝硬化。

6. 营养障碍　食物中长期缺乏蛋白质、维生素、抗脂肪肝物质等，可致肝细胞脂肪变性和坏死，并降低肝对其他致病因素的抵抗力等。

7. 代谢障碍　由于遗传或先天性酶缺陷，使其代谢产物沉积于肝，引起肝细胞坏死和结缔组织增生，如血色病（铁沉积）、肝豆状核变性（铜沉积）、半乳糖血症等。

8. 其他病因　如免疫紊乱、长期或反复感染血吸虫病者，均可发生肝硬化。此外，部分病例发病原因难以确定，称为隐源性肝硬化，其中部分病例可能与隐匿性无黄疸型肝炎有关。

（二）临床表现

肝硬化起病隐匿，病程发展缓慢，可潜伏3～5年或更长。临床上分为肝功能代偿期和失代偿期，但两期界限常不清晰。

1. 代偿期　代偿期患者症状较轻，缺乏特异性。早期以乏力、食欲不振较为突出，可有恶心厌油腻、腹胀、腹泻、上腹不适等。症状常因劳累或伴发病而出现，经休息或治疗可缓解。患者营养状况一般肝轻度大，质偏硬，可有轻度压痛，脾轻至中度大。

2. 失代偿期　失代偿期患者主要表现为肝功能减退和门静脉高压所致的全身多系统症状和体征。

（1）肝功能减退的临床表现：

1）全身症状和体征：一般情况与营养状况均较差，乏力、消瘦、不规则低热、面色灰暗黝黑（肝病面容）、皮肤干枯粗糙、水肿、舌炎、口角炎等。

2）消化道症状：食欲减退甚至厌食，上腹饱胀不适、恶心、呕吐，稍进油腻饮食易引起腹泻。半数以上患者有轻度黄疸，少数可有中、重度黄疸，提示肝细胞有进行性或广泛性坏死。

3）出血倾向和贫血：常有鼻出血、牙龈出血、皮肤紫癜和胃肠道出血等倾向，与肝合成凝血因子减少、脾功能亢进和毛细血管脆性增加有关。患者常有不同程度贫血，与营养不良、肠道吸收障碍、胃肠失血和脾功能亢进等有关。

4）内分泌紊乱：主要是雌激素增多，雄激素减少，是由于肝功能减退时对雌激素的灭活作用减弱而致。由于雄、雌激素的平衡失调，男性患者常有性欲减退、睾丸萎缩、毛发脱落及乳房发育等；女性有月经失调、闭经、不孕等。此外，在手掌大、小鱼际和指端腹侧部位有红斑，称为肝掌，在面部、颈、双上肢等部位多有蜘蛛痣。由于肾上腺皮质功能减退，患者面部（尤其眼眶周围）等处可见皮肤色素沉着。肝功能减退时，肝对醛固酮和抗利尿激素的灭活作用减弱，可起水钠潴留而致尿量减少和水肿。

（2）门静脉高压症的临床表现：门静脉高压症的三大临床表现是脾大、侧支循环的建立和开放、腹腔积液。

1）脾大：脾因长期瘀血而大，多为轻、中度大，有时可为巨脾。晚期脾大常伴有白细胞、血小板和红细胞计数减少，称为脾功能亢进。

2）侧支循环的建立和开放：门静脉高压时，来自消化器官和脾的回心血液流经肝脏受阻使门腔静脉交通支充盈扩张，血流增加，建立侧支循环。临床上重要的侧支循环有：

①食管和胃底静脉曲张：常在恶心、呕吐、咳嗽、负重等使腹内压突然升高，或因粗糙食物机械损伤、胃酸反流腐蚀损伤时，导致曲张的静脉破裂出血，出现呕血、黑便甚至休克等。

②腹壁静脉曲张：在脐周和腹壁可见迂曲的静脉，以脐为中心向下腹延伸，外观呈水母头状。

③痔静脉扩张：系门静脉系的直肠上静脉与下腔静脉系的直肠中、下静脉沟通，有时扩张形成痔核。

3）腹腔积液：是肝硬化肝功能失代偿期最突出的临床表现，失代偿期患者75%以上有腹腔积液。大量腹腔积液使腹部膨隆，可发生脐疝，膈抬高，出现呼吸困难、心悸。部分患者伴有胸腔积液。腹腔积液形成的因素有：①门静脉压增高：使腹腔脏器毛细血管床静水压增高，组织液回吸收减少而漏入腹腔。②低白蛋白血症：由于肝合成白蛋白的功能减退，当白蛋白低于30g／L时，血浆胶体渗透压降低，有效滤过压升高，导致血浆外渗。③淋巴液生成过多：肝静脉回流受阻时，肝内淋巴液生成增多，大量淋巴液自肝包膜和肝门淋巴管渗出至腹腔。④抗利尿激素和继发性醛固酮增多，引起水钠重吸收增加。⑤有效循环血容量不足，使得肾交感神经活动增强，前列腺素、心钠素等活性降低，从而导致肾血流、排钠和尿量减少。

（3）肝脏情况：早期肝增大，表面尚光滑，质中等硬；晚期肝缩小，表面可呈结节状，质地坚硬；一般无压痛，但在肝细胞进行性坏死或并发肝炎和肝周围炎时可有压痛与叩击痛。

（4）并发症的临床表现：

1）上消化道出血：为本病最常见的并发症。由于食管下段或胃底静脉曲张破裂，引起突然大量的呕血和黑便，可引起出血性休克或诱发肝性脑病，死亡率高。部分患者可因并发急性胃黏膜糜烂或消化性溃疡而致上消化道出血。

2）感染：由于患者抵抗力低下、门腔静脉侧支循环开放等因素，增加细菌入侵繁殖的机会，易并发感染如肺炎、胆管感染、败血症、自发性腹膜炎等。

3）肝性脑病：是本病最严重的并发症，亦是最常见的死亡原因。

4）原发性肝癌：肝硬化患者短期内出现肝脏迅速增大、持续性肝区疼痛、腹腔积液增加且为血性、不明原因的发热等，应考虑原发性肝癌。

5）肝肾综合征（hepatokidney syndrome）：肝硬化合并顽固性腹腔积液且未获恰当治疗时，患者可有少尿或无尿、氮质血症、稀释性低钠血症和低尿钠，但肾无明显器质性损害，故又称功能性肾衰竭。主要由于肾血管收缩和肾内血液重新分布，导致肾皮质血流量和肾小球滤过率下降等因素引起。

6）肝肺综合征（hepatopulmonary syndrome）：是指严重肝病、肺血管扩张和低氧血症组成的三联征。临床表现为呼吸困难和低氧血症，内科治疗多无效。

7）电解质和酸碱平衡紊乱：常见的电解质紊乱有：①低钠血症：因长期低钠饮食、大量放腹腔积液、利尿等致钠丢失。②低钾低氯性碱中毒，与进食少、呕吐、腹泻、利尿、继发性醛固酮增多有关。

（三）辅助检查

1．血常规　代偿期多正常，失代偿期有轻重不等的贫血。脾功能亢进时白细胞和血小板计数减少。

2．尿常规　代偿期正常，失代偿期可有蛋白尿、血尿和管型尿。有黄疸时可出现尿胆红素，并有尿胆原增加。

3．肝功能试验　代偿期正常或轻度异常，失代偿期多有异常。重症患者血清胆红素增高，胆固醇低于正常。转氨酶轻、中度增高，以ALT增高较显著，但肝细胞严重坏死时则AST常高于ALT。血清总蛋白正常、降低或增高，但白蛋白降低、球蛋白增高，白蛋白／球蛋白比率降低，或倒置。凝血酶原时间有不同程度延长。

4．免疫功能检查　体液免疫检查可有血清IgG、IgA、IgM均升高，以IgG增高最为显著；细胞免疫检查可有T淋巴细胞数低于正常；病因为病毒性肝炎者，乙型、丙型或乙型加丁型肝炎病毒标记可呈阳性反应。此外，部分患者还可出现非特异性自身抗体，如抗核抗体、平滑肌抗体等。

5．腹腔积液检查　一般为漏出液，若并发自发性腹膜炎、结核性腹膜炎或癌变时腹腔积液性质发生相应变化。

6．影像学检查　X线钡餐检查示食管静脉曲张者虫蚀样或蚯蚓状充盈缺损；胃底静脉曲张时钡剂菊花样充盈缺损。超声显像、CT和MRI检查可显示肝、脾形态改变、腹腔积液。

7．纤维胃镜检查　可直视曲张静脉的分布和程度。

8．腹腔镜检查　直接观察肝、脾情况，并在直视下对病变明显处进行肝穿刺做活组织检查。

9. 肝穿刺活组织检查　若见假小叶形成，可确诊为肝硬化。

（四）处理要点

目前尚无特效治疗，应重视早期诊断，加强病因及一般治疗，以缓解病情，延长代偿期和保持劳动力。肝硬化代偿期患者可服用抗纤维化的药物（如秋水仙碱）及中药，避免应用对肝有损害的药物。失代偿期主要是对症治疗、改善肝功能和处理并发症。

1. 腹腔积液治疗　主要包括：

（1）限制水、钠的摄入。

（2）应用利尿剂：常用保钾利尿剂如螺内酯和氨苯蝶啶，排钾利尿剂如呋塞米和氢氯噻嗪。

（3）放腹腔积液加输注白蛋白：当大量腹腔积液引起高度腹胀、影响心肺功能时，可穿刺放腹腔积液以减轻症状。同时静脉输注白蛋白可达到较好效果。

（4）提高血浆胶体渗透压：定期输注血浆、新鲜血或白蛋白，有助于促进腹腔积液消退。

（5）腹腔积液浓缩回输：用于难治性腹腔积液的治疗。放出腹腔积液5000ml，经超滤或透析浓缩成500ml后，回输至患者体内，从而减轻水、钠潴留。但有感染的腹腔积液不可回输。

（6）减少腹腔积液生成和增加其去路：例如腹腔-颈静脉引流是通过装有单向阀门的硅管，利用腹-胸腔压力差，将腹腔积液引入上腔静脉；胸导管-颈内静脉吻合术可使肝淋巴液顺利进入颈内静脉，减少肝淋巴液漏入腹腔，从而减少腹腔积液来源。

2. 手术治疗　各种分流、断流术和脾切除术等，包括近年来开展的以介入放射学方法进行的经颈静脉肝内门体分流术，在肝内的门静脉与肝静脉的主要分支间建立分流通道，目的是降低门脉系统压力和消除脾功能亢进。肝移植于术是对晚期肝硬化尤其是肝肾综合征患者的最佳治疗，可提高其存活率。

3. 并发症的处理　并发自发性腹膜炎和败血症时，应早期、足量和联合应用抗菌药物；对于并发肝肾综合征，目前无有效治疗，在积极改善肝功能的前提下，迅速控制上消化道出血、感染等诱发因素，严格控制输液量，纠正水、电解质和酸碱失衡，避免强烈利尿、单纯大量放腹腔积液及服用损害肾功能的药物等。

（五）护理评估

询问本病的有关病因，例如有无肝炎或输血史、心力衰竭、胆管疾病史；是否长期大量饮酒；有无长期接触化学毒物，如四氯化碳、砷、磷等；是否长期服用损肝药物，如甲基多巴、双醋酚汀等；有无慢性肠道感染、消化不良、消瘦、黄疸、出血史。询问患者有关临床表现，例如有无消瘦乏力、食欲不振、恶心和呕吐；是否有鼻出学、牙龈出血；男性患者有无性欲减退、乳房发育；女性患者是否有月经失调、闭经、不孕；是否有皮肤色素沉着、蜘蛛痣及肝掌；是否有肝、脾大及腹腔积液等。注意评估患者的实验室及器械检查结果，如电解质、肝功能及内镜检查等是否异常。此外，还应注意评估患者的心理状态，有无个性、行为的改变，有无焦虑、抑郁、悲观等情绪。同时，应注意鉴别患者是心理问题还是并发肝性脑病时的精神障碍表现。

（六）常见护理诊断及医护合作性问题

1. 营养失调　低于机体需要量与肝功能减退、门静脉高压引起食欲减退、消化和吸收障碍有关。

2. 体液过多　与肝功能减退、门静脉高压引起钠水潴留有关。

3. 活动无耐力　与肝功能减退、大量腹腔积液有关。

4. 有皮肤完整性受损的危险　与营养不良、水肿、皮肤干燥、瘙痒、长期卧床有关。

5. 潜在并发症　上消化道出血、肝性脑病。

（七）护理目标

患者能描述营养不良的原因，遵循饮食计划，保证各种营养物质的摄入；能叙述腹腔积液和水肿的主要原因，腹腔积液和水肿有所减轻，身体舒适感增加；能遵循休息和活动计划，活动耐力有所增加；无皮肤破损或感染、瘙痒等不适感减轻或消失；不发生上消化道出血及肝性脑病等并发症。

（八）护理措施

1. 一般护理

（1）休息与活动：休息可以减轻患者能量的消耗，减轻肝代谢的负担，有助于肝细胞修复和改善腹腔积液和水肿。但过多的躺卧易引起消化不良、情绪不佳，故应视病情安排适量的活动。代偿期患者可参加轻体力工作，减少活动量。失代偿期患者应多卧床休息，可适量活动，活动以不感到疲劳、不加重症状为度。卧床时尽量取平卧位，可适当抬高下肢以增加肝、肾血流量，改善肝细胞的营养，提高肾小球滤过率，减轻水肿。阴囊水肿者可用托带托起阴囊，以利水肿消退。大量腹腔积液者卧床时可取半卧位，以使膈下降，有利于呼吸运动，减轻呼吸困难和心悸。应避免使腹内压突然剧增的因素，例如剧烈咳嗽、打喷嚏、用力排便等。

（2）饮食护理：既保证饮食营养又遵守必要的饮食限制是改善肝功能、延缓病情进展的基本措施。

1）饮食护理的原则：以高热量、高蛋白质、高维生素、易消化饮食为原则，并根据病情变化及时调整。蛋白质（肝性脑病除外）每日每公斤体重1～1.5g，应选用高生物效价的蛋白质，以利于肝细胞修复和维持血浆白蛋白正常水平。血氨升高时应限制或禁食蛋白质，待病情好转后再逐渐增加摄入量，并应选择植物蛋白，例如豆制品，因其含蛋氨酸、芳香氨基酸和产氨基酸较少。多食新鲜蔬菜和水果，避免进食刺激性强，粗纤维多和较硬的食物，要求患者戒烟忌酒。必要时遵医嘱给予静脉补充足够的营养，如高渗葡萄糖液、复方氨基酸、白蛋白或新鲜血。

2）限制水钠：有腹腔积液者应低盐或无盐饮食，钠限制在500～800mg／d（氯化钠1.2～2.0g），进水量限制在1000ml／d左右。应向患者介绍各种食物的成分，尽量少食用高钠食物，如咸肉、酱菜等。限钠饮食常使患者感到食物淡而无味，可适量添加柠檬汁、食醋等，改善食品的调味，以增进食欲。

3）营养状况监测：经常评估患者的饮食和营养状况，包括每日的食品和进食量，体重和实验室检查有关指标的变化。

（3）皮肤的护理：肝硬化患者因常有皮肤干燥、水肿，黄疸时可有皮肤瘙痒、长期卧床等因素，易发生皮肤破损和继发感染。除常规的皮肤护理、预防压疮措施外，还应注意沐浴时避免水温过高，或使用有刺激性的皂类和沐浴液，沐浴后可使用性质柔和的润肤品，以减轻皮肤干燥和瘙痒。皮肤瘙痒者给予止痒处理，嘱患者勿用手抓搔，以免皮肤破损。

2. 病情观察　密切观察腹腔积液和下肢水肿的消长，准确记录出入量，测量腹围、体重，并教会患者正确的测量和记录方法。进食量不足、呕吐、腹泻者，或遵医嘱应用利尿剂、放腹腔积液后更应密切观察。监测血清电解质和酸碱度的变化，以及时发现并纠正水、电解质、酸碱平衡紊乱，防止肝性脑病、功能性肾衰竭的发生。

3. 用药护理　用于肝硬化腹腔积液治疗的利尿剂主要有螺内酯，用量80～120mg／d，长期服用引起乳房肿胀，据腹腔积液程度与利尿效果合用呋塞米40mg／d，效果不明显时可按比例逐渐加大用药量。使用利尿剂时应特别注意维持水、电解质和酸碱平衡。利尿速度不宜过快，以每日体重减轻不超过0.5kg为宜。此外，长期服用秋水仙碱，应注意胃肠粒细胞减少的不良反应。

4. 心理护理　初次住院治疗的患者由于对疾病知识的缺乏，常表现为焦虑；病情严重或因患病需长期住院的患者则常常出现消极悲观，甚至绝望的心理反应，故常不配合治疗或过分依赖医护人员。因此，护理人员增加与患者交谈的时间，鼓励患者说出其内心的感受和忧虑，与患者一起讨论其可能面对的问题，在精神上给予患者真诚的安慰和支持，应注重家庭的支持作用，指导患者家属在情感上关心支持患者，从而减轻患者的心理压力。此外，可组织和安排患者同那些经受同样事件及理解患者处境的人多交流，充分利用来自他人的情感支持。对表现出严重焦虑和抑郁的患者，应加强巡视并及时进行干预，以免发生意外。

5. 健康指导

（1）休息指导：保证身心两方面的休息，增强活动耐力。生活起居有规律，保证足够的休息和睡眠。应十分注意情绪的调节和稳定。在安排好治疗、身体调理的同时，勿过多考虑病情，遇事豁达开朗。

（2）饮食指导：向患者及家属说明饮食治疗的意义及原则，切实遵循饮食治疗原则和计划。

（3）用药指导：按医师处方用药，加用药物需征得医师同意，以免服药不当而加重肝脏负担和肝功能损害。应向患者详细介绍所用药物的名称、剂量、给药时间和方法，教会其观察药物疗效和不良反应。例如服用利尿剂者，如出现软弱无力、心悸等症状时，提示低钠、低钾血症，应及时就医。

（4）心理指导：护理人员应帮助患者和家属掌握本病的有关知识和自我护理方法，分析和消除不利于个人和家庭应对的各种因素，树立治病信心，保持愉快心情，把治疗计划落实到日常生活中。

（5）家庭指导：家属应理解和关心患者，给予精神支持和生活照顾。细心观察、及早识别病情变化，例如当患者出现性格、行为改变等可能为肝性脑病的前驱症状时，或消化道出血等其他并发症时，应及时就诊。定期门诊随诊。

（九）护理评价

患者能自己选择符合饮食治疗计划的食物，保证每日所需热量、蛋白质、维生素等营养成分的摄入；能陈述减轻水钠潴留的有关措施，腹腔积液和皮下水肿及其引起的身体不适有所减轻；能按计划进行活动和休息，活动耐力增加；皮肤无破损和感染，瘙痒感减轻或消失；未发生消化道出血、肝性脑病等并发症。

八、原发性肝癌患者的护理

原发性肝癌（primary carcinoma of the liver）指原发于肝细胞或肝内胆管细胞的癌肿，为我国常见恶性肿瘤之一，其死亡率在消化系统恶性肿瘤中列第三位，仅次于胃癌和食管癌。肝癌在世界各地的发病率虽有所不同，但均有上升趋势。我国每年约有11万人死于肝癌，占全球肝癌死亡数的45%。本病可发生于任何年龄，以40~49岁为最多，男女之比为（2~5）：1。

（一）病因及发病机制

原发性肝癌病因与发病机制尚未完全肯定，可能与多种因素的综合作用有关。

1. 病毒性肝炎　流行病学调查发现约1/3的原发性肝癌患者有慢性肝炎史，肝癌高发区人群的HBsAg阳性率高于低发区，肝癌患者血清HBsAg及其他乙型肝炎标志的阳性率可达90%，显著高于健康人群，提示乙型肝炎病毒与肝癌发病有关。近年研究发现肝细胞癌中5%~8%患者抗HCV阳性，提示丙型病毒性肝炎与肝癌的发病关系密切。因此，乙型和丙型肝炎病毒均为肝癌发生的促癌因素。

2. 肝硬化　原发性肝癌合并肝硬化者占50%~90%，多数为乙型或丙型病毒性肝炎发展成肝硬化。肝细胞恶变可能在肝细胞受损害引起再生或不典型增生的过程中发生。

在欧美国家，肝癌常发生在酒精性肝硬化的基础上。一般认为，胆汁性和瘀血性肝硬化、血吸虫病性肝纤维化与原发性肝癌的发生无关。

3. 黄曲霉毒素 黄曲霉素的代谢产物黄曲霉毒素B_1有强烈的致癌作用。流行病学调查发现在粮油、食品受黄曲霉毒素B_1污染严重的地区，肝癌发病率也较高，提示黄曲霉毒素B_1与肝癌的发生有关。

4. 其他因素 近年发现池塘中生长的蓝绿藻产生的藻类毒素可污染水源，造成饮用水污染而致肝癌。此外，遗传、酒精中毒、有机氯类农药、亚硝胺类化学物、寄生虫等，可能与肝癌发生有关。

（二）临床表现

起病常隐匿，早期缺乏典型症状。经甲胎蛋白（alpha-fetal protein，AFP）普查检出的早期病例无任何症状和体征，称为亚临床肝癌。一旦出现症状而就诊者病程大多已进入中晚期，其主要特征如下。

1. 症状

（1）肝区疼痛：半数以上患者有肝区疼痛，多呈持续性钝痛或胀痛，由癌肿迅速生长使肝包膜绷紧所致。若肿瘤侵犯膈，疼痛可放射至右肩，如肿瘤生长缓慢，则无或仅有轻微钝痛。当肝表面癌结节包膜下出血或向腹腔破溃，腹痛突然加剧，可有急腹症的表现，如出血量大，则引起昏厥和休克。

（2）消化道症状：常有食欲减退、腹胀，也可有恶心、呕吐、腹泻等。

（3）全身症状：有乏力、进行性消瘦、发热和营养不良，晚期患者可呈恶病质等。少数患者由于癌肿本身代谢异常，进而对机体产生影响引起内分泌或代谢异常，可有自发性低血糖、红细胞增多症、高血钙、高血脂等伴癌综合征。对肝大伴有此类表现的患者，应警惕肝癌的存在。

（4）转移灶症状：肿瘤转移之处有相应症状，如转移至肺可引起胸痛和血性胸腔积液；胸腔转移以右侧多见，可有胸腔积液征；骨骼和脊柱转移，可引起局部压痛或神经受压症状；颅内转移可有相应的神经定位症状和体征。

2. 体征

（1）肝大：肝呈进行性大，质地坚硬，表面及边缘不规则，有大小不等的结节或巨块，常有不同程度的压痛。癌肿可突出于右肋弓下或剑突下，上腹可呈现局部隆起或饱满；如癌肿位于膈面，则主要表现为膈抬高而肝下缘可不大；如压迫血管，致动脉内径变窄，可在腹壁上听到吹风样血管杂音。

（2）黄疸：一般在晚期出现，由于肝细胞损害；或癌肿压迫、侵犯肝门附近的胆管；或癌组织和血块脱落引起胆管梗阻所致。

（3）肝硬化征象：肝癌伴肝硬化门脉高压者可有脾大、静脉侧支循环形成及腹腔积液表现。腹腔积液一般为漏出液，也有血性腹腔积液出现。

3. 并发症

（1）肝性脑病：常为肝癌终末期的并发症，约1／3的患者因此死亡。

（2）上消化道出血：约占肝癌死亡原因的15%。肝癌常因合并肝硬化或门静脉、肝静脉癌栓致门静脉高压，引起食管胃底静脉曲张破裂出血。也可因胃肠道黏膜糜烂、凝血功能障碍等而出血。

（3）肝癌结节破裂出血：约10%的肝癌患者因癌结节破裂出血致死。肝癌组织坏死、液化可致自发破裂，或因外力而破裂。如限于包膜下，可形成压痛性包块，破入腹腔可引起急性腹痛和腹膜刺激征。

（4）继发感染：本病患者在长期消耗或因放射、化学治疗而致白细胞减少的情况下，抵抗力减弱，加之长期卧床等因素，容易并发各种感染，如肺炎、败血症、肠道感染等。

（三）辅助检查

1. 癌肿标记物的检测

（1）甲胎蛋白（alpha-fetal protein，AFP）：是诊断肝细胞癌最特异性的标志物，现已广泛用于肝癌的普查、诊断、判断治疗效果和预测复发。普查中阳性发现可早于症状出现8～11个月，肝癌AFP阳性率为70%～90%。AFP浓度通常与肝癌大小呈正相关。在排除妊娠、肝炎和生殖腺胚胎瘤的基础上，AFP检查诊断肝细胞癌的标准为：①AFP大于500μg／L，持续4周；②AFP由低浓度逐渐升高不降；③AFP在200μg／L以上的中等水平持续8周。

（2）γ-谷氨酰转移酶同工酶Ⅱ（GGT_2）：GGT_2在原发性和转移性肝癌的阳性率可达到90%，特异性达97.1%。在小肝癌中GGT_2阳性率为78.6%。

（3）其他：异常凝血酶原、α-L-岩藻糖苷酶等活性升高。

2. 影像学检查

（1）超声显像：可显示直径为2cm以上的肿瘤，对早期定位诊断有较大价值，结合AFP检测，已广泛用于普查肝癌，有利于早期诊断。

（2）电子计算机X线体层显像（computed tomography，CT）：CT可显示直径2cm以上的肿瘤，阳性率在90%以上。如结合肝动脉造影，对1cm以下肿瘤的检出率可达8%以上，是目前诊断小肝癌和微小肝癌的最佳方法。

（3）X线肝血管造影：选择性腹腔动脉和肝动脉造影能显示直径1cm以上的癌结节，阳性率可达87%以上，结合AFP检测的阳性结果，常用于小肝癌的诊断。

（4）放射性核素：肝显像应用趋肿瘤的放射性核素67镓或159镝，或核素标记的肝癌特异性单克隆抗体有助于肿瘤的导向诊断。

（5）磁共振显像（magnetic resonance imaging，MRI）：能清楚显示肝细胞癌内部结构特征，对显示子瘤和瘤栓有价值。

3. 介人检查

（1）肝穿刺活检：在超声或CT引导下用细针穿刺癌结节，吸取癌组织检查，癌细胞阳性者即可诊断。

（2）剖腹探查：疑有肝癌的病例，经上述检查仍不能证实，如患者情况许可，应进行剖腹探查以争取早期诊断和手术治疗。

（四）处理要点

早期肝癌应尽量采取手术切除，对不能切除的大肝癌可运用多种治疗措施。

1. 手术治疗　手术切除仍是目前根治原发性肝癌最好的方法，对诊断明确并有手术指征者应及早手术。如剖腹探查发现肿瘤已不适于手术，术中可选择作肝动脉插管进行局部化学药物灌注治疗，或作肝血流阻断术，也可将两者结合，有时可使癌肿缩小，延长患者生命。还可采用液氮冷冻或激光治疗。

2. 肝动脉化疗栓塞治疗（transcatheter arterial chemoembolization，TACE）　是肝癌非手术疗法中的首选方法，可明显提高患者的3年生存率。TACE是经皮穿刺股动脉，在X线透视下将导管插至固有动脉或其分支注射抗肿瘤药物和栓塞剂，常用栓塞剂有碘化油和颗粒吸收性明胶海绵。现临床多用抗肿瘤药物和碘化油混合后注入肝动脉，发挥持久的抗肿瘤作用。一般6~8周重复TACE一次治疗，可使肝癌明显缩小，再行手术切除。

3. 放射治疗　在CT或超声定位后用直线加速器或^{60}Co作局部外照射，如结合化学治疗、中药治疗和其他支持治疗，可获得显著疗效。国内外正试用肝动脉内注射 γ–90 微球、^{131}I、碘化油或放射性核素标记的单克隆抗体或其他导向物质作导向内放射治疗，疗效必将继续提高。

4. 局部治疗　多在超声引导下进行，如对较小的肝癌用经皮穿刺乙醇注射疗法，可能有根治效果。其他尚有射频消融、微波凝固、激光等，均为通过物理方法局部高温或低温冷冻使肿瘤组织凝固坏死，达到杀伤肿瘤细胞的目的。

5. 全身化疗　常用阿霉素、顺铂、丝裂霉素、5–FU等药物，如去氧氟尿苷、卡培他滨为5–Fu的前体。采用肝动脉给药和（或）栓塞，并配合放射治疗，效果较明显。

6. 生物和免疫治疗　在上述治疗的基础上，应用生物和免疫治疗可起巩固和增强疗效的作用，如用干扰素、肿瘤坏死因子、白细胞介素2（IL–2）进行治疗。

7. 中医治疗　配合手术、化疗和放疗使用，以改善症状，调动机体免疫功能，减少不良反应，从而提高疗效。

8. 并发症的治疗　肝癌结节破裂时，可行肝动脉结扎、大网膜包裹填塞、喷洒止血药等治疗。并发上消化道出血、肝性脑病、感染等。

（五）护理措施

1. 一般护理

（1）饮食护理：向患者解释进食的意义，鼓励患者进食。安排良好的进食环境，保持患者口腔清洁，以增加患者的食欲。饮食以高蛋白、适当热量、高维生素为宜，避免摄入高脂、高热量和刺激性食物，使肝脏负担加重。如疼痛剧烈应暂停进食，待疼痛减轻再进食。有恶心、呕吐时，于服用止吐剂后进少量食物，增加餐次，尽量增加摄入量。如有肝性脑病倾向，应减少蛋白质摄入，以免诱发肝性脑病。对晚期肝癌患者，可根据医嘱静脉补充营养，维持机体代谢需要。应及时根据患者营养状况，调整饮食计划。

（2）加强临床护理：减少感染病房应减少探视，定期空气、衣物消毒，保持室内空气新鲜。严格遵循无菌原则进行各项操作，防止交叉感染。指导并协助患者做好皮肤、口腔护理，注意会阴部及肛门的清洁，减少感染的机会。

2. 病情观察　监测患者的疼痛及感染征象，注意经常评估患者疼痛的强度、性质、部位及伴随症状，及时发现和处理异常情况。密切观察患者体温、脉搏、呼吸及血象改变，询问患者有无咽痛、咳嗽、尿痛等不适，及时发现感染迹象并协助医师进行处理。

3. 协助患者减轻疼痛　教会患者一些放松和转移注意力的技巧，如做深呼吸、听音乐、与病友交谈等，有利于缓解疼痛。保持环境安静、舒适，减少对患者的不良刺激和心理压力。尊重患者，认真倾听患者述说疼痛的感受，及时做出适当的反应，可以减轻患者的孤独无助感和焦虑，使其保持稳定的情绪而有助于减轻疼痛。根据医嘱采用患者自控镇痛（patient controlled analgesia，PCA）法进行止痛。

4. 肝动脉栓塞化疗患者的护理　肝动脉栓塞化疗是一种创伤性的非手术治疗，应做好术前和术后护理及术中配合，以减少并发症的发生。

（1）术前护理：①向患者及家属解释有关治疗的必要性、方法和效果，使其减轻对手术的疑虑，配合手术治疗。②做好各种检查，如血常规、出凝血时间、肝肾功能、心电图、B超、胸透等；检查股动脉和足背动脉搏动的强度；③行碘过敏试验和普鲁卡因过敏试验，如碘过敏试验阳性可用非离子型造影剂。④术前6小时禁食禁水；术前半小时可遵医嘱给予镇静剂，并测量血压。

（2）术中配合：准备好各种抢救用品和药物，及时安慰患者，使其尽量放松。在术者注射造影剂时，密切观察患者的反应，观察患者有无恶心、心慌、胸闷、皮疹等过敏症状，监测血压的变化。注射化疗药物后应观察患者有无恶心、呕吐，一旦出现应帮助患者头偏向一侧，口边垫污物盘，指导患者做深呼吸，如使用的化疗药物胃肠道反应明显，可遵医嘱在注入化疗药物前给予止吐药。观察患者有无腹痛，如出现轻微腹痛，可向患者解释腹痛的原因，安慰患者，转移注意力；如疼痛较剧，患者不能耐受，可遵医嘱给予对症处理。

（3）术后护理：术后由于肝动脉血供突然减少，可产生栓塞后综合征，即出现腹痛、发热、恶心、呕吐、人血白蛋白降低、肝功能异常等改变，应做好相应护理：①术后禁食2~3日，逐渐过渡到流质饮食，并注意少量多餐，以减轻恶心、呕吐。②穿刺部位压迫止血15分钟再加压包扎，沙袋压迫6小时，保持穿刺侧肢体伸直24小时，并观察穿刺部位有无血肿及渗血。③密切观察病情变化，多数患者于术后4~8小时体温升高，持续1周左右，是机体对坏死肿瘤组织重吸收的反应。高热者应采取降温措施。注意有无肝性脑病前驱症状，一旦发现异常，及时配合医师进行处理。④鼓励患者深呼吸、有效排痰，必要时吸氧，以提高血氧分压，利于肝细胞的代谢。⑤栓塞术一周后，常因肝缺血影响肝糖原储存和蛋白质的合成，应根据医嘱静脉输注白蛋白，适量补充葡萄糖液。准确记录出入量，如出汗、尿量、呕吐物等，以作为补液的依据。

5. 用药护理　根据医嘱给患者应用抗肿瘤的化学药物治疗，注意药物疗效，以及不良反应，鼓励患者保持积极心态，坚持完成化疗。

6. 心理护理

（1）充分认识患者的心理-社会反应：与其他癌症患者一样，肝癌患者往往出现否认、愤怒、忧伤、接受几个心理反应阶段。在疾病诊断初期，患者多存在侥幸心理，希望自己的诊断是错误，故患者表现为经常提问，十分关心自己的各项检查，焦虑和恐惧的心理反应并存。一旦患者确定自己的诊断，会表现愤怒或逃避现实，部分患者会出现过激的心理反应，出现绝望甚至自杀的行为。如果给予正确的心理疏导，患者会很快接受疾病诊断的事实，并配合治疗与护理，从而延长生命。

（2）建立良好的护患关系：应注意与患者建立良好的护患关系，多与患者交谈以深入了解其内心活动，鼓励患者说出其内心感受，给予适当的解释。

（3）减轻患者的恐惧：患者一旦得知被诊断为癌症，将直接面对死亡的威胁，常常产生极度的恐惧心理。因此，应及时对患者的恐惧心理的程度进行正确评估，以确定对患者进行心理辅导的强度。对于那些由于极度恐惧而可能有危险行为发生的患者，应加强患者的监控，并尽快将患者的心理状况与患者亲属沟通，取得患者亲属的配合，从而避免意外发生。

（4）临终护理：对于疾病晚期的患者，尤应注意维护患者的尊严，耐心处理患者提出的各种要求，并积极协助处理患者出现的各种不适症状，以稳定患者的情绪。此外，应给患者亲属以心理支持和具体指导，提高家庭的应对能力，鼓励家庭成员多陪伴患者，减轻患者的恐惧并稳定患者的情绪。

7. 健康指导

（1）生活指导：保持生活规律，注意劳逸结合，避免情绪剧烈波动和劳累，以减少肝糖原分解，减少乳酸和血氨的产生。指导患者合理进食，增强机体抵抗力。戒烟、酒，减轻对肝的损害。注意饮食和饮水卫生。按医嘱服药，忌服损肝药物。

（2）疾病知识指导：为患者和家属介绍肝癌的有关知识和并发症的预防和识别，以便随时发现病情变化，及时就诊，调整治疗方案。积极宣传和普及肝癌的预防知识，定期对肝癌高发区人群进行普查，以预防肝癌发生和早期诊治肝癌。

（3）心理指导：指导患者保持乐观情绪，建立积极的生活方式，有条件者可参加社会性抗癌组织活动，增加精神支持，以提高机体抗癌功能。

九、消化系统常见诊疗技术及护理

（一）上消化道X线钡餐造影

上消化道X线钡餐造影是一种采用射线不能穿透的口服液体造影剂（钡剂）和荧光镜进行的食管、胃、十二指肠和空肠X线检查，其目的是显示这些器官的轮廓，用于诊断器官结构异常，如狭窄、溃疡、肿瘤、息肉、裂孔疝以及食管、胃和十二指肠球部的动力性问题。

1. 适应证

自诉恶心、呕吐、体重降低或腹痛者。

2. 禁忌证

（1）不能经口摄入饮食者。

（2）消化道穿孔者。

（3）消化道活跃性出血后1周之内者。

（4）肠梗阻者。

（5）身体过度衰弱不能耐受检查者。

（6）青光眼及明显心律不齐者。

3. 操作前准备

（1）向患者解释操作程序，并告知患者需要饮用造影剂及在X线机台上采取不同体位。

（2）患者在检查前禁食6～8小时。通常患者在检查前晚饮用清流质食物，然后禁食到检查前。

（3）告知患者检查前晚午夜后避免吸烟，因吸烟可刺激胃蠕动。

（4）患者健康教育：包括检查前和后的饮食、钡剂的摄取以及检查后大便外观改变信息的介绍。

4. 操作过程　操作中，患者先站在荧光透视镜显像管前饮用浓稠的钡剂，然后在X线机台上采取不同体位，每隔一段特定的时间拍下一张X线片，以观察器官轮廓改变，并通过荧镜观察钡剂在上消化道内的运动情况。

5. 操作后护理

（1）按医嘱给患者轻泻剂以排除钡剂并预防便秘或钡剂嵌塞。

（2）指导患者检查后连续数日多饮水，以防止脱水引起便秘。

（3）观察患者腹部情况，注意有无膨胀及肠鸣音情况。

（4）观察大便情况，以确定钡剂是否完全排除。最初，患者的大便为白色，但是应该在3天内恢复正常颜色。便秘加腹胀通常预示钡剂嵌塞。

（5）告诉患者检查后72小时内大便颜色都可能是白色。

（二）上消化道内镜检查

内镜是由管道和光纤系统组成的一种用于观察空腔器官或体腔装置的总称。上消化道内镜检查法包括食管镜检查、胃镜检查或食管、胃和十二指肠镜检查法。它借助一种柔软的纤维内镜直接观察食道、胃和十二指肠内膜。用于诊断炎症、溃疡、肿瘤、出血、损伤、血管曲张及感染等疾病。

除了诊断性操作外，很多治疗性的操作也可以借助内镜进行，包括曲张血管硬化治疗、激光治疗、烧灼止血治疗、息肉切除术、乳头切开术及球囊扩张术等。

1. 适应证　诊断不明的食管、胃和十二指肠疾病均为该检查的适应证。

（1）原因不明的消化道出血。

（2）X线钡餐检查提示上消化道病变，但不能确定其性质者。

（3）反复或持续出现上消化道症状和（或）大便潜血阳性，尤其是老年人。

（4）有吞咽困难、吞咽疼痛或胸骨后烧灼感者。

（5）慢性萎缩性胃炎伴肠上皮不典型化生，须定期随访，防止恶变者。

（6）食管、胃手术后症状复发或加重，疑有吻合口病变者。

（7）药物治疗后随访或术后效果观察。

2. 禁忌证

（1）严重心、肺、肝、肾功能不全。

（2）局部障碍因素：如口、咽、食管和胃的急性炎症，尤其是腐蚀性炎症和主动脉瘤。

（3）严重的凝血机制障碍，活动性肝炎。

（4）意识不清或精神失常不能配合检查者。

3. 操作前准备

（1）评估患者对检查的了解情况，并根据需要做相关解释和心理安慰工作。

（2）确定检查同意书已经签订。

（3）患者禁食数小时，以防检查过程中呕吐误吸。

（4）给予镇静药，如安定或哌替啶以帮助患者放松。

（5）告诉患者插管前需在咽喉部喷雾局部麻醉剂，检查过程中将注射镇静剂。

4. 操作过程　用药后，患者采取左侧卧位以利内镜借重力在胃底部附近弯曲。柔软的纤维内镜管道经口插入食管、胃和十二指肠。为了拍摄或录制操作过程照片或录像带，有的内镜还安装有照相机或影像处理器。活体组织钳或细胞刷可以通过内镜获取组织标本或细胞做显微镜检查。

5. 操作后护理

（1）按医嘱密切观察患者的生命体征。

（2）安置患者于侧卧位，以防镇静剂及局麻药作用消失引起误吸。

（3）咽反射恢复之前患者禁食（通常4小时内）。

（4）使用温盐水漱口液以减轻咽喉部疼痛。

（5）观察患者有无出血、发热及吞咽困难等穿孔征象。胸骨后或上腹部牵涉性疼痛提示患者有食管中段穿孔。穿孔后血液流失形成血肿，而血肿反过来又可引起皮下青紫及牵涉性背痛。食管末段穿孔可导致肩痛、呼吸困难或类似溃疡穿孔的症状。

（三）下消化道内镜检查

下消化道内镜检查包括直肠乙状结肠镜检查和结肠镜检查两种方法。

直肠乙状结肠镜检查法是一种用带光源的内镜进行乙状结肠末段、直肠和肛管检查的方法。可以采用坚硬的金属内镜和柔软的纤维内镜进行检查，有时需要使用特殊检查台以利于患者采取膝胸卧位。该检查用于诊断溃疡、穿孔、裂口、肿瘤、息肉、裂伤、瘘口、感染性疾病、痔疮及脓肿等。该检查可检出早期癌变，因此被推荐为40岁及以上年龄段人群的普查方法。

结肠镜检查法是借助经直肠插入的柔软纤维镜直接观察整个结肠的内壁。用于诊断与直肠乙状结肠镜检查相同的病变，也可经结肠镜行结肠息肉切除而不用施行剖腹手术。

1. 适应证

（1）下消化道出血原因不明，慢性腹泻久治不愈者。

（2）下腹疼痛、腹泻、便秘，X线钡剂检查结果阴性者。

（3）钡剂造影提示肠内可疑病变，但性质不能确定者。

（4）肠道内肿物性质未定，炎性病变需明确范围和程度或疑有癌变者。

（5）结肠疾病的内镜治疗或手术定位。

（6）药物或手术治疗后复查及随访。

2. 禁忌证

（1）严重心肺功能不全，不能承受检查前清洁肠道准备者。

（2）腹部手术后有严重粘连、妊娠或有其他腹部疾病影响检查者。

（3）结肠急性炎症、重症溃疡性结肠炎、腹膜炎及疑有肠穿孔、肠瘘者。

（4）精神或心理障碍不能合作者。

3. 操作前准备

（1）直肠乙状结肠镜检查：

1）评估患者对检查的了解程度，按需要提供相关的解释和心理支持。

2）确定检查同意书已经签订。

3）告知患者检查前24小时开始进食清流质食物。

4）检查前晚和检查日晨应用温热自来水或生理盐水灌肠直至排出物清澈。对于出血或严重腹泻者，医生可能不开肠道，准备医嘱。

5）患者的健康教育：告诉患者检查过程中需要采取膝胸卧位（除外年龄较大或病情很重者）、插管过程中需要做深呼吸、内镜插入过程中可能出现大便紧迫感等。

（2）结肠镜检查

1）向患者解释内镜插入有关的知识及检查过程中将使用镇静剂。

2）患者进食1~3天清流质食物并禁食8小时。

3）检查前1~3天开始应用缓泻剂，检查前晚予以灌肠。

4）检查前晚口服25%甘露醇250ml。

5）检查日晨进食清流质食物。

4. 操作过程

（1）直肠乙状结肠镜检查：患者采取膝胸卧位以利借重力使乙状结肠伸直。对不能耐受膝胸卧位的患者，如衰弱者或老年患者，可采取左侧卧位。

通常，先采用硬质直肠镜观察直肠乙状结肠接合部。告诉患者可能有想解大便的压力感。检查过程中，可能会应用通过柔软内镜插入的小夹钳切除一块或多块肠道组织做活组织检查，也可使用勒除器切除乙状结肠或直肠息肉，还可应用电凝电流烧灼手术部位以预防或阻止出血。取下的标本贴上标签立即送病理实验室做检查。

（2）结肠镜检查：患者常被镇静后置于左侧卧位，同时膝关节屈曲。采用一种水基胶状物润滑结肠镜后插入肛管，并灌注少量空气使观察肠道更容易、更清晰。由于空气注入，患者可能有不适感，应鼓励其放松并经口和鼻做缓慢深呼吸。当结肠镜到达乙状结肠接合部时，医生会要求患者更换为仰卧位，以使结肠镜更容易通过肠道内的弯曲部位插入。检查过程中应监测患者生命体征，以观察有无迷走神经反应引起的心搏徐缓和血压过低。

5. 操作后护理

（1）直肠乙状结肠镜检查：

1）嘱患者仰卧休息数分钟以避免站立时的直立性低血压。

2）观察有无发热、腹部疼痛和出血等肠穿孔征象。

3）息肉切除或活检术后应观察有无直肠出血征象。

（2）结肠镜检查：

1）按医嘱密切观察患者生命体征。

2）由于检查过程中患者肠道持续充气，应警惕患者可能出现因肠蠕动加快而引起的腹部绞痛。

3）观察患者有无腹部不适、腹胀和里急后重等直肠出血和肠道穿孔征象。

（四）经皮肝穿刺胆管造影及经皮肝穿刺胆管置管引流

经皮肝穿刺胆管造影用于了解肝内胆管的充盈情况。医生常在B超导向下经皮肤刺入套管针到肝内胆管，然后注入造影剂。X线下可清楚显示胆管情况及梗阻部位。该检查可帮助了解胆管梗阻及病变部位，必要时可行胆管置管引流（经皮肝穿刺胆管置管引流）。由于肝脏血管分布多，且胆管疾病患者凝血机制差，患者有发生出血的危险。

1. 适应证

（1）原因不明的梗阻性黄疸，而内窥镜逆行性胰胆管造影（endoscopic retrograde cholangiopancreatography，ERCP）检查失败。

（2）肝内胆管结石合并阻塞性黄疸。

（3）术后黄疸，疑有残余结石或胆管狭窄。

（4）B超提示有肝内胆管扩张。

（5）胆管损伤引起的胆管狭窄。

（6）先天性胆管狭窄或闭锁。

2. 禁忌证

（1）出、凝血时间异常。

（2）碘过敏。

（3）心功能不全。

（4）急性胆管感染。

3. 操作前准备

（1）评估患者对检查的了解程度，做好有关的解释工作。

（2）确定检查同意书已经签订。

（3）确定各项实验室检查，如全血计数和凝血功能检查等都已按医嘱完成。

（4）指导患者练习较长时间内屏气。

（5）按医嘱于检查前晚给予患者缓泻剂及镇静剂。

（6）患者禁食6~8小时。

（7）测量患者生命体征作为基础资料，按医嘱于检查前1小时给予镇静止痛剂。

（8）询问患者碘过敏史并行碘过敏试验。

（9）准备造影剂及穿刺用品。

4. 操作过程　局部麻醉后，在B超或透视导向下，经皮肤刺入套管针到肝内胆管，然后注入造影剂。护士应帮助医生将患者置于仰卧位或左侧卧位，在针头穿刺过程中应协助患者保持静止不动，并指导其呼气并屏气。

5. 操作后护理

（1）嘱患者卧床休息24小时。

（2）最初2小时患者采取右侧卧位，并予以一小枕或毛巾卷压迫穿刺部位，以防出血。

（3）监测生命体征，并观察穿刺部位，注意有无出血征象。

（4）观察有无发热、右上腹疼痛加剧、腹膜刺激征等胆汁渗漏征象。

（5）观察有无碘过敏征象。

（6）劝告患者避免咳嗽或过度用力。

（7）按医嘱给予止痛剂。

第五节　泌尿系统疾病护理常规

一、泌尿系统疾病一般护理常规

泌尿系统是由肾、输尿管、膀胱、尿道及其相关的血管和神经组成的人体主要代谢系统。其中肾脏是最重要的器官，它不仅通过生成尿液排泄机体的代谢废物，调节水、电解质和酸碱平衡，维持机体内环境的稳定，同时还产生多种重要的内分泌激素。

1. 活动与休息　急性期及严重的肾衰竭者绝对卧床休息至临床症状缓解、自我活动能力恢复后可逐步增加活动量，恢复期可适当活动。

2. 饮食护理　按医嘱给予适量蛋白、高热量、高维生素、低盐、低磷或优质低蛋白饮食，加强治疗饮食的管理。

3. 密切观察病情　每天监测体温、脉搏、呼吸4次，持续3天，如有神志及尿量的变化或血尿、尿闭、水肿加重、血压升高、嗜睡及频繁恶心、呕吐或抽搐等症状及时告知医生，并做好记录。

4. 控制体液平衡　有水肿者，按医嘱准确记录出入液量每天1次，测腹围或体重每周1次，对卧床患者加强皮肤护理，防止压疮的发生。

5. 药物治疗护理　使用利尿药应观察尿量，使用降压药时应观察血压及有无头晕等不良反应。肾区钝痛可按医嘱给予局部热敷，肾绞痛按医嘱局部热敷及给予镇痛及解痉药，并观察用药后疼痛缓解情况。

6. 健康指导　熟悉并做好肾脏专科各种检查宣教，如尿培养及其他尿液检查标本的留取方法，肾脏特检及透析疗法的术前、术后护理。

二、慢性肾衰竭

慢性肾衰竭（chronic renal failure，CRF）是指各种原因导致肾脏慢性进行性损害，使其不能维持基本功能，临床以代谢产物和毒素潴留，水、电解质和酸碱平衡紊乱以及某些内分泌功能异常等表现为特征的一组综合征。为各种原发性和继发性肾脏疾病持续进展的共同转归，其终末期称为尿毒症。

1. 活动与休息　终末期患者绝对卧床休息，患者有躁动不安时上床栏架，以防坠床或其他意外的发生，并设专人守护。

2. 饮食护理　遵医嘱给予易消化、高热量、高维生素、低磷、低盐、优质低蛋白饮食，蛋白质摄入量为0.6g／（kg·天）。如行腹膜透析者蛋白质的供给量应为1.0／

（kg·天）。

3. **密切观察病情** 及时发现少尿、无尿和神志的改变，及时发现急性左心衰竭、肺水肿等并发症，遵医嘱做好对症处理。

4. **控制体液平衡** 根据医嘱准确记录24小时出入液量、测体重。对血压高、水肿、心力衰竭及尿少、无尿者应严格控制入量。

5. **贫血与出血** 患者按医嘱输注新鲜血，滴速宜慢，并注意观察输血反应及时处理。

6. **口腔及皮肤护理** 预防口腔感染，防止皮肤破溃。宜用温水擦洗皮肤（忌用肥皂、乙醇）。水肿者忌用气圈，阴囊水肿者宜用托带，皮肤皱褶处可以用透明皮肤贴膜预防破溃和糜烂。

7. **透析护理** 如行腹膜透析者，应做好透析前后的护理，严格无菌操作。血液透析的患者按血液透析术前准备及术后护理。

8. **健康指导** 指导患者生活规律，预防感冒，保持口腔、皮肤清洁卫生，按时测量血压，保持精神愉快，定期复查。

三、急性肾功能衰竭

急性肾衰竭简称急肾衰，属临床危重症。该病是一种由多种病因引起的急性肾损害，可在数小时至数天内使肾单位调节功能急剧减退，以致不能维持体液电解质平衡和排泄代谢产物，而导致高血钾、代谢性酸中毒及急性尿毒症综合征，此综合征临床称为急性肾功能衰竭。肾脏是机体维持内环境稳定的重要器官。

（一）病因

引起急性肾小管坏死的病因多种多样，可概括为两大类：

1. **肾中毒** 对肾脏有毒性的物质，如药物中的磺胺、四氯化碳、汞剂、铋剂、双氯非那胺；抗生素中的多黏菌素，万古霉素、卡那霉素、庆大霉素、头孢菌素Ⅰ、头孢菌素Ⅱ、新霉素、两性霉素B，以及碘造影剂、甲氧氟烷麻醉剂等；生物毒素如蛇毒、蜂毒、鱼蕈、斑蝥素等，都可在一定条件下引起急性肾小管坏死。

2. **肾缺血** 严重的肾缺血如重度外伤、大面积烧伤、大手术、大量失血、产科大出血、重症感染、败血症、脱水和电解质平衡失调，特别是合并休克者，均易导致急性肾小管坏死。

（二）病理

肉眼见肾脏体积增大，质软，切面肾皮质苍白，缺血，髓质呈暗红色。镜下见肾小管上皮变平，有些呈混浊肿胀、变性、脱落，管腔内有管型及渗出物。肾中毒引起者，上皮细胞的变性、坏死集中在近曲小管，其下的基膜保护完整；肾缺血所致者，上皮细胞呈灶性坏死，分散在肾小管各段中，其下的基膜往往断裂、溃破、肾间质内可见小圆形细胞浸润及水肿，有一部分死于急性肾小管坏死的患者肾脏，在光学显微镜下肾小管的形态并无改变，故肾小管坏死的命名，是不很恰当的，但这些病例，在电子显微镜下，有时仍可见到肾小管上皮细胞的线粒体变形，内质网消失，微纤毛脱落，有些部位基膜也有微裂口。肾小球和肾小动脉一般无改变，只有发生播散性血管内凝血时，才会见到肾小球毛细血管中有纤维素性血栓。到病期的第5～6天，坏死的肾小管上皮细胞开始新生。若基膜完整，则新生的上皮细胞很快覆盖在基膜上，使肾小管形态恢复正常。但基膜有破坏者，则上皮细胞多不能再生，缺损处由结缔组织代替。

（三）临床表现

1. 少尿期

（1）大多数在先驱症状12～24小时后开始出现少尿（每日尿量50～400ml）或无尿，一般持续2～4周。

（2）可有厌食、恶心、呕吐、腹泻、呃逆、头昏、头痛、烦躁不安、贫血、出血倾向、呼吸深而快，甚至昏迷、抽搐。

（3）代谢产物的蓄积：尿素氮、肌酐等升高。出现代谢性酸中毒。

（4）电解质紊乱：可有高血钾、低血钠、高血镁、高血磷、低血钙等。尤其是高钾血症。严重者可导致心搏骤停。

（5）水平衡失调，易产生过多的水潴留；严重者导致心力衰竭，肺水肿或脑水肿。

（6）易继发呼吸系统及尿路感染。

2. 多尿期　少尿期后尿量逐渐增加，当每日尿量超过500ml时，即进入多尿期。此后，尿量逐日成倍增加，最高尿量每日3000～6000 ml，甚至可达到10 000 ml以上。在多尿期初始，尿量虽增多，但肾脏清除率仍低，体内代谢产物的蓄积仍存在。4～5天后，尿素氮、肌酐等随尿量增多而逐渐下降，尿毒症症状也随之好转。钾、钠、氯等电解质从尿中大量排出可导致电解质紊乱或脱水，应注意少尿期的高峰阶段可能转变为低钾血症。此期持续1～3周。

3. 恢复期　尿量逐渐恢复正常，3～12个月肾功能逐渐复原，大部分患者肾功能可恢复到正常水平，只有少数患者转为慢性肾功能衰竭。

（四）诊断

急性肾功能衰竭可以根据原发病史，少尿和尿改变的特点做出诊断。但需与功能性（肾前性）少尿相鉴别，上述血、尿检查可资鉴别，但在实际工作中，多借助液体补充或甘露醇、呋塞米利尿试验来协助判定。在30～40分钟内静脉输入10%葡萄糖500 ml，如尿量增加（> 39～50 ml / h），系功能性少尿（有心功能不全者忌用该法）；如血容量不足已纠正或无尿路梗阻者，可用20%甘露醇100～125 ml静脉注入，15分钟注完，或静注呋塞米80～320 mg，若2小时内尿量仍<40 ml，则可认为急性肾衰已形成。

有条件者，应做中心静脉压测定，如< 588.42 Pa，应先补足血容量，才可注射甘露醇或呋塞米。

1. 尿液检查　尿少、尿量≤17 ml／h或<400 ml／d，尿比重低，<1.014甚至固定在1.010左右，尿呈酸性，尿蛋白定性+～+++，尿沉渣镜检可见粗大颗粒管型，少数红、白细胞。

2. 氮质血症　尿素氮和肌酐升高。但氮质血症不能单独作为诊断依据，因肾功能正常时消化道大出血患者尿素氮亦可升高。血肌酐增高，尿素氮／血肌酐≤10是重要诊断指标。此外，尿／尿素氮< 15（正常尿中尿素200～600 mmol／24 h，尿／尿素氮>20），尿／血肌酐≤10也有诊断意义。

3. 血液检查　红细胞及血红蛋白均下降，白细胞增多，血小板减少。血中钾、镁、磷增高，血钠正常或略降低，血钙降低，二氧化碳结合力亦降低。

4. 尿钠定量　> 30 mmol／L。滤过钠排泄分数（fractional excretion of filtrated sodium，FENa）测定，该法对病因有一定意义。其值>1者为急性肾小管坏死，非少尿型急性肾小管坏死及尿路梗阻。其值<1者，为肾前性氮质血症及急性肾小球肾炎。

5. 纯水　清除率测定法有助于早期诊断。纯水清除率=尿量（1h）（1-尿渗透压／血渗透压），　其正常值为−30，负值越大，肾功能超好；越接近0，肾功能越严重。

–25～–30，说明肾功能已开始有变化。

–25～–15，说明肾功能轻、中度损害。

–15～0，说明肾功能严重损害。

（五）治疗

1. 积极治疗原发病、去除病因。

2. 少尿期的治疗

（1）早期：可试用血管扩张药物如罂粟碱30～40 mg，2次／天，或酚妥拉明10～20 mg，如无效，可用呋塞米800～1000 mg加入5%葡萄糖250 ml内静滴，有时可达到增加尿量的目的。在血容量不足情况下，该法慎用。

（2）保持液体平衡：一般采用"量出为入"的原则，每日进水量为一天液体总排出量加500 ml；具体每日进水量计算式为：不可见失水量（981±141）ml −内生水（303±30）ml −细胞释放水（124±75）ml+可见的失水量（尿、呕吐物、创面分泌物、胃肠或胆道引流量等），体温每升高1℃，成人酌情加入水量60～80 ml／d。

（3）饮食与营养：每日热量应>6 277J，其中蛋白质为20～40 g／d，以牛奶、蛋类、鱼或瘦肉为佳，葡萄糖不应< 150 g／d，据病情给予适量脂肪，防止酮症发生，重症可给全静脉营养疗法。

（4）注意钾平衡：重在防止钾过多，要严格限制食物及药品中钾的摄入，彻底清创，防止感染，如已出现高钾血症应及时处理；可用10%葡萄糖酸钙10ml，缓慢静注，以拮抗钾离子对心肌及其他组织的毒性作用，25%葡萄糖液300 ml加普通胰岛素15IU，静滴，以促进糖原合成，使钾离子转入细胞内；钠型离子交换树脂20~30 g加入25%山梨醇100~200 ml作高位保留灌肠，1g钠型树脂约可交换钾0.85 mmol；纠正酸中毒，促使细胞外钾向细胞内转移。重症高钾血症应及时做透析疗法。此外，对其他电解质紊乱亦应做相应处理。

（5）纠正酸中毒：根据血气、酸碱测定结果，可按一般公式计算补给碱性药物。

3. 多尿期的治疗　头1~2天仍按少尿期的治疗原则处理。尿量明显增多后要特别注意水及电解质的监测，尤其是钾的平衡。尿量过多可适当补给葡萄糖、林格氏液、用量为尿量的1/3~2/3，并给予足够的热量及维生素，适当增加蛋白质，以促进康复。

4. 恢复期的治疗　除继续病因治疗外，一般无须特殊治疗，注意营养，避免使用损害肾脏的药物。近年来对肾衰的治疗着重于防治肾小管细胞损伤及促进其细胞的修复，如应用腺嘌呤核苷酸（ATP – MgCl$_2$），可使肾小管细胞内ATP含量增加，减轻肾小管细胞肿胀与坏死；谷胱甘肽、过氧化物歧化酶及别嘌呤醇可消除机体内活性氧（O^{2-}、H$_2$O$_2$、OH$^-$），防止因脂肪过氧化损伤肾小管细胞膜；钙离子阻滞剂（维拉帕米、硝苯地平）、可阻止Ca^{2+}向细胞内转移，防止Ca^{2+}在细胞线粒体内堆积，使细胞内ATP含量增多，有助于损伤细胞的修复，但这些防治措施尚处于探索阶段，仍需进一步在临床实践中加予总结。

（六）护理

急性肾功能衰竭的预防主要是积极防治原发病，避免和祛除诱发因素是护理之根本，因此要注意以下三点：

1. 调养五脏　平素起居饮食有节，讲究卫生避免外邪侵袭，尤其在传染病流行的季节和地区更应加强预防措施；不过食辛辣厚味以免滋生湿热；调畅情志保持精神愉快，使气血畅达而避免产生气滞血瘀；加强体育锻炼，提高机体防御能力。

2. 防止中毒　有关资料表明20%~50%的急性肾功能衰竭是由药物引起，还有部分因接触有害物质所致。因此应尽量避免使用和接触对肾脏有毒害的药物或毒物，若属意外服用、接触应及时发现和及早治疗。

3. 防治及时　一旦有诱发急性肾功能衰竭的原发病发生应及早治疗，注意扩充血容量纠正水、电解质紊乱及酸碱失衡。恢复循环功能若发现本病将要发生应早期采取措施。补充血容量，增加心排血量，恢复肾灌流量及肾小球滤过率，排除肾小管内梗阻物，防治感染，防止DIC肾缺血引起的肾实质的损害，同时尽早应用活血化瘀药物对预防本病发生有积极作用。

（1）密切观察病情变化：注意体温、呼吸、脉搏、心率、心律、血压等变化。急性肾功能衰竭常以心力衰竭、心律失常、感染、惊厥为主要死亡原因，应及时发现其早期表现，并随时与医生联系。

（2）保证患儿卧床休息：休息时期视病情而定，一般少尿期、多尿期均应卧床休息，恢复期逐渐增加适当活动。

（3）营养护理：少尿期应限制水、盐、钾、磷和蛋白质入量，供给足够的热量，以减少组织蛋白的分解。不能进食者从静脉中补充葡萄糖、氨基酸、脂肪乳等。透析治疗时患儿丢失大量蛋白，所以不需限制蛋白质入量，长期透析时可输血浆、水解蛋白、氨基酸等。

（4）精确地记录出入液量：口服和静脉进入的液量要逐项记录，尿量和异常丢失量如呕吐物、胃肠引流液、腹泻时粪便内水分等都需要准确测量，每日定时测体重以检查有无水肿加重。

（5）严格执行静脉输液计划：输液过程中严密观察有无输液过多、过快引起肺水肿症状，并观察其他副作用。

（6）预防感染：严格执行无菌操作，加强皮肤护理及口腔护理，定时翻身、拍背。病室每日紫外线消毒。

（7）做好家长及患儿思想工作：稳定家长及患儿情绪，解释病情及治疗方案，以取得合作。

四、急性肾小球肾炎

急性肾小球肾炎（acute glomerulonephritis，AGN）简称急性肾炎，起病急，临床症状以血尿、蛋白尿、水肿及高血压为主要表现，并可伴有一过性肾功能损害。常见于链球菌感染后导致的机体免疫性疾病。

1. 活动与休息　急性期注意卧床休息、保暖，待肉眼血尿消失、水肿消退、血压恢复正常后可逐渐增加活动量，3个月内避免体力活动。

2. 饮食护理　饮食遵医嘱，急性期低盐（钠盐摄入低于3g／天）、优质蛋白，肾功能异常时低蛋白饮食［蛋白质摄入量为0.5～0.6g／（kg·天）］，同时严格控制水的摄入，每天入水量应为非显性失水量（约500ml）加上24小时显性失水量，入水量的控制应遵循宁少勿多的原则。避免高钾类食物的摄取。

3. 密切观察病情　每天记录尿液颜色、量及性状，注意眼睑及全身水肿情况有无加重，有无头晕、头痛情况，注意测量血压，血压异常时应通知医生并遵医嘱给予处理。

4. 药物治疗护理　使用利尿药应观察尿量、使用降压药时应观察血压及有无头晕等不良反应，并注意有无电解质失调及恶心、直立性眩晕、口干、心悸等不良反应，如有不适应及时告知医生做好处理。

5. 预防感染　积极控制及预防呼吸道感染，做好保护性隔离。

6. 口腔及皮肤护理　保持口腔、皮肤及会阴部的清洁，防止皮肤感染。

7. 心理护理　改善患者焦虑、烦躁及抑郁情绪。

8. 透析护理　合并急性肾衰竭者，及时做好血液透析或腹膜透析的护理至肾功能恢复。

9. 健康指导　指导患者出院后定期复查，避免使用肾毒性药物，如氨基糖苷类、链霉素、庆大霉素等，积极锻炼身体，提高机体免疫力。

五、慢性肾小球肾炎

慢性肾小球肾炎（chronic glomerulonephritis，CGN）简称慢性肾炎，是指一组以蛋白尿、血尿、水肿、高血压为临床表现的肾小球疾病，临床特点为起病隐匿，病情进展缓慢，病情迁延，有不同程度肾功能损害，最终将发展成慢性肾衰竭。

1. 活动与休息　急性发作期及水肿严重时绝对卧床休息，恢复期可适当活动。

2. 饮食护理　饮食遵医嘱以清淡易消化食物为主，宜用优质动物蛋白。有高血压、明显水肿者应控制水和食盐的摄入。长期有蛋白尿患者如肾功能正常可适当补充高蛋白，蛋白质摄入量为1.0g／（kg·天）；肾功能异常时低蛋白饮食，蛋白质摄入量为0.5~0.6g／（kg·天）；低盐饮食，钠盐摄入低于3g／天；同时严格控制水的摄入。

3. 口腔护理　加强口腔护理，经常漱口，以除去氨味，增进食欲，预防口腔炎。

4. 皮肤护理　保持皮肤清洁，每天温水擦洗，减轻尿素对皮肤刺激。水肿明显者，加强皮肤护理，可酌情抬高患肢，减轻水肿，预防压疮发生。

5. 预防感染　注意保暖，避免受凉和过度劳累，防止上呼吸道感染。

6. 密切观察病情　根据医嘱记录出入液量，测血压、体重并记录。注意有无头痛、精神萎靡、意识恍惚、抽搐、恶心、呕吐等尿毒症脑病症状及电解质情况，必要时及对告知医生进行对症处理。

7. 药物治疗护理　如应用糖皮质激素、免疫抑制药等应观察有无消化道溃疡、出血、皮肤黏膜出血、感染以及白细胞下降等。

8. 心理护理　加强心理护理，要多安慰、鼓励患者。

9. 健康指导　指导患者出院后坚持用药，定期复查、生活有规律，劳逸结合、防止感冒，避免使用肾毒性药物，如氨基糖苷类、链霉素、庆大霉素等，积极锻炼身体，提高机体免疫力。

六、肾病综合征

肾病综合征（nephrotic syndrome，NS）是由多种肾脏疾病引起的，以大量蛋白尿（尿蛋白定量大于3.5g／天）、低蛋白血症（血浆清蛋白小于30g／L）、水肿、高脂血症为共同特征的一组临床综合征。

1. 活动与休息　活动期全身严重水肿，合并胸腔积液、腹腔积液及呼吸困难者，给予绝对卧床休息，保持肢体的适当活动；病情缓解后尿量逐渐增加时，可逐渐增加活动量；改变体位时应缓慢，防止直立性低血压的发生。

2. 饮食护理　给予正常量优质蛋白，蛋白质摄取量为1.0g／（kg·天），肾功能不全时按相应功能期摄取蛋白质；高热量、低盐、低脂富含维生素饮食。

3. 密切观察病情　观察全身水肿情况每天1次，注意血栓、栓塞、感染及急性肾衰竭等并发症，观察有无呼吸困难、肢体循环受阻及急性少尿，如有皮肤感染、咳嗽、咳痰、尿路刺激征或腹膜刺激征等，应监测体温变化每天1次，体温高于正常者每天测量4次，高热时及时遵医嘱做好降温处理。

4. 药物治疗护理　观察降压药及利尿药的疗效，注意有无电解质失调及恶心、直立性眩晕、口干、心悸等不良反应，如有不适应及时告知医生做好处理；使用抗凝药物时注意观察出血倾向，必要时提醒医生停药；使用激素时应做好药物宣教，防止自行增、减药量；使用环孢素类药物需监测血药浓度，观察肝肾毒性、高血压、高尿酸血症、高血钾、多毛及牙龈增生等不良反应。

5. 预防感染　积极预防及控制感染，减少探视，寒冷季节外出注意保暖，室内保持通风换气。

6. 控制体液平衡　根据医嘱记录出入液量，测体重每天1次，并记录。

7. 口腔及皮肤护理　保持口腔、皮肤及会阴部的清洁，防止皮肤感染。

8. 心理护理　加强心理护理，经常安慰、鼓励患者。

七、尿路感染

尿路感染（urinary tract infection）是泌尿系统常见的疾病，分为上尿路感染和下尿路感染。上尿路感染主要是肾盂肾炎，下尿路感染主要是膀胱炎。一般女性多于男性，多由细菌引起。

1. 活动与休息　急性期患者应卧床休息，为患者提供安静、舒适的休息环境，保持内衣清洁干燥，病情稳定后可进行适当活动。

2. 饮食护理　进食清淡、富含维生素、水分及高热量流质或半流质饮食。无水肿情况下每天饮水量应达2000ml以上。

3. 密切观察病情　高热患者每天测量体温6次，中、低度热患者每天测量体温4次，观察有无尿路刺激征的表现，注意有无腰痛、脓血尿、畏寒、疲乏无力、恶心、腹痛、腹胀及腹泻情况，防止尿路梗阻、肾周脓肿及败血症。

4. 药物治疗护理　遵医嘱正确使用抗生素，注意观察药物的疗效，防止二次感染。

5. 对症护理　高热患者遵医嘱及时进行物理或药物降温并做好降温记录。

6. 预防感染　保持患者口腔清洁湿润，高热时口腔护理每天1次。

7. 健康指导　协助患者正确留取尿标本，留细菌培养标本时尿液应在膀胱停留4～6小时，留取后及时送检，教育患者避免憋尿，养成良好的卫生习惯。

8. 心理护理　做好心理护理，改善患者焦虑、烦躁情绪。

八、尿失禁

尿失禁，是由于膀胱括约肌损伤或神经功能障碍而丧失排尿自控能力，使尿液不自主地流出。尿失禁可以发生在任何年龄及性别，尤其是女性及老年人。尿失禁除了令人身体不适，更重要的是，它会长期影响患者的生活质量，严重影响着患者的心理健康，被称为"不致命的社交癌"。

（一）病因

1. 先天性疾患，如尿道上裂。
2. 创伤，如妇女生产时的创伤，骨盆骨折等。
3. 手术，成人为前列腺手术、尿道狭窄修补术等；儿童为后尿道瓣膜手术等。
4. 各种因引起的神经源性膀胱。

（二）病理

正常男性的尿液控制依靠尿道下列两部分：

1. 近侧尿道括约肌　包括膀胱颈部及精阜以上的前列腺部尿道。
2. 远侧尿道括约肌　可分为两部分：①精阜以下的后尿道。②尿道外括约肌。
3. 逼尿肌无反射　该类患者的逼尿肌收缩力及尿道闭合压力（即尿道阻力）都有不同程度的降低，逼尿肌不能完全主动地将尿液排出，排尿须依靠增加腹压。当残余尿量很多尿道阻力很低时可有压力性尿失禁；尿潴留时可发生充溢性尿失禁。
4. 逼尿肌反射亢进　逼尿肌反射亢进有时可发生三种不同类型的尿失禁。

（1）完全的上运动神经元病变可出现反射性尿失禁；

（2）不完全的上运动神经元病变有部分患者可出现急迫性尿失禁，该类患者常伴严重的尿频、尿急症状。

（3）有些患者在咳嗽时可激发逼尿肌的无抑制性收缩而引起尿液外流，症状类似压力性尿失禁。

患者无尿频、尿急和急迫性尿失禁，用压力性尿失禁的手术治疗效果不佳。采用膀胱压力–尿流率的同步检查能获得准确的诊断。Bates等称之为咳嗽–急迫性尿失禁。

5. 逼尿肌括约肌功能协同失调

（1）在逼尿肌收缩过程中外括约肌出现持续性痉挛而导致尿潴留，随后引起充溢性尿失禁。

（2）由上运动神经元病变引起的尿道外括约肌突然发生无抑制性松弛（伴或不伴逼尿肌的收缩）而引起尿失禁。该类尿失禁患者通常无残余尿。

（三）分类

尿失禁按照症状可分为充溢性尿失禁、无阻力性尿失禁、反射性尿失禁、急迫性尿失禁及压力性尿失禁5类。

1. 充溢性尿失禁 充溢性尿失禁是由于下尿路有较严重的机械性（如前列腺增生）或功能性梗阻引起尿潴留，当膀胱内压上升到一定程度并超过尿道阻力时，尿液不断地自尿道中滴出。该类患者的膀胱呈膨胀状态。

2. 无阻力性尿失禁 无阻力性尿失禁是由于尿道阻力完全丧失，膀胱内不能储存尿液，患者在站立时尿液全部由尿道流出。

3. 反射性尿失禁 反射性尿失禁是由完全的上运动神经元病变引起，排尿依靠脊髓反射，患者不自主地间歇排尿（间歇性尿失禁），排尿没有感觉。

4. 急迫性尿失禁 急迫性尿失禁可由部分性上运动神经元病变或急性膀胱炎等强烈的局部刺激引起，患者有十分严重的尿频、尿急症状。由于强烈的逼尿肌无抑制性收缩而发生尿失禁。

5. 压力性尿失禁 压力性尿失禁是当腹压增加时（如咳嗽、打喷嚏、上楼梯或跑步时）即有尿液自尿道流出。引起该类尿失禁的病因很复杂，需要做详细检查。

（四）诊断

1. 排尿记录 病史是诊断尿失禁的一个重要部分。尿失禁病史复杂，此外还受其他因素的影响。因此老年患者很难准确表述其症状的特点和严重程度。排尿日记能客观记录患者规定时间内的排尿情况（一般记录2～3天），如每次排尿量、排尿时间、伴随症状等。这些客观资料是尿失禁诊断的基础。

2. 体检 了解有无、脑卒中、脊髓损伤和其他中枢或外周神经系统疾病等与尿失禁相关体征，了解有无心力衰竭、四肢水肿等。

3. 实验室常规检查 应进行的实验室检查有尿常规、尿培养、肝肾功能、电解质、提示有多尿现象，应行血糖、血钙和白蛋白等相关检查。

4. 尿动力学检查 通过病史和体检，多数情况下能了解尿失禁的类型和病因。如经验性保守治疗失败，或准备手术治疗等都应进行尿动力学检查血糖等。

尿动力学检查的内容应包括膀胱功能的测定和尿道功能的测定。如完全性膀胱测压能了解充盈期逼尿肌是否稳定，有无反射亢进，顺应性是否良好，排尿期逼尿肌反射是否存在，逼尿肌收缩功能是否正常，膀胱出口有无梗阻。尿道功能测定主要采用尿道压力描计了解尿道闭合压，而压力性尿道压力描计尿道近端出现倒置的波形，提示膀胱颈后尿道下移。

5. 辅助检查 尿失禁，特别由神经源性膀胱引起的尿失禁，应做下列检查：

（1）测定残余尿量，以区别因尿道阻力过高（下尿路梗阻）与阻力过低引起的尿失禁。

（2）如有残余尿，行排尿期膀胱尿道造影，观察梗阻部位在膀胱颈部还是尿道外括约肌。

（3）膀胱测压，观察有否无抑制性收缩，膀胱感觉及逼尿肌无反射。

（4）站立膀胱造影观察后尿道有无造影剂充盈。尿道功能正常者造影剂被膀胱颈部所阻止。如有关排尿的交感神经功能受到损害则后尿道平滑肌松弛，造影片上可见到后尿道的近侧1~2 cm处有造影剂充盈，因这部分尿道无横纹肌。

（5）闭合尿道压力图。

（6）必要时行膀胱压力、尿流率、肌电图的同步检查，以诊断咳嗽–急迫性尿失禁、逼尿肌括约肌功能协同失调以及由括约肌无抑制性松弛引起的尿失禁。

（7）动力性尿道压力图：用一根特制的双腔管，末段有二孔。一孔置于膀胱内，另一孔在后尿道。尿道功能正常者在膀胱内压增加时（如咳嗽时）尿道压力也上升，以阻止尿液外流。有少数压力性尿失禁患者，膀胱内压增高时，尿道压力不上升，从而尿液外流。

（五）治疗

1. 保守治疗

（1）雌激素替代疗法：世界各国专家都积极主张应用雌激素替代疗法补充更年期妇女体内雌激素不足，以防治老年性阴道炎、压力性尿失禁、冠心病、骨质疏松症等。有些已绝经的老年女性使用雌激素替代疗法初期，会出现少量"月经"现象，这属正常现象，仍可继续应用，稍后会逐渐消失。由于个体差异对雌激素敏感性不同，应该在经验丰富的专家指导下实行个体化用药。既往患过子宫内膜癌、乳腺癌、宫颈癌、卵巢癌的人则不宜使用或慎用。除此之外，尿道黏膜皱襞变平或消失后，防御致病微生物上行感染的免疫力随之下降。因此，压力性尿失禁患者并发尿路感染率极高，雌激素替代疗法和抗感染应同时进行，才可在短期内获得满意疗效。

（2）运动疗法：所谓盆底肌肉康复训练，是通过增强盆底肌肉和尿道肌肉的张力，提高肌肉对压力作用的反应性收缩力，从而改善尿道括约肌功能。这种训练简单易行、无创无痛、效果好且没有副作用。一般至少坚持1~2个月才开始有效果，而且至少需要持续1年以上的时间。

（3）中医针灸疗法：针刺中极、关元、足三里、三阴交等穴位，也可提升盆底肌的张力，从而改善膀胱功能。

2. 手术治疗　保守治疗适于轻度尿失禁患者，中、重度患者以及经保守治疗后效果不佳的患者，建议采取手术治疗。传统的手术方法一般采取阴道前壁修补，远期疗效差，且仅限于轻度尿失禁患者。目前已逐渐被国内外泌尿外科医生接受的是经阴道无张力尿道中段悬吊术。其方法是使用生物相容性很好的悬吊带，通过微创手术进行膀胱颈悬吊。手术后，患者体内的纤维组织会逐渐长入聚丙烯网带内，故能有效长久保持尿道支撑，有人把这种吊带称为"柔性支架"。与传统开腹手术相比，这种微创手术创口小、恢复快。

（六）预防

1. 良好的心态　要有乐观、豁达的心情，以积极平和的心态，笑对生活和工作中的成功、失败、压力和烦恼，学会自己调节心境和情绪。

2. 防止尿道感染　养成大小便后由前往后擦手纸的习惯，避免尿道口感染。性生活前，夫妻先用温开水洗净外阴，性交后女方立即排空尿液，清洗外阴。若性交后发生尿痛、尿频，可服抗尿路感染药物3～5天，在炎症初期快速治愈。

3. 有规律的性生活　研究证明，更年期绝经后的妇女继续保持有规律的性生活，能明显延缓卵巢合成雌激素功能的生理性退变，降低压力性尿失禁发生率，同时可防止其他老年性疾病，提高健康水平。

（七）护理

无论是哪一种原因引起的尿失禁，都会给患者造成很大的心理压力，如精神苦闷、丧失自尊，也给生活带来不便。所以对于尿失禁患者除应进行内外科的治疗加以矫正外，还应做好以下护理工作：

1. 心理护理　尊重患者的人格，给予安慰和鼓励，使其树立信心，积极配合治疗和护理。

2. 摄入适量的液体　向患者解释多饮水能够促进排尿反射，并可预防泌尿道感染。如无禁忌，嘱患者每日摄入液体量2 000 ml。入睡前限制饮水，以减少夜间尿量。

3. 持续进行膀胱功能训练　向患者和家属说明膀胱功能训练的目的，说明训练的方法和所需时间，以取得患者和家属的配合。安排排尿时间，定时使用便器，建立规则的排尿习惯，促进排尿功能的恢复。初始白天每隔1～2小时使用便器一次，夜间每隔4小时使用便器一次。以后逐渐延长间隔时间，以促进排尿功能恢复。使用便器时，用手挤压膀胱，协助排尿。

4. 锻炼肌肉力量　指导患者进行骨盆底部肌肉的锻炼，以增强控制排尿的能力。具体方法：患者取立位、坐位或卧位，试作排尿动作，先慢慢收缩肛门，再收缩阴道、尿道，产生盆底肌上提的感觉，在肛门、阴道、尿道收缩时，大腿和腹部肌肉保持放松，每次缩紧不少于3秒，然后缓慢放松，每次10秒左右，连续10遍，以不觉疲乏为宜，每日进行5～10次。同时训练间断排尿，即在每次排尿时停顿或减缓尿流，以及在任何"尿失禁诱发动作"，如咳嗽、弯腰等之前收缩盆底肌，从而达到抑制不稳定的膀胱收缩，减轻排尿紧迫感程度、频率和溢尿量。病情许可，鼓励患者做抬腿运动或下床走动，以增强腹部肌肉张力。

5. 皮肤护理　保持皮肤清洁干燥，经常清洗会阴部皮肤，勤换衣裤、床单、衬垫等。

6. 外部引流　必要时应用接尿装置接取尿液。女患者可用女式尿壶紧贴外阴部接取尿液；男患者可用尿壶接尿，也可用阴茎套连接集尿袋，接取尿液，但此法不宜长时间使用，每天要定时取下阴茎套和尿壶，清洗会阴部和阴茎，并暴露于空气中，同时评估有无红肿、破损。

7. 留置导尿　对长期尿失禁的患者，可采用留置导尿管，定时放尿，避免尿液浸溃皮肤，发生压疮。

8. 减轻造成尿失禁的诱因。

第六节　血液系统疾病护理常规

一、血液及造血系统疾病一般护理常规

血液系统疾病指原发或主要累及血液和造血器官的疾病。血液系统疾病常见症状和体征有贫血、皮肤黏膜出血、黄疸、血红蛋白尿、发热、淋巴结肿大、脾大等。

1. 按内科疾病患者的一般护理。

2. 休息与活动　轻症或恢复期可适当活动，重症患者应绝对卧床休息。

3. 饮食护理　加强营养，给予高热量、高蛋白、多种维生素、易消化的饮食。

4. 病情观察　观察有无发热、贫血及出血情况。若出现突然头痛、喷射性呕吐、视物模糊及意识障碍等颅内出血征象，应及时告知医生，配合抢救。

5. 药物观察　观察药物疗效及不良反应，鼓励患者多饮水，促进尿酸排泄。

6. 皮肤护理　保持皮肤清洁、干燥，防止皮肤破损，尽量减少和避免肌内注射，拔针后延长按压时间。

7. 口腔护理　保持口腔清洁、湿润，用软毛牙刷刷牙，选择合适漱口液，于餐前、餐后及睡前含漱。

8. 肛周护理　保持大便通畅，每次便后清洁肛周或用1∶5000的高锰酸钾溶液坐浴，防止肛周感染。

9. 健康指导　使患者掌握与本病有关的基本知识，加强心理护理，树立治疗信心。

10.预防感染　保持病室清洁及空气流通，注意保暖，防止受凉，减少或限制探视，避免交叉感染。

二、缺铁性贫血

缺铁性贫血（iron deficiency anemia，IDA）是体内用来制造血红蛋白的储存铁缺乏，血红蛋白合成量减少而引起的一种小细胞低色素性贫血。临床表现为疲乏无力、面色苍白、心悸气急、头晕眼花、纳差、腹胀、舌炎、口角炎等。其病因为慢性失血，铁吸收不良，摄入铁不足或需铁量增加。实验室检查血清铁低于10.7μmo／L。

1. 按血液及造血系统疾病一般护理。

2. 休息与活动　轻、中度贫血者活动量以不感到疲劳、不加重症状为度，血红蛋白40g／L以下者应卧床休息。

3. 饮食护理　补充营养和含铁量丰富的食物，如肉类、动物血、香菇、肝、豆类、蛋黄、菠菜等，要注意多样化及均衡饮食。

4. 病情观察　观察贫血的一般症状，如全身倦怠、头晕、皮肤和黏膜苍白、心悸、呼吸困难、水肿等。

5. 药物护理　口服铁剂宜饭后服用，避免与茶、咖啡、蛋类、乳类等食品同时服用。口服液体铁剂时应使用吸管，避免牙齿染黑。注射铁剂应采取深部肌内注射，且经常更换注射部位。静脉注射铁剂的速度宜缓慢、匀速，备好急救药品以防发生过敏性休克。

6. 输血护理　输血治疗时，应做好输血前准备并密切观察输血反应。

7. 健康指导　重度贫血患者注意卧床休息，增强营养，纠正偏食习惯，多食用含铁多的食物。

三、再生障碍性贫血

再生障碍性贫血通常指原发性骨髓造血功能衰竭综合征，病因不明。主要表现为骨髓造血功能低下、全血细胞减少和贫血、出血、感染。免疫抑制治疗有效。根据患者的病情、血象、骨髓象及预后，可分为重型再生障碍性贫血（severe aplastic anemia，SAA）和非重型再生障碍性贫血（non-severe aplastic anemia，NSAA）。曾有学者将非重型进一步分为中间型和轻型，从重型中分出极重型（very severe aplastic anemia，VSAA）。国内学者曾将AA分为急性型再生障碍性贫血（acute aplastic anemia，AAA）和慢性型再生障碍性贫血（chronic aplastic anemia，CAA）；1986年以后，又将AAA改称为重型再障-Ⅰ型（SAA-Ⅰ），将CAA进展成的急性型称为重型再障-Ⅱ型（SAA-Ⅱ）。

（一）病因

1. 药物。

2. 化学毒物。

3. 电离辐射。

4. 病毒感染。

5. 免疫因素。

（二）分类

1. 先天性与获得性再障　再障分先天性和获得性两大类，以获得性居绝大多数。先天性再障甚罕见，要类型为范可尼氏综合征。

（1）先天性再生障碍性贫血：先天性再生障碍性贫血发生于婴幼儿，多数患儿后2周～2年后发病，绝大多数（超过90%）患儿在1岁内确诊。1937年Fanconi首先报道兄弟3人患再生障碍性贫血病并有多发性先天性畸形，故名范可尼（Fanconi）综合征或范可尼贫血。

（2）获得性再生障碍性贫血：获得性再生障碍性贫血（acquired aplastic anemia）是一种获得性骨髓造血功能衰竭症。主要表现为骨髓造血功能低下，全血细胞减少和贫血、出血、感染综合征，免疫抑制治疗有效。

2. 急性与慢性再障　再障可根据临床表现、血象和骨髓象不同综合分型，分为急性和慢性两型。

（1）急性再生障碍性贫血：起病急，进展迅速，常以出血和感染发热为首起及主要表现。病初贫血常不明显，但随着病程发展，呈进行性进展。几乎均有出血倾向，60%以上有内脏出血，主要表现为消化道出血、血尿、眼底出血（常伴有视力障碍）和颅内出血。皮肤、黏膜出血广泛而严重，且不易控制。病程中几乎均有发热，系感染所致，常在口咽部和肛门周围发生坏死性溃疡，从而导致败血症。肺炎也很常见。感染和出血互为因果，使病情日益恶化，急性再障最常用的是抗胸腺球蛋白（antithymocyte globulin，ATG）和抗淋巴细胞球蛋白（antilymphocyte globulin，ALG）治疗。

（2）慢性再生障碍性贫血：起病缓慢，以出血为首起和主要表现；出血多限于皮肤黏膜，且不严重；可并发感染，但常以呼吸道为主，容易控制。若治疗得当，坚持不懈，不少患者可获得长期缓解甚至痊愈，但也有部分患者迁延多年不愈，甚至病程长达数十年，少数到后期出现急性再障的临床表现，称为慢性再障急变型。

3. 重型再障与非重型再障　根据患者的病情、血象、骨髓象及预后，可分为重型（SAA）和非重型（NSAA）。曾有学者将非重型进一步分为中间型和轻型，从重型中分出极重型（VSAA）。国内学者曾将AA分为急性型（AAA）和慢性型（CAA）；1986年以后，又将AAA改称为重型再障-Ⅰ型（SAA-Ⅰ），将CAA进展成的急性型称为重型再障-Ⅱ型（SAA-Ⅱ）。

（三）临床表现

分先天性和获得性两大类，以获得性居绝大多数。先天性再障甚罕见，其主要类型为Fanconi贫血。贫血为DBA主要临床表现，大约35%患儿出生时即表现有贫血。先天性纯红细胞再生障碍性贫血另一显著临床表现为与Fanconi贫血（FA）近似，有较之更轻的先天性体格发育畸形。约1/4患儿合并轻度先天异常，如斜眼、乳头内缩、蹼状颈、手指或肋骨的异常。90%于初生到1岁内起病，罕有2岁以后发病者，遗传规律尚不清，有家族性。患儿生长发育迟缓，少数也有轻度先天性畸形，如拇指畸形，和Fanconi贫血不同很少伴发恶性疾病。患者红系祖细胞不但数量缺乏，并且细胞质有异常。HbF增多，胎儿膜抗原持续存在，嘌呤解救途径酶活性增高，说明核酸合成有缺陷。患者淋巴细胞在体外可抑制正常红系祖细胞的生长。20%病例可自发缓解，60%患者对肾上腺皮质激素有效，无效者亦可做骨髓移植。

获得性再障可分原发和继发性两型，前者系原因不明者，占获得性再障的50%；又可按临床表现、血象和骨髓象不同综合分型，分为急性和慢性两型；国外按严重度划分出严重型再障，后者划分标准须血象具备以下三项中之两项：①中性粒细胞绝对值<500／mm^3，②血小板数<2万／mm^3，③网织红细胞（血细胞比容纠正值）<1%；骨髓细胞增生程度低于正常的25%，如<50%，则造血细胞<30%。其中中性粒细胞绝对值< 200／mm^{3}者称极重型再障。

1. 急性型再障　起病急，进展迅速，常以出血和感染发热为主要表现。病初贫血常不明显，但随着病程发展，呈进行性进展。几乎均有出血倾向，60%以上有内脏出血，主要表现为消化道出血、血尿、眼底出血（常伴有视力障碍）和颅内出血。皮肤、黏膜出血广泛而严重，且不易控制。病程中几乎均有发热，系感染所致，常在口咽部和肛门周围发生坏死性溃疡，从而导致败血症。肺炎也很常见。感染和出血互为因果，使病情日益恶化，如仅采用一般性治疗多数在1年内死亡。

2. 慢性型再障　起病缓慢，以出血为首起和主要表现；出血多限于皮肤黏膜，且不严重；可并发感染，但常以呼吸道为主，容易控制。若治疗得当，坚持不懈，不少患者可获得缓解以至痊愈，但也有部分患者迁延多年不愈，甚至病程长达数十年，少数到后期出现急性再障的临床表现，称为慢性再障急变型。

（四）诊断

（1）全血细胞减少，网织红细胞百分数<0.01，淋巴细胞比例增高。

（2）一般无肝、脾肿大。

（3）骨髓检查显示至少一部位增生减低或重度减低（如增生活跃，巨核细胞应明显减少，骨髓小粒中应见非造血细胞增多。有条件者应做骨髓活检等检查）。

（4）能除外其他引起全血细胞减少的疾病，如阵发性睡眠性血红蛋白尿、骨髓增生异常综合征中的难治性贫血、急性造血功能停滞、骨髓纤维化、急性白血病、恶性组织细胞病等。

（5）一般抗贫血碍治疗无效。

再障的分型诊断标准：重型再障，发病急、贫血进行性加重，严重感染和出血。血象具备下述三项中的两项：

（1）网织红细胞绝对值< 15 × 10^9／L。

（2）中性粒细碍0.5 × 10^9／L。

（3）血小板<20 × 10^9／L。

骨髓增生广泛重度减低。非重型再障达不到重型再障诊断标准的再障。

1. 血象　全血细胞减少，网织红细胞计数降低明显，贫血呈正细胞正色素性细胞大小不等。呈全血细胞减少，贫血为正细胞正色素性。慢性再生障碍贫血，血红蛋白和红细胞平行下降，多为中度贫血；网织红细胞计数>0.01，但绝对值低于正常值；白细胞明显减少，淋巴细胞比例上升。急性再生障碍贫血，血红蛋白随贫血的进展而降低；网织红细胞计数< 0.01，绝对值<15×10^9／L；中性粒细胞绝对值<0.5×10^9／L；血小板数< 20×10^9／L。

2. 骨髓象　骨髓穿刺物中骨髓颗粒很少，脂肪滴增多。多部位穿刺涂片呈现增生不良，粒系及红系细胞减少，淋巴细胞、浆细胞、组织嗜碱性粒细胞相对增多。巨核细胞很难找到或缺如，慢性型骨髓增生减低程度比急性型轻。

特点为造血细胞减少，脂肪增多。粒红两系细胞均减少，淋巴细胞相对增多；细胞形态大致正常；巨核细胞明显减少。骨髓活检其病理改变为红髓脂肪变，其间可见淋巴细胞、浆细胞、网状细胞。

3. 其他　造血细胞培养可见红系祖细胞、粒–单系祖细胞均明显减少；免疫功能检测淋巴细胞值减低；T细胞量减少等。

（五）治疗

包括病因治疗、支持疗法和促进骨髓造血功能恢复的各种措施。慢性型一般以雄性激素为主，辅以其他综合治疗，经过长期不懈的努力，才能取得满意疗效，不少病例血红蛋白恢复正常，但血小板长期处于较低水平，临床无出血表现，可恢复较轻工作。急性型预后差，上述治疗常无效，诊断一旦确立，宜尽早选用骨髓移植或抗淋巴细胞球蛋白等治疗。

1. 支持疗法　凡有可能引起骨髓损害的物质均应设法去除，禁用一切对骨髓有抑制作用的药物。积极做好个人卫生和护理工作。对粒细胞缺乏者宜保护性隔离，积极预防感染。输血要掌握指征，准备做骨髓移植者，移植前输血会直接影响其成功率，尤其不能输家族成员的血。一般以输入浓缩红细胞为妥。严重出血者宜输入浓缩血小板，采用单产或 HLA 相合的血小板输注可提高疗效。反复输血者宜应用去铁胺排铁治疗。

2. 骨髓移植　是治疗干细胞缺陷引起再障的最佳方法，且能达到根治的目的。一旦确诊严重型或极严重型再障，年龄< 20岁，有HLA配型相符供者，在有条件的医院应首选异基因骨髓移植，移植后长期无病存活率可达60%～80%，但移植需尽早进行，因初诊者常输红细胞和血小板，这样易使受者对献血者次要组织相容性抗原致敏，导致移植排斥发生率升高。对确诊后未输过血或输血次数很少者，预处理方案可用环磷酰胺每天50 mg／kg连续静滴4天。国内已开始应用异基因骨髓移植治疗严重再障，并已有获得成功报道。凡移植成功者则可望治愈。胎肝细胞悬液输注治疗再障国内已广泛开展，有认为可促进或辅助造血功能恢复，其确切的疗效和机理尚有待进一步研究。

3. 造血细胞因子和联合治疗　再障是造血干细胞疾病引起的贫血，内源性血浆EPO水平均在500 u／L以上，采用重组人EPO治疗再障必需大剂量才可能有效，一般剂量是不会取得任何效果。重组人集落刺激因子包括G-CSF、GM-CSF或IL-3治疗再障对提高中性粒细胞，减少感染可能有一定效果，但对改善贫血和血小板减少效果不佳，除非大剂量应用。但造血细胞因子价格昂贵，因此目前仅限于重型再障免疫抑制剂治疗时的辅助用药，如应用 ALG／ATG治疗重型再障，常因出现严重粒细胞缺乏而并发感染，导致早期死亡。若该时合并应用rHG-CSF可改善早期粒缺，降低病死率。联合治疗可提高对重型再障治疗效果，包括ALG／ATG和CSA联合治疗，CSA和雄激素联合治疗等，欧洲血液和骨髓移植组采用ALG、CSA、甲泼尼龙和thG-CSF联合治疗，对重型再障有效率已提高到82%。

4. 常规治疗　治疗再生障碍性贫血是治疗首先是寻找和消除病因，还应做如下治疗：

（1）一般处理：急性型完全卧床休息，慢性型以卧床休息为主，适当进行活动；提供高蛋白、高维生素易消化食物；注意卧室、皮肤、口腔及饮食卫生，有条件可住血液层流病房。

（2）刺激骨髓造血：

1）丙酸睾丸酮50～100 mg，每天1次肌内注射5～10mg，每天3次口服，雄激素作用缓慢，故疗程不应少于4～6个月；

2）硝酸士的宁多采用10日疗法，即第1～2天每天肌内注射1 mg，第3～4天每天肌内注射2mg，第5～7天每天肌内注射3 mg，第8～10天每天肌内注射4 mg，间歇5重复上述治疗，周而复始，总疗程需3～6个月；

3）左旋咪唑50 mg，每天3次，每周服1、2或3日，连续治疗。环磷酰胺、硫唑嘌呤等免疫抑制剂多用于急性型和重症再障；

4）脾切除适应证为：骨髓增生又有溶血现象；内科治疗半年以上无效反而恶化；

5）中药治疗再障，不仅是一种最佳的辅助方案，而且中药有自己的独到之处，无论，急性是慢性都有一定效果；

6）骨髓移植已成为有前途的一种治疗方法，骨髓移植后最存时间已达5年之久。

（3）对症治疗：使病情需要时输血；长期输血者，注意监测血清铁浓度，并及时排铁；使用酚磺乙胺、卡巴克洛等止血剂或应用浓缩血小板悬液；并发感染时应选用对骨髓造血功能无损害，又对病原体有确切疗效的抗菌药物；有高热时以物理降温为主（不宜用酒精擦浴）或加用地塞米松降温。

再生障碍性贫血的治疗原则，主要包括：①早期诊断和治疗；②加强支持疗法包括防治出血和感染的多种措施和必要的输血；③采用改善骨髓造血功能的药物；④分型治疗：对急性再障、慢性再障治疗上应区别对待；⑤联合治疗：中西医结合治疗或药物合用；⑥坚持治疗：治疗慢性再障，一般应坚持用药半年以上，过早换药可能影响疗效；⑦维持治疗：病情缓解后相当长的时间内需维持治疗，这对巩固疗效有重要的意义；⑧脱离和病因的接触；⑨考虑有无脾切除的适应证；⑩考虑骨髓移植的可能性。

（六）并发症

1. 出血 血小板减少所致出血常常是患者就诊的主要原因，同时也是并发症，表现为皮肤淤点和瘀斑、牙龈出血和鼻出血。在年轻女性可出现月经过多和不规则阴道出血。严重内脏出血如泌尿道、消化道、呼吸道和中枢神经出血少见，且多在病程晚期。患者出现严重鼻出血、视物不清、头痛、恶心呕吐，常是致命性颅内出血先兆表现，临床要充分予以注意。

2. 贫血 红细胞减少所致贫血常为逐渐发生，患者出现乏力、活动后心悸、气短、头晕、耳鸣等症状。患者血红蛋白浓度下降较缓慢，多为每周降低10 g／L左右。少数患者因对贫血适应能力较强，症状可较轻与贫血严重时合并贫血性心脏病。

3. 感染 白细胞减少所致感染为再障最常见并发症。轻者可以有持续发热、体温下降、食欲不振，重者可出现严重系统性感染，此时因血细胞低使炎症不能局限，常缺乏局部炎症表现，严重者可发生败血症，感染多加重出血而导致死亡。

（七）预防

1. 防止滥用对造血系统有损害的药物，特别是氯霉素、保泰松等一类药物，必须使用时应加强观察血象，及时采取适当措施。

2. 长期接触能引起本病的化学、物理因素的人员，应严格执行防护措施，严格遵守操作规程，防止有害的化学和放射性物质污染周围环境。

再生障碍性贫血，可由于化学、物理或生物因素对骨髓毒性作用所引起。因此在有关的工农业生产中，要严格执行劳动防护措施，严格遵守操作规程，防止有害的化学和放射性物质污染周围环境。本病患者机体抵抗力较低，因此要重视个人和环境的清洁卫生。一旦感染发生，应及早到医院诊治。输血对本病是一种支援手段，但不应滥用。为防止血色病，一般血红蛋白在6 g／L以上不宜输血。目前对慢性再生障碍性贫血主要用雄性激素治疗，中药对部分患者有效，对急重症再障可进行异体骨髓移植或用于抗淋巴细胞球蛋白。

（八）护理

1. 注意生活规律，保持心情舒畅，劳逸结合，加强锻炼，养成良好的卫生习惯，早晚刷牙，少到或不到公共场所，以免感染疾病；禁剧烈运动，防止意外情况导致出血。

2. 对于急性型及重型者须绝对卧床休息。慢性再障患者如无自发性出血，血色素已升到能耐受一般活动者，可参加一定的体力活动而不必过分地限制，如可参加家庭轻体力劳动，同时可适当地参加一般的体育活动如散步、太极拳、保健按摩，以强壮身体，使造血功能恢复。

3. 按医嘱进食 忌辛辣刺激性食物（生葱、生姜、生蒜、辣椒等）、海鲜、羊肉、狗肉等热性食物，忌烟酒，忌生冷油腻；给予高蛋白、高维生素、易消化食物，如瘦肉、蛋类、乳类、鸡肉、排骨汤、动物肝脏、新鲜蔬菜及水果，多食大枣、桂园、花生、核桃、藕等以生血止血；对于有出血倾向者给予无渣半流质饮食，少进食带刺、骨的食物，以防因刺伤而引起出血和感染。

4. 注意患者的出血倾向，如皮肤黏膜出血、鼻衄、牙龈出血、眼底出血等，给予对症和止血处理；发生胃肠道大出血或存在颅内出血的危险时，应立即报告医生，同时准备好各种抢救药物及用物，协助抢救。

5. 保持病室清洁，每天空气消毒，白细胞下降者应行保护性隔离以减少感染。

6. 注意口腔清洁及肛门卫生。坚持饭后、睡前漱口，防止口咽部溃疡，常用漱口液有生理盐水、复方硼酸溶液、1%过氧化氢、碳酸氢钠溶液等；坚持便后用1／5000高锰酸钾溶液坐浴，防止肛门周围发生坏死性溃疡而导致败血症。

7. 皮肤、黏膜广泛出血者注意保持皮肤、黏膜的完整性以防止感染，高热大汗者及时更衣，避免受凉感冒。

四、出血性疾病

出血性疾病（hemorrhagic disorder）是由止血功能障碍所引起的自发性出血或轻微损伤后不易止血的一组疾病。根据发病机制，临床上将该疾病分为3类，即血管壁异常、血小板异常、凝血因子异常。临床上常见病有过敏性紫癜、特发性血小板减少性紫癜、血友病等。

1. 按血液及造血系统疾病一般护理。

2. 活动与休息　有出血倾向时应卧床休息，对关节型患者在出血停止、关节消肿后应鼓励下床活动。

3. 饮食护理　依据病情选用流食、半流食或普食，宜软食少渣，防止消化道出血。

4. 病情观察　内脏出血要注意观察出血量和出血是否停止；皮肤黏膜出血注意观察出血部位、范围；眼底出血要警惕颅内出血。

5. 预防出血　避免使用阿司匹林等影响血小板功能、延长出血时间的药物。除去过敏原污染，如食物或药物过敏因素，执行操作时动作应轻缓，避免损伤组织发生出血。

6. 健康教育　保持大便通畅，不剧烈咳嗽及活动，避免身体挤压和碰伤，定期复查血小板，有出血倾向及时就诊。

五、过敏性紫癜

过敏性紫癜又称亨-舒综合征，是一种较常见的微血管变态反应性出血性疾病。病因有感染、食物过敏、药物过敏，花粉、昆虫咬伤等所致的过敏等，但过敏原因往往难以确定。儿童及青少年较多见，男性较女性多见，起病前1～3周往往有上呼吸道感染史。

（一）病因

病因尚不清楚，可能由于某种致敏原引起的变态反应所致，但直接致敏原尚不明确。起病前常有由溶血性链球菌引起的上呼吸道感染，经1～3周潜伏期后发病。

（二）病理

基本病变为毛细血管壁的炎性反应，毛细血管的通透性增加，血浆及血细胞渗出，引起水肿及出血。小动脉及小静脉也可受累，小血管的周围有中性粒细胞、单核细胞、淋巴细胞，也可有嗜酸粒细胞的浸润及不同程度的红细胞渗出，受累血管的周围还可有核的残余及肿胀的结缔组织，小血管的内膜增生，并出现透明变性及坏死，使血管腔变窄，甚至梗死，并可见坏死性小动脉炎。皮肤及胃肠道都可见上述改变，关节腔内多见浆液及白细胞渗出，但无出血，输尿管、膀胱及尿道黏膜可有出血，并常累及肾脏，紫癜性肾炎的病理变化轻重不等。轻者为局灶性肾炎，比较多见，重者为增殖性肾炎伴新月形改变，免疫荧光检查可在肾小球上发现C3和IgG，还可见到纤维蛋白原沉积，在血管系膜上也发现有IgA。

（三）分类

多数过敏性紫癜患者发病前1～2周有全身不适、低热、乏力及上呼吸道感染等前驱症状，随之出现典型临床表现。依其症状、体征不同，可分为如下几种类型：

1. 单纯型　是最常见类型。主要表现为皮肤紫癜，复发性、对称分布，可同时伴发皮肤水肿、荨麻疹。紫癜大小不等，初局限于四肢，尤其是下肢及臀部，躯干极少累及。紫癜常成批反呈深红色，按之不褪色，可融合成片形成瘀斑，数日内变成紫色、黄褐色、淡黄色，经7～14日逐渐消退。

2. 腹型　除皮肤紫癜外，因消化道黏膜及腹膜脏层毛细血管受累，而产生一系列消化道症状及体征（约2／3患者发生），如恶心、呕吐、呕血、腹泻及黏液便、便血等。其中腹痛最为常见，常为阵发性绞痛，多位于脐周、下腹或全腹，发作可因腹肌紧张及明显压痛、肠鸣音亢进而误诊为外科急腹症。在幼儿可因肠壁水肿、蠕动增强等而导致肠套痛。腹部症状、体征多与皮肤紫癜同时出现，偶可发生于紫癜之前。

3. 关节型　除皮肤紫癜外，因关节部位血管受累出现关节肿胀、疼痛、压痛及功能障碍等表现（约1／2患者有关节症状），多发生于膝、踝、腕、肘等大关节，关节肿胀一般较轻，呈游走性，反复发作，经数日而愈，不遗留关节畸形。

4. 肾型　病情最为严重，发生率高达患者12%～40%。除皮肤紫癜外，因肾小球毛细血管炎性反应而出现血尿、蛋白尿及管型尿。肾脏症状可出现于疾病的任何时期，但以紫癜发生后1周多见。一般认为尿变化出现愈早，肾炎的经过愈重，少数病例因反复发作而演变为慢性肾炎（血尿、蛋白尿、水肿、高血压）、肾病综合征（尿蛋白>3～5 g／d、低血浆白蛋白血症<30 g／L、水肿、血脂升高），甚至肾功能衰竭，过敏性紫癜

所引起的这些肾脏损害称为过敏性紫癜性肾炎。

5. 混合型　除皮肤紫癜外，其他三型中有两型或两型以上合并存在。

6. 其他　除以上常见类型外，少数该病患者还可因病变累及眼部、脑及脑膜血管，而出现视神经萎缩、虹膜炎、视网膜出血及水肿、中枢神经系统相关症状、体征。

（四）临床表现

1. 血尿　为肉眼或镜下血尿，可持续或间隙出现，且在感染或紫癜发作后加剧。多数病例伴有不同程度蛋白尿。

2. 蛋白尿　程度轻重不一，不一定和血尿严重度成比例，蛋白尿大多为中等度，血浆蛋白水平下降程度较蛋白尿严重度为明显，可能蛋白除了肾脏漏出外，还从其他部位如胃肠道、皮下组织等漏出。部分病例可表现为肾病综合征或急性肾炎综合征。后者浮肿、高血压相对不明显。

3. 高血压　一般为轻度高血压，明显高血压者多为预后不良。

4. 其他　少数患者有浮肿，大多为轻度，急性期浮肿者常有血压上升，表示病变较广泛。浮肿原因与蛋白尿、胃肠道蛋白丢失及毛细血管通透性变化有关。此外患者还常伴关节酸痛皮肤紫癜、腹痛、全身不适等表现。肾功能一般正常，少数出现血肌酐、尿素氮一过性升高。血清检查IgA及IgM大多升高，IgG正常。C_3及CH_{50}大多正常，不少病例血中有冷球蛋白上升。

（五）诊断

1. 诊断标准

（1）血常规的检查：血细胞轻中度增高、嗜酸细胞正常或者增高，出血量可多贫血，出凝血时间血小板计数，血块收缩时间均正常。

（2）血沉：多数患者血沉增快。

（3）抗O：可增高。

（4）血清免疫球蛋白：血清IgA可增高。

（5）尿常规：肾脏受累者尿中可出现蛋白红细胞或管型。

（6）尿素氮及肌酐：肾功能不全者增高。

（7）大便潜血：消化道出血时阳型。

（8）毛细血管脆性试验：约半数患者阳性。

（9）肾组织活检：可确定肾炎病变性质对治疗和预后的判定有指导意义。

2. 诊断要点

（1）多有感染、食物、药物、花粉、虫咬、疫苗接种等病史。

（2）有典型特征性皮肤紫癜，结合关节、胃肠或肾脏症状以及反复发作史。

（3）全血白细胞及嗜酸性粒细胞增高，出血严重时，红细胞及血红蛋白降低。

（4）血沉增快，CPR可呈阳性，血清IgA增高。

（5）有肾损害时，可见血尿及蛋白尿。

3. 辅助检查

（1）血液检查：无贫血血小板计数正常，白细胞计数正常或轻度增高，出、凝血时间正常。

（2）骨髓象：正常骨髓象嗜酸粒细胞可偏高。

（3）尿液检查：可有蛋白红细胞、白细胞和管型。

（4）粪常规检查：部分患者可见寄生虫卵及红细胞潜血试验可阳性。

（5）毛细血管脆性试验：阳性。

（6）病理学检查：弥漫性小血管周围炎中性粒细胞在血管周围聚集。免疫荧光检查显示有IgA和C3在真皮层血管壁沉着。

4. 鉴别诊断

（1）特发性血小板减少性紫癜：根据皮肤紫癜的形态不高出皮肤，分布不对称及血小板计数减少，不难鉴别。过敏性紫癜皮疹如伴有血管神经性水肿，荨麻疹或多形性红斑更易区分。

（2）败血症：脑膜炎双球菌败血症引起的皮疹与紫癜相似，但本症中毒症状重，白细胞明显增高，刺破皮疹处涂片检菌可为阳性。

（3）风湿性关节炎：二者均可有关节肿痛及低热，于紫癜出现前较难鉴别，随着病情的发展，皮肤出现紫癜，则有助于鉴别。

（4）肠套叠：多见于婴幼儿。如患儿阵阵哭叫，腹部触及包块，腹肌紧张时应疑为该病。钡灌肠透视可予鉴别。但过敏性紫癜可同时伴有肠套叠，故应引起注意。

（5）阑尾炎：二者均可出现脐周及右下腹痛伴压痛。但过敏性紫癜腹肌不紧张，皮肤有紫癜，可予鉴别。

（六）治疗

无特效疗法，急性期应卧床休息，寻找致敏因素，对可疑的食物或药物，应暂时不用，或对可疑的食物，在密切观察下，从小量开始应用，逐渐增加。

1. 治疗原则

（1）设法除去致敏因素。

（2）单纯者可用复方芦丁、钙剂、维生素C、抗组治胺制剂。

（3）发热及关节炎可用类固醇皮质激素，但不能阻止肾脏侵犯，对顽固的慢肾炎者可加免抑制剂。

（4）中医疗法：根据该病的临床症状辨证论治。

2. 肾上腺皮质激素治疗　肾上腺皮质激素对部分患儿有效，可改善症状，对腹痛伴便血及关节症状者疗效好，但不能防止复发，对肾炎往往疗效不佳，单纯皮肤紫癜者可不用。常采用泼尼松12 mg／（kg·d），分次口服，症状缓解后逐渐减量至停药，疗程一般为1～2周。腹痛便血严重或有脑出血者可用氢化可的松150～300 mg／d（5～10 mg／kg·d），地塞米松15～30 mg（1～2.5 mg／kg·d）静脉滴注，肾脏受累呈肾病综合征表现时，按照肾痛综合征治疗。

3. 对症疗法

（1）关节肿痛者可用阿司匹林。

（2）腹痛者可用镇静剂，如苯巴比妥等，同时观察腹部有无肠套叠的体征。

（3）消化道出血者，量少时限制饮食，量多时禁食，亦可用普鲁卡因（应先做过敏试验，阴性者，方选用）做静脉封闭，用8～15 mg／（kg·d）加入10%葡萄糖200毫升中静脉滴注，7～10日为一疗程。

（4）有感染者，尤其是链球菌感染时，可用青霉素等抗生素控制感染。

（5）有肠寄生虫者，须待消化道出血停止后驱虫。

（6）有病灶者，如龋齿、鼻窦炎、扁桃体炎等应彻底治疗。

（7）一般可补充维生素C、维生素P或钙剂等。

（8）出血量多，引起贫血者可输血。

4. 物理治疗　很多的过敏性紫癜的患者都会在皮肤上出现明显的红斑、瘀点等皮损，在进行治疗的时候，如果单纯地使用药物，需要较长的时间才能够得到较好的治疗效果。如果使用物理方法可以让患者的皮肤症状加速消退，是很好的辅助治疗的方法。

需要注意的是，有些患者的体质不适合使用物理方法进行治疗，所以患者在选择的时候应该向自己的主治医生进行询问，确定之后再进行治疗。

（七）并发症

1. 消化道出血　与肠道黏膜受损有关。

2. 紫癜性肾炎　与肾毛细血管变态反应性炎症有关。

治疗过敏性紫癜消除诱因较为重要，并且应尽量避免较长时间或短时间大剂量注射或内服地塞米松、康宁克通、泼尼松等皮质类激素药物治疗，因为皮质类激素药物虽然可以使上述病情很快好转或消失，但停药后易使病情反跳加重。

（八）预防

（1）预防呼吸道感染。

（2）饮食有节。

（3）调节情志保持心情的轻松愉快。

（九）护理

该病通常呈自限性，大多于1～2月内自行缓解，但少数患者可转为慢性。约半数以上缓解的患者于2年内出现一次或多次复发。95%以上的患者预后良好。预后差及死亡的患者大多为慢性紫癜肾的患者。

1. 生活调理

（1）经常参加体育锻炼增强体质，预防感冒。

（2）积极清除感染灶防止上呼吸道感染。

（3）尽可能找出变应原。

（4）急性期和出血多时应限制患者活动。

2. 饮食调理　该病以热血为主饮食要清淡，主食以大米、面食、玉米面为主；多吃瓜果、蔬菜，忌食肥甘厚味，辛辣之品，以防胃肠积热；对曾产生过敏而发病的食物如鱼、虾、海味等绝对禁忌，气虚者应补气养气止血。血瘀者可用活血化瘀之品。

3. 日常生活的注意点

（1）注意休息，避免劳累，避免情绪波动及精神刺激。防止昆虫叮咬。去除可能的过敏原。

（2）注意保暖，防止感冒。控制和预防感染，在有明确的感染或感染灶时选用敏感的抗生素，但应避免盲目地预防性使用抗生素。

（3）注意饮食，因过敏性紫癜多为过敏原引起，应禁食生葱、生蒜、辣椒、酒等类刺激性食品；肉类、海鲜应避免与花粉等过敏原相接触。

（4）为防止复发，患者治愈后应坚持巩固治疗一个疗程。

4. 过敏性紫癜的日常防护

（1）去除可能的过敏原。

（2）注意休息，避免劳累。

（3）注意保暖，防止感冒。

（4）避免情绪波动，防止昆虫叮咬。

（5）避免服用可能引起过敏的药物。

（6）控制和预防感染，在有明确的感染或感染灶时选用敏感的抗生素，但应避免盲目地预防性使用抗生素。

（7）注意饮食，禁食生葱、生蒜、辣椒、酒类等刺激性食品；肉类、海鲜、鸡蛋、牛奶等高动物蛋白食品；饮料、小食品等方便食品。

5. 注意事项

（1）尽量休息，尤其发作期3个月左右，不能过于劳累，以免加重病情，转为肾炎。

（2）感冒、发热、腹泻均能加重病情，造成疾病的反复或加重，因此防止感染非常重要，有发热感冒时就及时治疗，不去人多的公共场所，患者感冒应注意隔离。

（3）患病后不宜接种预防针（疫苗），防止过敏。

（4）忌食动物蛋白，如海鲜、牛羊肉、方便面（有防腐剂），恢复期应逐渐试验性吃些猪肉、牛奶、鸡蛋。急性期这些食品也应忌食。

（5）若对皮毛过敏的患者，冬季不宜使用羽绒制品，如鸭绒被、羽绒服等。

（6）患病3个月内每1～2周查尿常规1次，3个月后每月查尿常规1次。

六、白血病

白血病（leukemia）是骨髓和其他造血组织中原始和幼稚细胞异常增生的一种恶性疾病。临床表现贫血、出血、感染及白血病细胞浸润机体各组织、器官所产生的相应表现。临床上按白血病形态将急性白血病分为急性非淋巴细胞白血病、急性淋巴细胞白血病。临床化疗原则为强烈联合药物诱导和缓解后早期强化及维持治疗，选择治疗方案个性化。

1. 按血液和造血系统疾病一般护理。

2. 休息与活动　卧床休息，防止晕厥。

3. 饮食护理　给予高热量、高蛋白、高维生素、易消化饮食，避免刺激性食物，化疗期间以清淡饮食为主，防止口腔黏膜破溃出血。

4. 病情观察　注意出血部位及程度，如有剧烈头痛、恶心、呕吐，视物模糊等颅内出血早期症状，应及时告知医生，配合紧急处理。

5. 发热护理　高热时按高热护理常规，禁用酒精擦浴。

6. 化疗护理　注意观察化疗药物不良反应，局部血管反应、骨髓抑制、消化道反应、肝肾功能等。

7. 预防感染　保持病室清洁，空气流通，每天定时紫外线消毒30分钟，患者粒细胞数低于500／μl时，应安排单人房间进行保护性隔离，避免受凉，防止交叉感染。做好口腔、鼻腔、皮肤及肛周护理，防止感染。

8. 健康指导　使患者掌握疾病知识，保持乐观精神，坚持按期维持治疗及强化治疗，定期随访血象，若有发热、出血、关节疼痛等应及时就诊。

七、化疗患者护理常规

大多数化疗药物都缺乏理想的选择性，在抑制肿瘤细胞的同时，往往引起骨髓、心、肝、肺、胃、脑、肾等不同程度的损伤。常用的化疗药物有烷化剂、抗代谢药、抗生素类、生物碱类、激素类等。它们共有的毒性有骨髓抑制、胃肠道反应及化学性静脉炎等。

1. 做好化疗前血象、骨髓象检查。

2. 饮食护理　加强营养，给予清淡，易消化饮食，并注意补充水分。

3. 药物护理　化疗药物应现配现用，剂量准确，注射时防止外渗，应先用盐水穿刺再注药，输注完毕用盐水冲后拔针。

4. 病情观察　观察化疗药物的不良反应，如胃肠道反应、脱发、口腔炎，粒细胞减少等，遵医嘱对症处理。

5. 预防感染　限制探视，加强无菌操作，有条件的患者应安排在无菌层流病房进行治疗，加强基础护理，避免受凉。

6. 心理护理　多鼓励和安慰患者。

八、骨髓移植患者一般护理常规

骨髓移植（bone marrow transplantation，BMT）是指将异体或自体的骨髓植入到受者体内，使其造血及免疫功能恢复。其目的是使造血干细胞在受者体内植活以取代原有缺陷的干细胞，从而达到治疗某些恶性或非恶性疾病的目的。其分类有同基因骨髓移植、异基因骨髓移植、自体骨髓移植、混合造血干细胞移植等。临床上主要用以治疗各种造血细胞质或量异常所致的疾病，其中以恶性血液病、再生障碍性贫血为主。它常见的并发症有免疫缺陷性感染、移植物抗宿主病、间质性肺炎等。

1. 入室宣教　行骨髓移植的患者，应进行充分的解释，取得患者及家属的配合。患者药浴进入洁净室后，给予特级护理并做好详细入室介绍。

2. 饮食护理　给予高蛋白、高热量、高维生素、易消化无菌饮食，并根据患者口味调节烹调方法，以增进食欲。

3. 病情观察　预处理期间，有计划调整输液速度，准确及时执行各项治疗，随时观察患者的主诉及药物不良反应，及时告知医生，配合处理。造血干细胞回输时，不需过滤，严密观察患者有无胸闷及心慌等不适；观察患者有无出血、皮肤斑丘疹、腹泻、肝功能异常等急性移植物抗宿主病等并发症。每天测体重、腹围及血压1次。

4. 发热护理　体温≥38.5℃时应抽血做细菌、真菌培养，给予头部冰枕、大动脉冰敷等物理降温。

5. 无菌操作　见骨髓移植患者无菌护理常规。行中心静脉插管应严格无菌操作，防止感染及空气栓塞。

6. 出入液量　遵医嘱准确记录24小时出入液量，注意观察排泄物、呕吐物的颜色、性状、量及次数等情况，必要时留送标本检验。

7. 心理护理　多与患者交谈，调节患者情绪，传递家属信息，以解除患者的恐惧心理和孤独感，充分调动患者的积极性。

8. 健康教育　做好出室后健康教育，嘱患者注意自我防护，防止感染；加强营养，适当锻炼；坚持服药，定时复诊。

九、骨髓移植患者无菌护理

1. 入室当天，患者用1：2000氯己定药浴20分钟，更换无菌衣裤、鞋、帽，戴无菌口罩，送入洁净室。

2. 进无菌饮食，做熟的饭菜、饮料经微波炉高温消毒5分钟后食用。水果经1：2000氯己定浸泡消毒30分后去皮食用。口服药片经紫外线正反照射各30分钟后供患者服用。

3. 中心静脉插管局部换药严格无菌操作，无菌敷料覆盖，隔天更换1次。

4. 1%氯霉素眼药水和0.5%利福平眼药水交替滴眼，4次／天。

5. 鱼腥草滴鼻剂和链霉素滴鼻剂交替滴鼻，4次／天。

6. 碳酸氢钠盐水、硼酸水交替含漱，行口腔护理每天3次。骨髓移植后，近期以抗细菌感染为主，中后期以抗真菌为主，口腔黏膜可涂搽制霉菌素甘油。

7. 75%酒精擦外耳道每天3次。

8. 每天以1∶2000氯己定擦洗全身1次，注意保暖，防止受凉。

9. 每次大便后以1∶2000氯己定清洗会阴及双手，0.95%～1.05%活力碘及鞣酸。

10. 做好排泄物的处理，呕吐物装于无菌塑料袋中；尿排在洁净室内的便器中，集中定时测量、倾倒；粪便可用无菌塑料袋垫在便盆上，便后取出弃之。

11. 洁净室内物品每天经高压蒸汽消毒后更换1次，或用1∶2000氯己定液擦拭、消毒1次。

第七节　内分泌系统疾病护理常规

一、内分泌系统疾病一般护理常规

内分泌系统包括人体内分泌腺及某些脏器中内分泌组织所形成的一个体液调节系统。其主要功能是在神经支配和物质代谢反馈调节基础上释放激素，从而调节人体内的代谢过程、脏器功能、生长发育、生殖衰老等许多生理活动和生命现象，维持人体内环境的相对稳定，以适应复杂多变的体内、外变化。内分泌系统疾病的发生系由于内分泌及组织和（或）激素受体发生病理状态所致。

1. 热情接待患者，安排床位，做入院介绍。

2. 测量生命体征和体重，糖尿病患者还要测量身高和腹围，记录在病历上并通知医生。

3. 准确及时执行医嘱，并遵医嘱做好饮食、药物宣教。

4. 协助留取化验标本，做好各项检查前宣教。

5. 经常巡视观察患者情况，发现异常告知医生并及时处理，同时做好护理记录。

6. 危重患者应加强基础护理，预防并发症的发生。

7. 对患者及家属进行健康宣教，使他们了解疾病相关知识，更有利于维护患者健康。

二、甲状腺功能亢进症

甲状腺功能亢进症（Hyperthyroidism）简称甲亢，是指由多种病因导致甲状腺功能增强，从而分泌甲状腺激素（thyroid hormone，TH）过多所致的临床综合征。其特征表现为基础代谢增加、甲状腺肿大、眼球突出和自主神经系统功能失常。

1. 体位与休息　将患者安置于安静、无强光刺激的房间，保证充分休息。合并甲亢心脏病或甲亢危象等重症患者应遵医嘱绝对卧床休息。

2. 饮食护理　给予"三高一低"饮食（高热量、高蛋白、高维生素、低碘饮食），鼓励多饮水，禁止饮用浓茶、咖啡等刺激性饮料，以免引起患者精神兴奋。患者腹泻应食用含纤维素少且容易消化的食物。

3. 心理护理　关心体贴患者，态度和蔼，以减轻患者心理负担，避免情绪激动。

4. 病情观察　密切观察生命体征变化，定期测体重（一般每周1次），如发现患者有高热、心率增快、烦躁、大汗、腹泻、呕吐等症状加重时，提示可能有甲亢危象，应立即通知医生，积极配合抢救。

5. 药物治疗护理　遵医嘱指导患者按时按量服药，注意观察有无药物不良反应，如白细胞、血小板减少，皮疹、发热、关节痛及肝功能损害等。当白细胞低13.0×10^9／L时，应进行保护性隔离，医务人员应严格执行无菌操作技术及隔离制度。

6. 突眼症护理　有恶性突眼、眼睑闭合不全者，应注意保护角膜和球结膜。日间外出可戴墨镜，以避免风、光、尘的刺激；避免用眼过度，保持眼部清洁，合理使用眼药水；睡前可适当抬高头部以减轻眼部肿胀，还可涂眼膏、戴眼罩以防感染。

7. 手术或放射性[131]I治疗的患者应做好术前宣教和术后病情观察，预防并发症发生。

8. 健康宣教　指导患者加强营养，坚持服药，定期复查。

三、甲状腺功能减退症

甲状腺功能减退症（hypothyroidism）简称甲减，是各种原因引起的甲状腺激素合成、生成或生物效应不足所致的一组内分泌疾病。临床表现为畏寒、纳差、便秘、水肿和嗜睡。

1. 体位与安全　重症患者应遵医嘱卧床休息，有嗜睡或精神症状时应加强安全防护。

2. 饮食护理　摄取平衡饮食，给予高蛋白、高维生素、易消化的低盐、低脂饮食。鼓励患者进食富含粗纤维食物，多饮水，保持大便通畅。

3. 药物治疗护理　观察甲状腺素药物的应用效果及不良反应，如出现心悸、心动过速多汗、消瘦等甲亢症状，应遵医嘱减量或暂停用药。

（1）病情观察及对症护理。

（1）体温偏低或畏寒者，应注意保暖，避免受凉。

（2）经常便秘者，应多吃蔬菜水果，适当活动以增加胃肠蠕动，必要时遵医嘱服用缓泻药。

（3）皮肤干燥、粗糙者，应加强皮肤护理，注意保持皮肤清洁，适当涂搽润肤霜。

（4）合并心包积液、冠心病、高血压者，应注意观察心率、心律及血压变化。

（5）合并水肿者，应遵医嘱记录出入液量，定期测体重，观察水肿消退情况。

（6）如患者出现嗜睡、体温下降（<35℃）、呼吸浅慢、心动过缓、血压下降，提示可能发生黏液性水肿昏迷，应立即告知医生，并及时配合抢救。

5. 心理护理　多与患者交流，提供心理支持。

6. 健康指导

（1）注意个人卫生，预防各类感染。

（2）解释终身服药的必要性，并向患者说明遵医服药的重要性。

（3）帮助患者提高自我监护意识和能力。

（4）指导患者定期到医院复查。

四、甲状腺功能亢进

甲亢是甲状腺功能亢进的简称，是由多种原因引起的甲状腺激素分泌过多所致的一组常见内分泌疾病。主要临床表现为多食、消瘦、畏热、多汗、心悸、激动等高代谢症候群，神经和血管兴奋增强，以及不同程度的甲状腺肿大和眼突、手颤、胫部血管杂音等为特征，严重的可出现甲亢危象、昏迷甚至危及生命。

（一）病因

1. 感染　如感冒、扁桃腺炎、肺炎等。

2. 外伤　如车祸、创伤等。

3. 精神刺激　如精神紧张、忧虑等。

4. 过度疲劳　如过度劳累等。

5. 怀孕　怀孕早期可能诱发或加重甲亢。

6. 碘摄入过多　如大量吃海带等海产品。

7. 某些药物　如胺碘酮等。

（二）病理

甲状腺分泌过多的病理生理作用是多方面的，但其作用原理尚未完全阐明。近几年的研究发现，甲状腺激素可以促进磷酸化，主要通过刺激细胞膜的Na^+-K^+-ATP酶（即Na^+-K^+泵），后者在维持细胞内外的Na^+-K^+梯度的过程中需要大量能量以促进Na^+的主动转移，以致ATP水解增多，从而促进线粒体氧化磷酸化反应，结果氧耗和产热均增加。甲状腺激素的作用虽是多方面的但主要体现在促进蛋白质的合成，促进产热作用，以及与儿茶酚胺具有相互促进作用，从而影响各种代谢和脏器的功能。如甲状腺激素能增加基础代谢率，加速多种营养物质的消耗，肌肉也易消耗。甲状腺激素和儿茶酚胺的协同作用加强后者在神经、心血管和胃肠道等脏器的兴奋和刺激。此外，甲状腺激素对肝脏、心肌和肠道也有直接刺激作用。非浸润性突眼由交感神经兴奋性增高所致，浸润性突眼则原因不明，可能和自身免疫机制有关。

（三）分类

甲亢有许多类型，其中最为常见的是毒性弥漫性甲状腺肿Graves病。毒性弥漫性甲状腺肿的发病与遗传和自身免疫等因素有关，但是否出现甲亢的症状还和一些诱发因素（环境因素）有关。如果避免这些诱发因素有可能不出现甲亢症状，或延迟出现甲亢症状，或减轻甲亢的症状。

临床上除典型甲亢之外常见的有：

1. T_3型甲亢　T_3型甲亢是指有甲亢的临床表现，但血清TT_4和FT_4正常甚至是偏低，仅T3增高的一类甲亢。

2. T_4型甲亢　又称甲状腺素型甲亢，是指血清TT_4、FT_4增高，而TT_3、FT_3正常的一类甲亢。1975年Tumer首先报告了T4型甲亢的名称，其临床表现与典型的甲亢相同，可发生于Graves病、毒性结节性甲状腺肿或亚急性甲状腺炎，多见于一般情况较差的中老年，如严重感染、手术、营养不良等患者。实验室检查血清TT_4和 FT_4增高，TT_3和FT_3正常。甲状腺摄^{131}I率明显增高，甲状腺片或T3抑制试验异常。

本病需要和急性应激性甲亢（假T_4型甲亢）相鉴别。所谓应激性甲亢患者是指患有各种急性或慢性全身性疾病患者，由于这些疾病的关系，患者血清TT_4、FT_4增高，而TT_3、FT_3正常或降低，除少数患者伴有甲状腺肿大外，其他方面均无甲亢的证据，当原发疾病治愈后，上述实验室指标于短期内恢复正常。

3. 儿童型甲亢　3岁以后发病逐渐增高，11～16岁发病率最高，女孩多于男孩，几乎所有患儿都有弥漫性甲状腺肿大和典型的高代谢症候群，突眼比较常见。

4. 老年型甲亢　由于老年人的生理性变化，其全身脏器功能均有不同程度的减退，甲状腺组织出现一定程度的纤维化和萎缩，甲状腺激素分泌减少，外周组织对甲状碲激素的反应也发生改变，老年性甲亢的临床特点：甲状腺常不肿大，或轻度肿大，多伴有结节；突眼不明显或无突眼，高代谢症候群不明显，缺少食欲亢进、怕热多汗及烦躁易怒等症状；常合并其他心脏病如心绞痛，甚至心肌梗死，易发生心律失常和心力衰竭，多见持续房颤；患者表现淡漠呈无欲状，重者嗜睡或呈木僵、昏迷。

5. 淡漠型甲亢　该型是甲亢的特殊表现类型。症状与典型甲亢的症状相反，表现为神经抑郁的一种甲亢。淡漠型甲亢临床表现：食欲不振、恶心、畏寒、皮肤干燥；神情淡漠抑郁，对周围事物漠不关心；精神思维活动迟钝，同时回答问题迟缓，有时注意力难以集中，懒言少语；心悸者为多见，常伴有心脏扩大、充血性心力衰竭、心房纤颤，眼球凹陷，双目呆滞无神，甚或有眼睑下垂。

（四）临床表现

临床上是一种十分常见的内分泌疾病。是指由各种原因导致甲状腺功能增强，甲状腺激素分泌过多或因甲状腺激素（T3、T4）在血液中水平增高所导致的机体神经系统、循环系统、消化系统心血管系统等多系统的一系列高代谢症候群以及高兴奋症状和眼部症状。

心慌、心动过速、怕热、多汗、食欲亢进、消瘦、体重下降、疲乏无力及情绪易激动、性情急躁、失眠、思想不集中、眼球突出、手舌颤抖、甲状腺肿或肿大、女性可有月经失调甚至闭经，男性可有阳痿或乳房发育等。甲状腺肿大呈对称性，也有的患者是非对称性肿大，甲状腺肿或肿大会随着吞咽上下移动，也有一部分甲亢患者有甲状腺结节。

1. 神经系统　患者易激动、神经过敏、舌和两手平举向前伸出时有细震颤、多言多动、失眠紧张、思想不集中、焦虑烦躁、多猜疑等，有时候出现幻觉，甚而亚狂躁症，但也有寡言、抑郁者，患者腱反射活跃，反射时间缩短。

2. 高代谢综合征　患者怕热多汗，常有低热，危象时可有高热，多有心悸脉速，胃纳明显亢进，但体重下降，疲乏无力。

3. 甲状腺肿　多呈弥漫性对称性肿大，少数不对称，或肿大明显。同时甲状腺血流增多，可在上下叶外侧闻及血管杂音和扪及震颤，尤以腺体上部明显。此体征具有特征性，在诊断上有重要意义。

4. 眼征　分浸润性突眼和非浸润性突眼后者又称良性突眼，患者眼球突出，眼睛凝视或呈现惊恐眼神；前者称恶性突眼，可以由良性突眼转变而成，恶性突眼患者常有怕光、流泪、复视、视力减退、眼部肿痛、刺痛、有异物感等，由于眼球高度突出，使眼睛不能闭合，结膜、角膜外露而引起充血、水肿、角膜溃烂等，甚至失明。也有的甲亢患者没有眼部症状或症状不明显。

5. 心血管系统　心悸、气促、稍活动即明显加剧。常有心动过速（多系窦性）、心律失常、心脏肥大、扩大和充血性心力衰竭以及重者有心律不齐，心脏扩大，心力衰竭等严重表现，也有发生突发心室颤动的报道。

6. 消化系统　食欲亢进，体重却明显下降，两者伴随常提示本病或糖尿病的可能。过多甲状腺激素可兴奋肠蠕动以致大便次数增多，有时因脂肪吸收不良而致脂肪痢甲状腺激素对肝脏也有直接毒性作用致肝肿大和BSP潴留、GPT增高等。

7. 血液和造血系统　本病周围血肿WBC总数偏低，淋巴细胞百分比和绝对值及单核细胞增多，血小板寿命也较短，有时可出现紫癜症，由于消耗增加，营养不良和铁的利用障碍可致贫血。

（五）诊断

典型甲亢患者，凭临床症状和病征即可明确诊断。对于不典型或病情比较复杂的患者，则需通过实验室检查方可做出明确诊断。甲亢患者的检查项目很多，每项检查都有一定的临床意义。根据每位患者不同情况，针对性选择一些项目进行检查是非常重要的。

甲亢的检查项目：

1. 了解机体代谢状态的项目　基础代谢率（basal metabolic rate，BMR）测定；血胆固醇、甘油三酯及尿肌酸测定。

2. 了解血清甲状腺激素高低的项目　血清总T_3（total triiodothyronine，TT_3）测定、血清总T_4（total thyroxine，TT_4）测定、血清游离T_3（free triiodothyronine，FT_3）测定、血清游离T_4（free thyroxine，FT_4）测定、血清反T_3（reverse triiodothyronine，rT_3）测定。

3. 了解垂体-甲状腺轴调节的项目　甲状腺吸收^{131}I率及甲状腺抑制试验（包括 T3抑制试验和甲状腺片抑制试验），血清超敏促甲状腺激素测定（serum thyroid-stimulating hormone，S-TSH），促甲状腺激素释放激素兴奋试验（thyrotropin releasing hormone，TRH兴奋试验）。

4. 了解甲状腺肿大情况的项目　甲状腺B型超声检查、甲状腺放射性核素显影检查等。

5. 甲状腺免疫学检查　促甲状腺受体抗体的测定，如甲状腺刺激性免疫球蛋白测定（thyroid stimulating hormone receptor antibody，TRAb）等；甲状腺球蛋白抗体测定（thyroglobulin antibody，TGAb）；甲状腺微粒体抗体（thyroid microsome antibody，TMAb）或抗甲状腺过氧化物抗体（thyroid peroxidase autoantibody，TPOAb）测定。

6. 了解甲状腺病变性质的项目

7. 检查电解质情况　鉴别诊断时须考虑：

（1）单纯性甲状腺肿：除甲状腺肿大外，并无上述症状和体征。虽然有时^{131}I摄取率增高，T_3抑制试验大多显示可抑制性。血清T_3，rT_3均正常。

（2）神经官能症。

（3）自主性高功能性甲状腺结节：扫描时放射性集中于结节处。经TSH刺激后重复扫描，可见结节放射性增高。

（4）其他：结核病和风湿病常有低热、多汗心动过速等，以腹泻为主要表现者常易被误诊为慢性结肠炎。老年甲亢的表现多不典型，常有淡漠、厌食、明显消瘦，容易被误诊为癌症。单侧浸润性突眼症需与眶内和颅底肿瘤鉴别。甲亢伴有肌病者，需与家族性周期麻痹和重症肌无力鉴别。

（六）治疗

1. 内科药物治疗

（1）治疗方法与适应证：包括抗甲状腺药物治疗、辅助治疗和加强营养的生活治疗等。抗甲状腺药物硫脲类化合物为主，此方法是内科治疗中的主要方法。辅助治疗主要是采用普萘洛尔、利血平等对症治疗。生活治疗是适当休息，饮食给予足够的营养和热量，包括糖、蛋白质、脂肪及B族维生素等，并注意避免精神刺激和过度疲劳。

药物治疗：利用硫脲药物抑制甲状腺内的碘有机化，减少甲状腺素的合成，但该类药不抑制甲状腺摄碘和已合成激素的释放，则治疗初期应加用β-受体阻滞剂，如普萘洛尔、倍他乐克等。但是必须长期服用，一般在1年半至2年内可逐渐减少药量到停药不用。然而有三分之一至一半的患者会再发，特别是那些脖子较大或饮食摄取较多之患者（如常吃海带、海苔、含碘盐）。另外，少部分患者在服药前两三个月内，会发生皮肤痒、发疹或白细胞减少（易出现发烧、喉咙痛）、肝功能异常等药物过敏现象。若出现这些现象，宜及时就医做进一步的诊断治疗。

药物治疗的适应证：

①病情轻、甲状腺较小的格雷夫斯甲亢；

②年龄小（20岁以下），孕妇、年老体弱或合并严重肝、肾或心脏病而不宜手术者；

③手术前准备；

④手术治疗后复发又不宜用同位素治疗者；

⑤作为放射性同位素治疗的辅助治疗。

（2）治疗甲亢的抗甲状腺药物副作用：治疗甲亢的抗甲状腺药：丙硫氧嘧啶、甲巯咪唑等可引起白细胞减少症，一般发生在用药后的头几个月，如及时停药，多在1~2周内恢复，故在用药期间要定期检查血象。

治疗甲亢的西医抗甲状腺药物治疗中最严重的副作用是白细胞减少症、粒细胞缺乏症，由于粒细胞过少全身抵抗力显著下降，继而导致全身严重的感染，对生命的威胁极大。因此，在用药期间应注意有无粒细胞缺乏症的发生，如果及时发现，治愈的机会还比较多。粒细胞缺乏症发生多在用药1~3月期间，但也可见于用药后的任何时间。因此，在用药1~3月期间应特别警惕。

粒细胞缺乏症发病有两种方式，一种是突然发生，一般不能预防。另一种是逐渐发生，一般先有白细胞减少，如果继续用药，可以转变成粒细胞缺乏症。对后一种发病方式，可以通过在用药期间定期检查白细胞来预防。在用药期间，可以每周查1次白细胞，如果白细胞数少于3×10^9／L时，一般需停药观察，如果白细胞数在（3~4）$\times 10^9$／L，应每1~3天查1次，并用升白细胞的药物如利血生、鳖肝醇，必要时用激素治疗，最好换用另一种抗甲状腺药物，经过上述措施处理后，白细胞仍然下降，则需停用抗甲状腺药物，改用其他方法治疗甲亢。

粒细胞缺乏症一旦发生，应立即停用抗甲状腺药物，并送医院进行抢救。因患者抵抗力太弱，应在无菌隔离的病房抢救，给予大量的糖皮质激素和抗生素治疗。治愈后患者不能再用抗甲状腺药物治疗甲亢。

（3）有关甲亢或甲减患者能否过正常性生活的问题：甲亢或甲减患者能否过正常性生活须依病情而定。一般而言，轻症患者或中、重型患者经治疗后病变得到控制、症状消失、患者各种生命活动功能趋于正常者，可以有节制地过性生活。

但有以下问题时，应引起人们注意：

①甲亢患者有多种多样的神经症状，如易激动、多疑、过敏、恐惧、焦虑等；植物性神经的兴奋性增强，出现心慌、心律失常等。此外，还有神经肌肉功能紊乱，出现四肢颤抖、无力。性兴奋常常可以诱发或加重以上症状。

②部分甲亢与甲减患者因性欲减退、阳痿等严重地影响了夫妻之间的性和谐，不能进行正常的性生活，必须积极进行有针对性的治疗，使性功能恢复。

③甲亢患者月经周期往往不规则，周期多为延长，但也有缩短者，月经量亦少，甚至闭经。因此，受孕机会很少。如果怀孕，发生流产的机会较多。男患者因精子生成受抑制表现为无精症或少精症，也必须针对病因进行积极治疗，方能达到生育目的。

④甲亢患者的病情稳定时，即临床症状基本控制，血清总三碘甲状腺原氨酸（T3）或四碘状腺原氨酸（T4）均恢复正常，甲状腺吸碘率达正常水平（2小时为4%～30%，24小时为25%～65%），停药半年以上，一般可以正常性生活。由于性生活常易使甲亢复发或加重，有的患者服药1年以上，停药后，仍有1／2～1／3的人复发，故性生活的恢复一定要在医师监护下进行。

⑤甲亢患者服药时间很长，所服的药物如甲巯咪唑、β-受体阻滞剂，利血平、胍乙啶等，都有致畸作用。故为避免药物引起的胎儿畸形，恢复性生活后是否可以怀孕，要接受医师的指导。

2. 手术治疗方法

（1）治疗方法与适应证：甲状腺次全切除术后复发率低，但手术为破坏性不可逆治疗，且可引起一些并发症，应慎重选择。

适应证为：①中、重度甲亢，长期服药无效，停药复发，或不能不愿长期服药者；②甲状腺巨大或有压迫症状者；③胸骨后甲状腺肿伴甲亢；④结节性甲状腺肿伴甲亢。

不适合手术治疗方法者有：①浸润性突眼者；②严重心、肝、肾、肺并发症，全身情况差不能耐受手术者；③妊娠早期（前3个月）和晚期（后3个月）；④轻症患者预计药物治疗方法可缓解者。

（2）外科治疗的地位：甲状腺大部切除术仍然是目前治疗甲亢的一种常用而有效的方法。抗甲状腺药物不能根治甲亢，也不能代替手术。根据统计，单纯以抗甲状腺药物治疗的病例，约有50%不能恢复工作，而经手术治疗的病例，只有5%。因此，如果应用抗甲状腺药物治疗4～5月后疗效不能巩固者，应考虑手术治疗。

对于手术治疗，除了青少年患者，病情较轻者及伴有其他严重疾患不宜手术者外，均可手术治疗。对于继发性甲亢和高功能腺瘤，应用抗甲状腺药物或^{131}I治疗的效果都不甚显著，同时还有恶变的可能存在，更宜以手术治疗为主。业已并发有左心扩大，心律失常，甚至发生心律失常者，更应手术，始能治愈。企图完全治愈上述心脏症状，然后再行手术的办法，是本末倒置，反而导致病情恶化。

至于妊娠妇女，鉴于甲状腺功能亢进对妊娠可造成不良影响，引起流产、早产、胎儿宫内死亡、妊娠中毒症等；妊娠又可能加重甲状腺功能亢进。因此，在妊娠早期、中期，即4～6个月，仍应考虑手术治疗；到晚期，甲状腺功能亢进与妊娠间的相互影响已不大，则可待分娩后再行手术治疗。

（3）术前准备及其重要性：甲亢患者在基础代谢率高亢的情况下，手术危险性很大。因此，充分而完善的术前准备及其重要。

1）首先要做好患者的思想工作，消除患者的顾虑和恐惧心理。精神紧张、不安和失眠者可给予镇静剂和安眠药。已发生心力衰竭者，应给予洋地黄制剂；伴有心房颤动者，可给予普萘洛尔或奎尼丁治疗。

2）术前检查：除全面的体格检查外，还应包括：①测定基础代谢率，T3、T4检查及^{131}I吸收试验。在有增高的患者须定期复查。②喉镜检查，确定声带功能。③心电图检查，并详细检查心脏有无扩大、杂音或心律不齐等。④有胸骨后甲状腺肿时，应做颈部X线摄片，并让患者同时咽下显影剂，以确定气管和食管的受压程度。

3）药物准备：降低基础代谢率是术前准备的重要环节。①如患者基础代谢率高，可用硫氧嘧啶类药物（甲基或丙硫氧嘧啶、甲巯咪唑等）。此类药物能阻止碘的有机化过程，使氧化碘不能与酪氨酸结合。另外，其本身亦是甲状腺过氧化酶的酶解物，能有效地阻止甲状腺素的合成，并且对甲状腺淋巴细胞有重要免疫作用，由于硫氧嘧啶类药物能使甲状腺肿大和动脉性充血，手术时易发生出血，增加了手术的困难和危险。因此，服用硫氧嘧啶类药物后必须加用碘剂。②在甲亢症状基本控制后，即可改用口服碘液溶液（lugol氏液），每日3次口服，从3滴开始，每日每次增加1滴，至16滴止，维持此量3～5日。碘剂对增生状态的甲状腺的作用在于在最初24～48小时内阻滞正事碘的有机化环节，阻滞甲状腺球蛋白水解，从而抑制甲状腺素的释放，使滤泡细胞退化，甲状腺血运减少、脆性降低。腺体因此缩小变硬，从而有利于手术切除甲状腺。③对于常规应用碘剂或合并应用抗甲状腺药物不能耐受或不起显著作用的病例，可使用碘剂与普萘洛尔合用进行术前准备，普萘洛尔使用剂量每6小时给药1次，口服、每次40～60mg。半衰期3～6小时。因此，最末一次口服普萘洛尔要在术前1～2小时；术前不用阿托品，以免心动过速。术后继服普萘洛尔4～7日。普萘洛尔是一种β-受体阻滞剂，可选择阻滞靶组织的β-受体对儿茶酚胺的作用，抑制肾上腺素能活力增进，降低周围织对甲状腺素的效应，使甲亢症状得到改善。普萘洛尔不能抑制甲状腺素释放。

（4）手术时机的选择：经上述药物准备2～3周后。甲亢症状得到基本控制（患者情绪稳定、睡眠好转、体重增加），脉率稳定在每分钟90次以下，早、中、晚脉率波动不超过10次／分，基础代谢率在±20%以下或T$_3$、T$_4$值在正常范围。腺体缩小变硬，血管杂音减少，便可进行手术。

需要说明，"适当的手术时机"诚然一般以基础代谢率接近正常与否来决定，但亦不完全以此为标准，应同时参考全身情况，尤其是循环系统的改善情况。脉率的降低，脉压的恢复正常等，常是适当手术时机的重要标志。

（5）甲状腺次全切除术要点：

1）麻醉：局部麻醉在绝大多数病例效果良好，且可随时了解声带功能，避免喉返神经损伤。如果气管严重受压或较大的胸骨后甲状腺肿，为了保证手术中呼吸道通畅，减轻心脏负担，则应考虑气管内麻醉。

2）手术操作应轻柔、细致，认真对待每一步骤。①离胸骨上缘两横指处做切口，横断或分开舌骨下诸肌，进入甲状腺外层被膜和固有膜间隙，即可分离出甲状腺体。②充分显露甲状腺腺体。结扎、切断甲状腺上动静脉应紧贴甲状腺上极，以避免损伤喉上神经，如要结扎甲状腺下动脉，要尽量离开腺体背面，靠近颈总动脉结扎甲状腺下动脉主干。这样，不但可避免损伤喉返神经，且使甲状腺下动脉的分支仍与喉部、气管、咽部、食管的动脉分支相互保持吻合，不致影响切除后甲状腺残留部分和甲状旁腺的血液供应。③切除腺体的多少，应根据甲状腺大小和甲亢程度而定，通常需切除腺体的80%～90%，每侧残留腺体以如成人拇指末节大小为恰当。腺体切除过少容易引起复发，过多又易发生甲状腺功能低下。另外，必须保留腺体的背面部分，这样既能避免喉返神经损伤，又能避免甲状旁腺的损伤。甲状腺峡部亦需予以切除。④术中要严密止血，对较大血管（如甲状腺上动、静脉，甲状腺中、下静脉）应分别采取双重结扎，以防滑脱出血。切口应置管通畅引流24～48小时，以便及时引流出渗血，颈部的空间小，少量的积血，亦可压迫气管。

3）加强术后观察和护理，密切注意患者呼吸、体温、脉搏、血压的变化。术后继续服用复方碘化钾溶液，每日3次，从16滴开始，逐日逐次减少1滴。如术前合用普萘洛尔作术前准备，术后继服普萘洛尔4～7日。患者应取半卧位，以利呼吸及切口引流。帮助患者排痰，床旁放置气管切开包及手套，以备万一患者窒息时及时做气管切开。

3. 同位素治疗　用放射性碘破坏甲状腺组织而达到治疗目的，有"内科甲状腺手术"之称。利用甲状腺有浓集碘的能力和^{131}I能放出β射线生物学效应，使甲状腺滤泡上皮细胞破坏、萎缩，分泌减少，达到治疗目的。通常患者只需服用一次，若效果不佳则可再3个月或半年后再追加一次。治疗后甲状腺的体积会逐渐缩小，有的患者会因甲状腺破坏过多而导致机能低下。本疗法的适应证有：①中度甲亢，年龄在20岁以上，应首选此疗法；②抗甲亢药物长期治疗无效，或停药复发者，或药物过敏者；③合并心、肝、肾疾患不宜手术者，手术后复发者或不愿手术者；④某些高功能结节性甲亢。

下列情况不适宜本治疗：①妊娠期、哺乳期；②年龄在20岁以下者；③外周血白细胞<3 000／mm^{3}或中性<1 500／mm^3；④重度心、肝、肾功能衰竭；⑤重度浸润性突眼；⑥甲亢危象。

以上治疗方法，都不是孤立存在的，临床上往往是需要相互配合，才能达到最理想的治疗效果。

本病尚无病因治疗，药物治疗疗程长，长期缓解率低，仅为30%～50%；同位素治疗术后可能出现永久性甲减；手术为破坏性不可逆治疗，切少了术后甲亢复发，切多了出现甲减。因此严格地讲，三种治疗方法均不令人满意。本病多数患者表现极其良性过程，适当选择的治疗在疾病取得相当缓解上起重要作用，患者同医生应密切配合，因人而异地选择最佳治疗方案。

（七）并发症

1. 甲亢性心脏病

主要症状：心悸、呼吸困难、心前区疼痛、过早搏动（期前收缩）或阵发性房颤，甚至出现持久性房颤。

2. 甲亢性眼突

主要症状：眼突的急性阶段表现为眼外肌及眼球后组织的炎症性反应。眼外肌可显著变粗，较正常增加3~8倍，球后脂肪和结缔组织、浸润、体积增大可达四倍之多。慢性阶段性的改变以增生为主。泪腺中也有类似的病理改变。自觉症状有眼内异物感、灼痛、畏光及流泪等，当眼球肌部分麻痹时，眼球转动受限制，并发生复视。由于眼球突出明显，可至眼睑闭合困难使角膜及结合膜受刺激而发生角膜炎、角膜溃疡、结膜充血、水肿等，影响视力，严重时溃疡引起全眼球眼以致失明。

3. 甲亢性肝损害

主要症状：除甲亢症状以外主要为肝病改变，肝脏肿大、压痛、全身瘙痒、黄疸、尿色深黄、大便次数增多，但食欲尚好，无厌油。

（八）预防

1. 未病先预防　情志因素在甲亢的发病中具有重要的作用。《济生方·瘿瘤论治》说："夫瘿瘤者，多由喜怒不节，忧思过度，而成斯疾焉。"故预防甲亢我们在日常生活中首先应保持精神愉快．心情舒畅。其次合理饮食避免刺激性食物，同样是重要的预防措施；同时起居规，勿枉作劳；扶助脾胃，增强体质提高自身的免疫力和抗病能力等都很重要。

2. 既病防传变　防病于未然，是最理想的预防。但若甲亢已发生，则应早期确诊，早期治疗，以防止本病的传变，即防止病情发展加重和并发症的发生。《素问·玉机真藏论篇》云："五脏相通，移皆有次，五脏有病，则各传其所胜。"因而，要根据甲亢并发症发生的规律，采取预防性措施，防止并发症的发生，控制疾病的转变。

3. 愈后防复发　俗语说："病来如山倒，病去如抽丝。"形象地比喻病后机体尚有一个待恢复的状态。津液耗伤有一个恢复的过程，此时若不慎重，原有的病情有可能迁延和复发。因此，初愈阶段，药物、饮食、精神、药膳等要综合调理，并要定期检查，认真监控，是病后防止复发的重要措施。

（九）护理

甲亢是一种慢性疾病，早期没有症状或症状不典型，如得不到及时治疗，病情发展会出现甲亢危象和甲亢性心脏病等危及生命的险症。即使得到正规治疗仍有部分患者经过短期治疗达不到较好的疗效，由于疾病缠绵难愈，疗程长，反复发作，精神压力大，对生活和工作都有很大的影响。护理的重点是：①减轻患者精神上和身体上的痛苦。②预防并发症的发生。③为患者提供生活上的帮助。

1. 一般护理

（1）适当休息与活动：临床症状显著时应及时卧床休息为主，尤其是食后1～2小时应限制活动；临床症状明显改善时在注意休息的同时适当活动或进行体育锻炼，切忌过度劳累；无临床症状，各项实验室检查均正常可以不限制活动。

（2）情志护理：中医认为人的精神状态与机体的脏腑气血密切相关，人的情志活动与心藏神的功能密切相关，凡是精神饱满、心胸开朗的患者，疗效一般较好，相反则较差。因此，在护理上要关心体贴患者，多与患者交谈，了解患者的思想状态，引导患者放下顾虑。

（3）饮食护理：饮食应以高热量，高蛋白，高维生素，适量脂肪和钠盐摄入为原则，少食用辛辣刺激性食物，食物应软、易于消化、富于营养；不要多食高碘食物，比如海带、紫菜、海蜇、海苔以及藻类食物等，防止甲亢控制不良。不吸烟，不喝酒，不喝浓茶和咖啡。

1）给予充足的碳水化合物和脂肪。碳水化合物和脂肪有节约蛋白质的作用，若供应充足，可使蛋白质发挥其特有的生理功能。给予充足的维生素和无机盐。维生素和无机盐能够调节生理功能，改善机体代谢，尤其是B族维生素和维生素C。应给予充足的钙和铁，以防缺乏。

2）适当增加动物内脏，新鲜绿叶蔬菜，或补充维生素制剂。

3）适当控制纤维素多的食物。甲亢患者常有腹泻现象，如过多供给富含纤维素的食品会加重腹泻。

4）忌用刺激性较强的浓茶、咖啡、烟酒等。

（4）病情护理：主要是观察全身有无高代谢综合征的表现，甲状腺是否肿大，眼球是否突出，神经系统、心血管系统、消化系统、血液系统、生殖系统、运动系统有无异常，皮肤及肢端有无水肿、潮红、潮湿、杵状指等异样表现。特别注意观察体温及心血管系统的变化，防止甲亢危象及甲亢性心脏病的发生。

（5）对症护理：使用西药治疗时，要注意年龄、性别和病情选择甲状腺药物，治疗中应注意观察病情的变化，有无对甲状腺药物过敏，有无药疹、肝损害、白细胞减少，应定期复查肝功能和血常规。使用中药治疗时要注意煎药、服药的方法，服药过程中的禁忌。

2. 并发症的护理

（1）甲亢危象的护理：出现甲亢危象的患者，除了在休息、饮食、心理护理之外更应注意病情的观察，随时观察患者的体温、心跳、血压及神态。

（2）甲亢型心脏病的护理：要注意心理护理，积极良好的心态对甲亢性心脏的治疗是很有帮助的；其次更应注意休息，在饮食习惯上要少食多餐、营养丰富，积极预防心力衰竭。

五、糖尿病

糖尿病（diabetes mellitus）是一种常见的内分泌代谢疾病，有遗传倾向。是由于多种原因引起胰岛素分泌或作用的缺陷，或者两者同时存在而引起的以慢性高血糖为特征的代谢紊乱。除糖类外，尚有蛋白质、脂肪、水及电解质等一系列代谢紊乱，临床表现为多饮、多食、多尿、消瘦、疲乏无力等，即典型的"三多一少"症状，久病可引起多系统损害，常伴发心血管、肾、眼及神经等病变。重症或应激时可发生酮症酸中毒、高渗性昏迷等急性代谢紊乱。

（一）饮食护理

遵医嘱给予糖尿病饮食，合理分配每天所需热量，禁烟禁酒。

（二）运动护理

病情稳定者应坚持适合的体力劳动和锻炼，避免肥胖，有严重并发症者应遵医嘱绝对卧床休息。

（三）用药护理

1. 胰岛素应根据起效时间在饭前5~30分钟皮下注射，注意药量准确，无菌操作，并轮流更换注射部位，防止引起皮下脂肪硬化。

2. 口服磺胺类降糖药应在餐前30~60分钟服用；双胍类降糖药在进餐时或餐后30分钟至1小时服用；α-糖苷酶抑制药与第一口饭同服。

（四）监测

每天定时监测手指血糖，了解血糖波动情况，如有异常及时告知医生。

（五）急性并发症的观察及护理

1. 低血糖　如患者有头晕、心悸、面色苍白、出冷汗、强烈饥饿感、抽搐、甚至昏迷等低血糖症状，应立即告知医生并测量手指血糖，口服含糖食物，必要时静脉补充高渗葡萄糖。

2. 酮症酸中毒　如患者出现食欲减退、恶心、呕吐、呼吸深快且伴有烂苹果气味、脱水等酮症酸中毒表现，应及时通知医生，准确执行医嘱，确保液体和胰岛素的输入。

（六）糖尿病足的预防及护理

常用温水泡脚，避免烫伤；穿舒适透气的鞋袜，不要过紧过硬；修剪脚指甲不宜剪的过短，以免损伤皮肤、甲沟而造成感染；保持个人卫生，经常检查足部有无红肿、水疱等。

（七）做好健康宣教

指导患者积极预防危险因素，帮助患者提高自我监护意识和能力，并坚持定期检查心血管、肾脏系统及眼底有无病变，以便早发现、早治疗。

六、皮质醇增多症

皮质醇增多症又称库欣综合征（Cushing syndrome），是肾上腺皮质分泌过量的糖皮质激素（主要是氢化可的松）所致。主要临床表现为多血质外貌、满月脸、向心性肥胖、皮肤紫纹、痤疮、高血压和骨质疏松等。

1. 做好心理护理，鼓励患者增强战胜疾病的信心。
2. 多食富含钙及维生素D的食物，摄入高钾低钠饮食，鼓励食用柑橘类水果。
3. 提供安全、舒适的环境，避免剧烈的运动，防止意外发生。
4. 加强基础护理，防止患者因抵抗力降低导致口腔、会阴及呼吸道感染。
5. 准确、及时留取血、尿、粪标本，并协助完善各项检查。
6. 指导患者按医嘱准确服药，并观察药物的疗效及不良作用。
7. 按医嘱密切观察患者血压及血糖变化，如有四肢乏力、软瘫等低血钾表现，应及时告诉医生并配合治疗。
8. 对有骨质疏松的患者应加强安全防护，避免摔倒碰伤，应睡硬板床，以防止病理性骨折。
9. 需进行手术者应做好术前宣教及准备。

七、原发性醛固酮增多症

原发性醛固酮增多症（primary aldosteronism）是一种以高血压、低血钾、低血浆肾素活性及高醛固酮水平为主要特征的临床综合征。由于肾上腺皮质肿瘤或增生，使醛固酮分泌增多，导致水、钠潴留，液体容量扩张而抑制了肾素-血管紧张素系统所致。

1. 休息与活动　创造舒适、安静的环境，病情重者应卧床休息，减少活动，保证充足的睡眠；病情轻者可做适当的活动，以不感到疲乏为限度。
2. 饮食　给予低盐饮食，鼓励患者多食富含钾、钙的蔬菜和水果，如香蕉、菠萝、牛奶等。
3. 病情观察
（1）注意观测患者的血压，每天至少测血压1次，并观察患者有无头晕、头痛。
（2）观察患者肢端麻木、腹胀、手足抽搐、心律失常等低血钾表现，每天至少1

次，必要时遵医嘱监测血清钾的变化。

（3）遵医嘱记录24小时尿量，观察患者有无多尿及夜尿增多的情况。

4. 配合做好各项检查，并帮助患者正确认识检查的目的和意义，正确留取标本并及时送检。

5. 观察药物的疗效及不良反应，如男性乳腺发育、女性月经不调等现象，如发生上述情况应及时通知医生。

6. 健康指导　帮助患者正确认识疾病，注意观察身体状况，如有血压升高、头晕、头痛、肢端麻木等不适，要及时就诊。安慰鼓励患者，增强其战胜疾病的信心。

八、嗜铬细胞瘤

嗜铬细胞瘤起源于肾上腺髓质、交感神经节或其他部位的嗜铬组织，这种细胞瘤持续或间断地释放大量儿茶酚胺，引起持续性或阵发性高血压或多个器官功能及代谢紊乱。临床上表现为高血压、头痛、心悸、多汗及代谢紊乱症候群。

1. 患者应尽量卧床休息或在室内活动，改变体位时不宜过快。外出散步时需有人陪伴，以免高血压突然发作出现危险。

2. 嘱患者进食高蛋白、多维生素和低脂肪饮食。不宜饮咖啡、茶、可可，不宜进食香蕉，以免干扰尿儿茶酚胺的测定。

3. 对高血压阵发性发作的患者，指导其记录吃饭时间及每次排尿时间。一旦高血压发作，即应遵医嘱准确留取4小时或24小时尿，并抽血查儿茶酚胺。

4. 对有明显发作诱因者，如排尿、便后发作，应告诉患者不要憋尿，保持排便畅通，以避免高血压发作。如果肿瘤较大，压迫直肠，导致排便困难时，应进行清洁灌肠。一旦高血压发作时，应立即通知医生并配合紧急处理。

5. 术前应遵医嘱按时服用酚妥拉明。注意观察有无鼻塞、直立性低血压等药物不良反应。服药过程中注意观察血压及心率变化。每周测量体重1次。

6. 配合做好各项检查，帮助患者了解检查的目的及意义，如酚妥拉明试验、冷加压试验和组胺试验。留尿检查儿茶酚胺时应在尿液中加入少量盐酸，以防止儿茶酚胺分解影响测定结果。

九、痛风

痛风（gout）是一种异质性疾病，由遗传性和（或）获得性引起的尿酸排泄减少和（或）嘌呤代谢障碍。临床特点：高尿酸血症及尿酸盐结晶、沉积所致的特征性急性关节炎、痛风石、间质性肾炎，严重者呈关节畸形及功能障碍。常伴有尿酸性尿路结石。

（一）饮食护理

1. 急性发作期应选择无嘌呤食物，如脱脂奶、鸡蛋等，全天液体摄入量应在3000ml以上，两餐之间可饮用碳酸氢钠类液体。

2. 慢性期或缓解期应选择低嘌呤饮食，如饼干、稻米饭、蔬菜水果等，嘌呤的进食量每天限制在100～150mg，饮食中应注意补充维生素及铁质，限制脂肪摄入（每天小于50g），即进食低热量、低脂、低嘌呤、高维生素饮食。禁食辛辣刺激性食物，禁饮酒，宜多食偏碱性食物，并大量饮水。

（二）休息与功能锻炼

1. 急性发作期遵医嘱卧床休息。发作时抬高患肢、局部冷敷，24小时后可行热敷或理疗，关节疼痛缓解3天后可恢复活动。

2. 慢性及缓解期应先进行理疗，如热敷、按摩等，以促进关节血液循环，减轻肌肉痉挛，然后进行以伸展与屈曲动作为主的功能锻炼。应避免劳累，以防诱发急性发作。

（三）病情观察

观察疼痛的部位、性质、程度，监测尿pH，尿酸的排出量，保持血尿酸的正常范围。

（四）用药护理

1. 应用秋水仙碱时，应注意有无呕吐、腹泻等胃肠道症状。一般口服秋水仙碱片，必要时静脉推注，但速度要慢，一般不少于5分钟，并严防药物外渗。

2. 应用促尿酸排泄药物或抑制尿酸合成药物时，应遵医嘱小剂量给药，逐渐加量，并定期检查肝肾功能，密切观察药物不良反应。

（五）心理护理及健康指导

1. 向患者讲解疾病相关知识，消除其紧张情绪，配合医生治疗，树立战胜疾病的信心。

2. 指导患者学会监测与调节自己的尿液酸碱度，学会使用pH试纸，定期复查肝肾功能及血象。

十、肥胖症

肥胖症（obesity）是指体内脂肪堆积过多和（或）分布异常，体重增加，体重指数［BMI=体重（kg）／身高^2（m^2）］≥30即为肥胖症。它是遗传因素和环境因素共同作用的结果。

1. 做好心理护理，消除患者自卑紧张情绪。如智力异常者，应有家属陪伴并加强安全宣教。

2. 遵医嘱指导饮食，按需摄入，限制脂肪和高糖食品，避免过量。鼓励患者多饮水，并建立良好的进食习惯，如细嚼慢咽。

3. 增加日常的运动，并鼓励患者进行锻炼，最好是有氧运动，循序渐进并持之以恒。

4. 正确留取血、尿、粪标本，并协助完善各项检查。

5. 定期测体重、腰围，必要时监测血糖和血压的变化，并遵医嘱记录出入液量。

十一、尿崩症

尿崩症（diabetes insipidus）是指精氨酸加压素（arginine vasopressin，AVP），又称抗利尿激素（antidiuretic hormone，ADH）严重缺乏或部分缺乏（称中枢性尿崩症），或肾脏对AVP不敏感（肾性尿崩症），致肾小管吸收水的功能障碍，从而引起多尿、烦渴、多饮与低比重尿和低渗透尿为特征的一组综合征。此病以青少年为多见，男性多于女性，男女之比为2：1。

1. 病情缓解期应适当休息，避免剧烈的运动；疾病发作期，应卧床休息。

2. 保证患者有足够的水分摄入，并禁烟、茶、咖啡等刺激性食品。

3. 遵医嘱记录每天出入液量，必要时监测尿比重。

4. 每天测体重，需在每天同一时间穿同样的衣服称体重，监测体重的变化。

5. 对需要做禁水加压试验的患者，要耐心、细致地介绍做此项检查的目的和重要性，取得患者的配合。对未成年人需要家属陪同和配合。

6. 正确留取标本并及时送检。

7. 指导患者正确使用药物。如使用加压素，应慎防用量过大引起水中毒；长期服用氢氯噻嗪的患者注意观察有无低钾、高尿酸血症；口服氯磺丙脲的患者，应注意观察血糖及有无水中毒的现象。

8. 做好患者的心理护理，安慰患者，增强患者战胜疾病的信心。

9. 做好健康指导　介绍尿崩症的基本知识及治疗方法；告知患者准确监测液体平衡的重要性，遵医嘱准确地记录出入液量；坚持治疗并定期复查。

第八节　风湿性疾病护理常规

一、系统性红斑狼疮

系统性红斑狼疮（systemic lupus erythematosus，SLE）是一种以多器官、多系统损害，体内有多种致病性自身抗体（特别是抗核抗体）为特征的自身免疫性疾病。临床有发热、皮疹、关节痛、浆膜炎、肾炎等表现。青年女性多见，好发于15～35岁。起病多数缓慢，缓解与发作常交替出现。

（一）常规护理

按内科疾病患者的一般护理。

（二）休息与活动

急性期应卧床休息，以减少消耗，预防并发症发生。

（三）饮食

给予高蛋白、高热量、高维生素、低盐、低脂清淡饮食，注意钙质的补充，避免辛辣刺激性食物。

（四）病情观察

1. 注意观察有无皮肤黏膜损害、雷诺现象、关节肿痛、心力衰竭、肾功能不全、出血倾向、呼吸困难及精神神经症状等，并对症处理。观察患者的生命体征变化，测体温、脉搏、呼吸、血压每天1次。

2. 高热时按高热常规护理。

3. 血浆置换时，做好术前、中、后护理。

（五）药物治疗护理

注意药物不良反应，如糖皮质激素、免疫抑制药所致的血压增高、骨质疏松、低钾、低钙、白细胞减少、继发感染、精神异常、内分泌失调等。

（六）心理护理

本病病程长且病情容易反复，患者易产生悲观心理，应多关心、鼓励患者，帮助其树立战胜疾病的信心。

（七）健康指导

1. 避免加重病情的各种诱因，如妊娠、感染、某些药物及手术等。

2. 具有光敏性的患者，居家及外出时避免阳光直射，室内应挂有色不易透光窗帘。

3. 女性患者忌用碱性肥皂、化妆品及其他化学药品，育龄女性注意避孕。

4. 应按时服药，不得自行减量或停药。

5. 病情稳定期可适当工作、锻炼，天气寒冷时注意保暖，防止受凉感冒。

二、类风湿关节炎

类风湿关节炎（rheumatoid arthritis，RA）是一种以对称性、多关节、小关节病变为主的慢性全身性自身免疫性疾病。临床表现为受累关节疼痛、肿胀、功能下降；晚期可出现关节强直、畸形和功能障碍。发病年龄多在20～45岁，男女之比为1∶2.4。

（一）常规护理

按内科疾病患者的一般护理。

（二）休息与体位

1. 急性期应卧床休息，睡硬板床，关节制动，保持关节的功能位置，防止关节畸形、屈曲和挛缩。

2. 恢复期鼓励患者适当活动，加强关节功能锻炼。

（三）饮食

给予高蛋白、高维生素、营养丰富的饮食，忌生冷、油腻、辛辣刺激性食物。

（四）病情观察

1. 观察关节肿胀、疼痛、发热及关节功能受限的程度。

2. 注意关节的活动度，有无僵硬、强直、关节周围肌肉挛缩、关节肿胀变形及晨僵程度等。

3. 发生晨僵时给予热敷、热水浴等物理治疗来迅速缓解症状。

（五）用药护理

1. 关节疼痛肿胀时遵医嘱给予镇痛药。

2. 使用抗风湿药物、糖皮质激素时应注意观察疗效及不良反应。若出现严重的胃肠道反应、头晕、肝肾功能损害、继发感染、神经精神症状等应做对症处理。

（六）心理护理

本病病程长，患者多因症状缓解而忽视坚持治疗，护士应告知长期治疗的重要性，培养其良好的遵医行为。

（七）健康指导

1. 恢复期鼓励患者适当活动，加强关节功能锻炼。

2. 晚期关节僵硬，生活不能自理者，协助生活护理，预防压疮。

3. 注意避免或去除各种诱因，如寒冷、外伤、感染、受潮、营养不良、精神刺激等。

4. 指导合理应用力学原则，注意保护受损关节。

三、痛风

痛风又称"高尿酸血症"，嘌呤代谢障碍，属于关节炎的一种。痛风是人体内嘌呤的物质的新陈代谢发生紊乱，尿酸的合成增加或排出减少，造成高尿酸血症，血尿酸浓度过高时，尿酸以钠盐的形式沉积在关节、软骨和肾脏中，引起组织异物炎性反应，即痛风。近些年利用中医药在痛风临床上取得进展性突破，应用中医四联修复激活疗法通过调和气血，滋肾祛风，活血化瘀，软坚散结治疗进展突破，无论病史长短，患病年龄大小，均15～30天见效，症状逐渐消失，治愈后不易复发。

（一）病因

血液中尿酸长期增高是痛风发生的关键原因。人体尿酸主要来源于两个方面：

1. 人体细胞内蛋白质分解代谢产生的核酸和其他嘌呤类化合物，经一些酶的作用而生成内源性尿酸。

2. 食物中所含的嘌呤类化合物、核酸及核蛋白成分，经过消化与吸收后，经一些酶的作用生成外源性尿酸。

尿酸的生成是一个很复杂的过程，需要一些酶的参与。这些酶大致可分为两类：促进尿酸合成的酶，主要为5-磷酸核酸-1-焦磷酸合成酶、腺嘌呤磷酸核苷酸转移酶、磷酸核糖焦磷酸酰胺转移酶和黄嘌呤氧化酶；抑制尿酸合成的酶，主要是次黄嘌呤-鸟嘌呤核苷转移酶。痛风就是由于各种因素导致这些酶的活性异常，例如促进尿酸合成酶的活性增强，抑制尿酸合成酶的活性减弱等，从而导致尿酸生成过多。或者由于各种因素导致肾脏排泄尿酸发生障碍，使尿酸在血液中聚积，产生高尿酸血症。

高尿酸血症如长期存在，尿酸将以尿酸盐的形式沉积在关节、皮下组织及肾脏等部位，引起关节炎、皮下痛风结石、肾脏结石或痛风性肾病等一系列临床表现。

（二）病理

当血尿酸超过7 mg／dl或0.41 mmol／L，血浆就呈饱和状态（在pH值7.4，温度37℃及血清钠正常情况下）。在30℃时，尿酸盐的溶解度为4 mg／dl，因此针形单钠尿酸盐（monosodium urate，MSU）就会在无血供（如软骨）或血供相对少的组织（如肌腱，韧带）沉积，这些部位包括远端的周围关节及像耳朵等温度较低的组织。严重及患病时间长的患者，单钠尿酸盐结晶可在中央大关节及实质器官如肾脏中沉积。

痛风石是MSU结晶聚集物，最初大到可以在关节的X线片中出现时，为"穿凿样"病变，较后期表现为皮下结节，可肉眼观察到或手感觉到。由于尿液pH值呈酸性，尿酸易形成晶体，并聚集成结石，可导致阻塞性泌尿系统疾病。

持续高尿酸血症常见的原因是由于肾脏尿酸盐清除率下降，尤其在接受长期利尿剂治疗的患者及肾小球滤过率下降的原发性肾脏病患者。高尿酸血症的程度越高病程越长，发生晶体沉积和急性痛风发作的机会就越大。然而仍有很多高尿酸血症的人并未发生痛风。

（三）临床表现

由于尿酸在人体血液中浓度过高，在软组织如关节膜或肌腱里形成针状结晶，导致身体免疫系统过度反应（敏感）而造成痛苦的炎症。一般发作部位为大拇指关节、踝关节、膝关节等。长期痛风患者有发作于手指关节，甚至耳郭含软组织部分的病例。急性痛风发作部位出现红、肿、热、剧烈疼痛，一般多在子夜发作，可使人从睡眠中惊醒。痛风初期，发作多见于下肢。

1. 痛风性肾病　持续性高尿酸血症，20%在临床上有肾病变表现，经过数年或更长时间可先后出现肾小管和肾小球受损，少部分发展至尿毒症。尿酸盐肾病的发生率仅次于痛风性关节损害，并且与病程和治疗有密切关系。研究表明，尿酸盐肾病与痛风性关节炎的严重程度无关，即轻度的关节炎患者也可有肾病变，而严重的关节炎患者不一定有肾脏异常。早期有轻度单侧或双侧腰痛，嗣后出现轻度浮肿和中度血压升高。尿呈酸性，有间歇或持续蛋白尿，一般不超过++。几乎均有肾小管浓缩功能下降，出现夜尿、多尿、尿相对密度偏低。5～10年后肾病加重，进而发展为尿毒症，17%～25%死于肾功能衰竭。

2. 尿路结石　痛风患者的尿呈酸性，因而尿中尿酸浓度增加，较小的结石随尿排出，但常无感觉，尿沉淀物中可见细小褐色砂粒；较大的结石可梗阻输尿管而引起血尿及肾绞痛，因尿流不畅继发感染成为肾盂肾炎。巨大结石可造成肾盂肾盏变形、肾盂积水。单纯尿酸结石X线上不显影，当尿酸钠并有钙盐时X线上可见结石阴影。

3. 急性梗阻性肾病　见于血尿酸和尿中尿酸明显升高，那是由于大量尿酸结晶广泛性梗阻肾小管所致。痛风常并有高血压、高脂血症、动脉硬化、冠心病及Ⅱ型糖尿病。在年长者痛风死亡原因中，心血管因素远超过肾功能不全。但痛风与心血管疾病之间并无直接因果联系，只是两者均与肥胖、饮食因素有关。

4. 痛风石　又称痛风结节，是人体内因血尿酸过度升高，超过其饱和度而在身体某部位析出的白色晶体。如同一杯盐水中的盐量超过一定限度后，杯底就会出现白色的沉积物一样。析出的晶体在什么部位沉积，就可以发生什么部位的结石，痛风患者除中枢神经系统外，几乎所有组织中均可形成痛风石。

有些痛风石用肉眼不能看到，但在偏振光显微镜下可以见到呈白色的针状晶体，这些微小的晶体可以诱发痛风性关节炎的发作，还可造成关节软骨和骨质破坏，周围组织纤维化，导致慢性关节肿痛、僵直和畸形，甚至骨折。有些痛风石沉积在体表，如耳轮和关节周围，我们的肉眼就可以看到。还有些痛风石沉积在肾脏，引起肾结石，诱发肾绞痛。

5. 急性关节炎　精神紧张、过度疲劳，进食高嘌呤饮食、关节损伤、手术、感染等为常见诱因。起病急骤，多数患者在半夜突感关节剧痛而惊醒，伴以发热等全身症状。早期表现为单关节炎，以第一跖趾及踇趾关节为多见，其次为踝、手、腕、膝、肘及足部其他关节。若病情反复发作，则可发展为多关节炎，受累关节红、肿、热、痛及活动受限，大关节受累时常有渗液。伴有发热，体温可达38～39℃，有时出现寒战、倦怠、厌食、头痛等症状。一般历时1～2周症状缓解。关节炎消退，活动完全恢复，局部皮肤由红肿转为棕红色而逐渐完全消去。有时可出现脱屑和瘙痒，为本病特有的症状。间歇期可数月或数年，有的患者终身仅发生1次，但多数患者在1年内复发，每年发作1次或发作数次。

6. 肾脏病变　有20%～25%的原发性痛风患者合并肾结石，其中约85%属于尿酸结石。结石较大时可有肾绞痛、血尿。由于尿酸结石可透过X线，因此需通过肾盂造影才能发现。有20%～40%的患者早期可有间歇性少量蛋白尿。晚期常因间质性肾炎或肾结石而导致肾功能不全。此外痛风患者常伴高血压、肥胖、动脉硬化、冠状动脉粥样硬化性心脏病等。

（四）诊断

1. 痛风X线检查　骨关节为痛风患者常见的受累部位。骨骼内还有大量钙盐，因而密度较高并与周围软组织形成良好对比。因此，病变易为X线检查所显示。普通X线摄片和X线数字摄影（CR或DR）简单易行，费用较低，可显示四肢骨关节较为明显的骨质改变、关节间隙和骨性关节面异常及关节肿胀。X线平片通常作为了解痛风患者有无骨关节受累的首选影像学检查方法。

X线检查包括常规检查和特殊检查。常规检查应摄取检查部位的正侧位片，骨骼病变摄片范围应包括一个相邻的关节。特殊检查主要有放大摄影、体层摄影和软组织钼靶摄影。放大摄影系利用小焦点的X线束自焦点向远处不断扩大的原理，使检查部位与胶片或X线感应板之间保持较大距离，从而获得放大图像，以便更好地观察骨骼的细微结构。体层摄影和软组织钼靶摄影正逐渐为CT检查所取代，现已很少应用。

2. 痛风早期诊断

（1）临床诊断急性痛风的标准：反复发作的急性关节炎，伴有血尿酸增高，秋水仙碱试验治疗有效，即在关节炎急性发作的数小时内，每1～2小时秋水仙碱0.5～1mg，如果是急性痛风，一般在服药2～3次后，关节立即不痛，从寸步难行到可以行走。

（2）美国风湿病协会提出的标准：关节液中有特异的尿酸盐结晶体，或有痛风石，用化学方法或偏振光显微镜观察证实有尿酸盐结晶。上述三项符合一项者即可确诊。具备下列临床、实验室检查和X线征象等12条中的6条者，可确诊为痛风：

1）1次以上的急性关节炎发作。

2）炎症表现在1天内达到高峰。

3）单关节炎发作。

4）观察到关节发红。

5）第一跖趾关节疼痛或肿胀。

6）单侧发作累及第一跖趾关节。

7）单侧发作累及跗骨关节。

8）可疑的痛风石。

9）高尿酸血症。

10）关节内非对称性肿大X线检查。

11）骨皮质下囊肿不伴有骨质糜烂。

12）关节炎症发作期间，关节液微生物培养阴性。

13）典型的痛风足，即第一跖趾关节炎，伴关节周围软组织肿。

总之，急性痛风根据典型临床表现、实验室检查和治疗反应不难诊断。

3. 检查化验

（1）血、尿常规和血沉：

血常规和血沉检查：急性发作期，外周血白细胞计数升高，通常为（10～20）×10^9／L，很少超过20×10^9／L。中性白细胞相应升高。肾功能下降者，可有轻、中度贫血。血沉增快，通常小于60 mm／h。

尿常规检查：病程早期一般无改变，累及肾脏者，可有蛋白尿、血尿、脓尿，偶见管型尿；并发肾结石者，可见明显血尿，亦可见酸性尿石排出。

（2）血尿酸测定：急性发作期绝大多数患者血清尿酸含量升高。一般认为采用尿酸氧化酶法测定，男性416 ptmol／L（7mg／dl），女性>357 ptmol／L（6 mg／dl），具有诊断价值。若已用排尿酸药或肾上腺皮质激素，则血清尿酸含量可以不高。缓解期间可以正常。有2%～3%患者呈典型痛风发作而血清尿酸含量小于上述水平。

（3）尿尿酸含量测定：在无嘌呤饮食及未服影响尿酸排泄药物的情况下，正常男性成人24小时尿尿酸总量不超过3.54 mmol／（600 mg／24 h）。原发性痛风患者90%尿尿酸排出小于3.54 mmol／24 h。故尿尿酸排泄正常，不能排除痛风，而尿尿酸大于750 mg／24 h，提示尿酸产生过多，尤其是非肾源性继发性痛风，血尿酸升高，尿尿酸亦同时明显升高。

（4）关节腔穿刺检查：

1）偏振光显微镜检查：将滑液置于玻片上，在细胞内或细胞外可见双折光细针状尿酸钠结晶的缓慢振动图像。用第一级红色补偿棱镜，尿酸盐结晶方向与镜轴平行时呈黄色，垂直时呈蓝色。

2）普通显微镜检查：尿酸钠结晶呈杆状针状，检出率仅为偏振光显微镜的一半。若在滑液中加肝素后，离心沉淀，取沉淀物镜检，可以提高其检出率。

3）紫外分光光度计测定：采用紫外分光光度计，对滑囊液或疑为痛风结节的内容物进行定性分析来判定尿酸钠，是痛风最有价值的方法。方法是首先测定待测标本的吸收光谱，然后与已知尿酸钠的吸收光谱比较。若两者相同，则测定物质即为已知化合物。

4）紫尿酸胺（murexide）试验：对经过普通光学显微镜或偏振光显微镜检查发现有尿酸钠存在的标本，可行本试验以便进一步予以确认，此法简便易行。其原理是尿酸钠加硝酸后加热产生双阿脲，再加入氨溶液即生成呈紫红色的紫尿酸铵。

5）尿酸盐溶解试验：在有尿酸盐结晶的滑液中，加入尿酸氧化酶保温后，尿酸盐结晶被降解为尿囊素可见结晶消失。

（5）痛风结节内容物检查：对于痛风结节进行活检或穿刺吸取其内容物，或从皮肤溃疡处采取白垩状黏稠物质涂片，按上述方法检查，查到特异性尿酸盐的阳性率极高。

（6）X线摄片检查、CT与MRI检查：沉积在关节内的痛风石，根据其灰化程度的不同在CT扫描中表现为灰度不等的斑点状影像。痛风石在MRI检查的T1和T2影像中均呈低到中等密度的块状阴影，静脉注射钆可增强痛风石阴影的密度。两项检查联合进行可对多数关节内痛风石做出准确诊断。

（五）治疗

1. 一般处理　蛋白质摄入量，限制在1 g／（kg·d）左右。不进高嘌呤食物（动物心、肝、肾，沙丁鱼等），严格戒酒，避免诱发因素。鼓励多饮水，使尿量在2 000 ml／d以上。当尿H$^+$浓度在1000 nmol／L（pH值6.0以下）时，宜服碱性药物，如碳酸氢钠1～2g，3次／天，使尿H$^+$浓度维持在316.3～630.9nmol／L（pH值6.2～6.5）为宜。若晨尿呈酸性时，晚上加服乙酰唑胺250 mg，可使尿保持碱性，增加尿酸溶解度，防止结石形成。同时，不应使用抑制尿酸排泄的药物，如氢氯噻嗪、呋塞米、乙胺丁醇、吡嗪酰胺和烟酸等。

2. 急性关节炎期的治疗　应绝对卧床休息，抬高患肢，避免受累关节负重，持续至关节疼痛缓解后72小时左右，方可逐渐活动。应尽早应用下列药物控制关节炎，缓解症状。

（1）秋水仙碱：对控制痛风性关节炎具显著性疗效，当为首选。一般于服药后6～12小时症状减轻，24～48小时约90%以上的患者可得到缓解。常规剂量为每小时0.5mg或每2小时给1mg口服，直至症状缓解或出现腹泻等胃肠道副作用或虽用至最大剂量6mg而病情尚无改善时，则应停用。静脉注射秋水仙碱能迅速奏效，胃肠道副作用少。用法：秋水仙碱mg，溶于10ml生理盐水，缓慢注射（注射时间不短于5分钟），如病情需要，隔6小时后可再给予1mg，一般24小时总剂量应控制在3mg以内。但应注意：如果静脉注射时药液外漏，则可引起组织坏死，应严加防范。此外，秋水仙碱除可引起胃肠道反应外，尚可导致骨髓抑制、肝细胞损害、脱发、精神抑郁、上行性麻痹、呼吸抑制等。因此，原有骨髓抑制及有肝、肾功能损害患者剂量应减半，并密切观察。血白细胞减少者禁用。

（2）非甾体类抗炎镇痛药：对不能耐受秋水仙碱的患者尤为适用。此类药物与秋水仙碱合用可增强止痛效果，但应在餐后服用，以减轻胃肠道反应。常用的药物有吲哚美辛、吡罗昔康（炎痛喜康）、萘普生、布洛芬、保泰松和羟布宗等。其中以吲哚美辛应用最广。本类药物一般在开始治疗时给予接近最大剂量，以达最大限度地控制急性症状，然后，在症状缓解时逐渐减量。

1）吲哚美辛：开始剂量为50 mg，每6 hl次，症状减轻后逐渐减至25 mg，2～3次／天。此药可有胃肠道刺激、水钠潴留、头晕、皮疹等副作用，有活动性消化性溃疡症者禁用。

2）布洛芬：常用剂量为0.2～0.4g，2～3次／天，通常2～3天内可控制症状，该药副作用较小，偶可引起胃肠道反应及肝转氨酶升高，应加以注意。

3）保泰松或羟布宗：初始剂量为0.2～0.4g，以后每4～6小时0.1g。症状好转后减为0.1 g，3次／天。该药可引起胃炎及水钠潴留，偶有白细胞及血小板减少。有活动性溃疡病及心功能不全者忌用。

4）吡罗昔康（炎痛喜康）：作用时间长，20 mg／d，一次顿服。偶有胃肠道反应。长期用药应注意周围血白细胞数和肝、肾功能。

5）萘普生：抗炎镇痛作用较强，而胃肠道反应较轻，口服0.25 g，2～3次／天。

（3）糖皮质激素：对急性关节炎的发作具有迅速缓解作用，但停药后容易复发，且长期应用易致糖尿病、高血压等并发症，故不宜长期应用。仅对用秋水仙碱、非甾体类抗炎药治疗无效、不能耐受或有禁忌证者，可考虑短期使用。一般用泼尼松（泼尼松）片10 mg，3次／天。症状缓解后逐渐减量，以免复发。

（4）抽吸关节和液，随后注入皮质类固醇酯也可控制痛风急性发作。根据受累关节的大小，注入泼尼松龙叔丁乙酯10～50mg。ACTH 80U单剂量肌内注射是一种非常有效的治疗方法，和静脉用秋水仙碱一样，特别适用于术后不能服药的痛风发作的患者。多关节发作时，也可短期应用泼尼松，如20～30mg／d。偶尔需联合应用几种药物治疗痛风急性发作。

（5）除特殊疗法外，还需要注意休息，大量摄入液体，防止脱水和减少尿酸盐在肾脏内的沉积。患者宜进软食。为了控制疼痛，有时需要可待因30～60mg。夹板固定炎症部位也有帮助。降低血清尿酸盐浓度的药物，必须待急性症状完全控制之后应用。

3. 间歇及慢性期的治疗　虽经上述治疗但症状仍不宜控制、反复发作者，可用小剂量秋水仙碱维持治疗，方法：0.5～1.0mg／d，在用药过程中应密切注意秋水仙碱对骨髓的可能抑制作用和定期复查肝、肾功能。合理应用具有抑制尿酸合成与促进尿酸排泄的药物，控制高尿酸血症，使血尿酸水平维持在360μmol／L（6 mg／dl）以下。

这两类药物均无抗炎、止痛作用，通常依据患者的肾功能及24小时尿尿酸排泄量进行选择。如果肾功能正常、24h尿尿酸排泄量小于3.75mmol者，可选用促进尿酸排泄的药物；如肾功能减退、24h尿尿酸排泄量大于3.75mmol者，则应应用抑制尿酸合成的药物。

（1）抑制尿酸合成的药物：主要有别嘌呤醇，为黄嘌呤氧化酶抑制剂，它可抑制黄嘌呤氧化酶，使次黄嘌呤和黄嘌呤不能氧化为尿酸。因而可迅速降低血尿酸浓度，减少痛风石及尿酸性结石的形成。若合用促进尿酸排泄的药物，可加快血尿酸水平的下降，并动员沉积在组织中的尿酸盐，溶解痛风石。常用剂量为100 mg，2～4次／天。病情需要时可增至200 mg，3次／天。直至血尿酸浓度降至360μmol／L（6 mg／dl）后，逐渐减量。用药初期可能会因血尿酸转移性增多而诱发急性关节炎发作，此时可加用秋水仙碱治疗。少数患者使用本药可发生过敏综合征，表现为发热、过敏性皮疹、腹痛、腹泻、白细胞和血小板减少等。应提高警惕，一般经停药和对症治疗均可恢复。个别患者可发生严重的上皮组织中毒性坏死溶解、急性脉管炎、严重的肝、肾功能损害等，甚至大面积的肝坏死，病情危重，应积极抢救治疗。通常副作用多见于有肾功能不全者。因此，伴有肾功能损害的患者，使用剂量应酌情减少并密切观察。此外，老年患者使用此药也应谨慎。

（2）促进尿酸排泄的药物：此类药物主要通过抑制肾小管对尿酸的重吸收，增加尿尿酸排泄而降低血尿酸水平。适用于肾功能正常、每天尿酸排泄量不高的患者。对于24 h尿尿酸排泄量大于3.57 mmol（600 mg）或已有尿酸性结石形成者，应用此类药有可能造成尿路梗死或促进尿酸性结石的形成，故不宜使用。为避免用药后因尿中尿酸排泄量急剧增多而引起肾脏损害及肾结石，故应注意从小剂量开始，同时应口服碳酸氢钠3～6 g／d，以碱化尿液；并多饮水，保持尿量在2000 ml／d以上。某些药物如噻嗪类利尿药、呋塞米、乙胺丁醇、吡嗪酰胺、烟酸等，可抑制尿酸的排泄，应避免同时使用。

1）丙磺舒（羧苯磺胺）：初始剂量为0.25g，2次／天，2周后逐渐增至0.5g，3次／天。最大剂量不应超过2g／d。约有5%的患者可发生皮疹、发热、胃肠道反应等副作用。

2）磺吡酮（苯磺唑酮）：为保泰松的衍生物。其促进尿酸排泄的作用较丙磺舒强，副作用亦相对较少。与丙磺舒合用具有协同作用。初始剂量一般为50 mg，2次／天，渐增至100 mg，3次／天，最大剂量为600 mg／d。该药对胃黏膜有刺激作用，溃疡病患者慎用。

3）苯溴马隆：具有较强的利尿酸作用。常用剂量为25～100 mg，1次／天。副作用轻微，少有皮疹、发热和胃肠道反应。

（3）辅助疗法：所有痛风患者都需要摄入大量液体，每日至少3L，尤其是以前患有慢性尿酸结石患者更应如此。服用碳酸氢钠或柠檬酸三钠5g，每日3次，使尿液碱化。临睡前服用乙酰唑胺50 mg，能有效碱化晨尿。注意避免尿液过碱化，因为这可能促进草酸钙结晶沉积。因为药物完全可以有效降低血清尿酸盐浓度，所以通常不需要严格限制饮食中嘌呤含量。在痛风静止期应设法减轻肥胖患者的体重。正常皮肤区域的巨大痛风石可以手术切除，其他的痛风石均应通过适当地降低血尿酸治疗缓慢地解决。为使肾结石崩解可考虑使用体外超声波碎石术。

4. 并发急性肾衰竭的治疗　由尿酸性肾病所致者，应立即给予乙酰唑胺500 mg，其后为250mg，3次／天。同时，静脉补充足够的水分，适量滴注1.25%碳酸氢钠液。为增加尿量，可静注呋塞米40～100 mg。此外，应尽早给予别嘌醇，初始剂量为8 mg／（kg·d），3～4天减为100～300 mg／d。尿素氮和肌酐升高显著者，可行血液透析或腹膜透析。

肾盂或输尿管尿酸性结石所致尿路梗阻也可引起急性肾衰竭，除使用别嘌醇和碱化尿液外，可先行经皮肾造口术，以缓解尿路梗阻，待病情稳定后再去除尿路结石、

5. 饮食控制　减少外源性嘌呤来源，避免食入含嘌呤的饮食如动物内脏、鱼虾类、肉类、豌豆等；防止过胖，一般不主张饮酒，提倡多饮水，保持每天尿量在2000ml

以上。

（六）并发症

依据欧美对痛风患者死亡原因的统计，因病风而产生的并发症中，以合并缺血性心脏病占最多，其次是尿毒症、脑血管疾病、恶性肿瘤等。但在亚洲地区日本的研究却以尿毒症居首位，其次才是缺血性心脏病、脑血管疾病及恶性肿瘤。不论是什么样的并发症，这些研究统计数据都值得我们重视。

1. 肾机能障碍　痛风如果没好好治疗，则长期持续高尿酸血症，会使过多的尿酸盐结晶沉淀在肾脏内，造成痛风性肾病，或引起肾机能障碍。

2. 缺血性心脏病　所谓缺血性心脏病，是指输送氧气及营养给心脏肌肉的冠状动脉硬化或阻塞，以致血液的流通受到阻碍，因而引起胸痛及心肌坏死，主要有狭心症及心肌梗死，这就好像自来水管一样，由于污垢阻塞的关系，水管口径愈来愈小，终致水流量减少或完全不通。严格来说这种情况所有人均会发生，所不同的是有些人会受到特殊因素的影响而加速进行而已，目前美国心脏病协会就把痛风列为缺血性心脏病的危险因素及动脉硬化的促进因子。因为痛风如未好好治疗，持续的高尿酸血症会使过多的尿酸盐结晶沉淀在冠状动脉内，加上血小板的凝集亢进，均加速了动脉硬化的进展。

3. 肾结石　根据统计，痛风患者出现肾结石的概率为正常人的一千倍左右；由于尿中的尿酸量越多和酸碱度越酸，越容易发生结石，因此必须多喝开水、服用小苏打以防止肾结石之发生。

4. 肥胖症　我国由于经济快速成长，粮食充足，因此肥胖的人越来越多；肥胖不但会使尿酸合成亢进，造成高尿酸血症，也会阻碍尿酸的排泄，易引起痛风、合并高脂血症、糖尿病等。其主要原因为经常暴饮暴食，因此肥胖者应减肥。

5. 高脂血症　痛风的人较常暴饮暴食，且多有肥胖现象，因此合并高脂血症的很多，这与发生动脉硬化有很密切的关系。

6. 糖尿病　对痛风病患做口服葡萄糖负荷试验，结果发现有30%～40%合并轻症非胰岛素依赖型糖尿病；那是肥胖及暴饮暴食引起胰岛素感受性低所致，如能早期就用饮食疗法，并控制体重，胰岛素的感受性很快即可复原。

7. 高血压　痛风患者大约一半合并高血压，除了上述因肾机能障碍引起的肾性高血压之外，痛风患者合并肥胖也是原因之一。由于高血压治疗药常使用降压利尿剂，会抑制尿酸排泄，而使尿酸值升高，此点必须注意。

（七）预防

痛风病的发作常与饮食不节、着凉、过度劳累有关，因此预防发作应做到以下几点：

（1）戒酒。

（2）避免过度劳累、着凉。

（3）虾、蟹、动物内脏，含嘌呤高的食物应少食，菠菜、豆类等食物应少食。

（4）大量饮水，促进尿酸排泄。

（5）限制食用牛奶、蛋类，大部分蔬菜、水果可不限。

（6）多食发面面食、放碱的粥类，因含碱性物质可促进尿酸排泄，保护肾脏，倡导食用。

（八）护理

1. 应尽量少食蔗糖或甜菜糖　因为它们分解代谢后一半成为果糖，而果糖能增加尿酸生成，蜂蜜含果糖亦较高，不宜食用。应禁止吸烟。痛风患者需要长期注意饮食，合理调配膳食结构，才能防止和延缓痛风并发症的发生。

2. 注意急性期疼痛部位的护理　患者疼痛剧烈，应让患者卧床休息，抬高患肢，关节制动，尽量保护受累部位免受损伤。还应消除应激状态：紧张、过度疲劳、焦虑、强烈的精神创伤时易诱发痛风。应告知患者要劳逸结合，保证睡眠，生活要有规律，以消除各种心理压力。

3. 保持良好的心态　良好的心态是战胜病魔的第一步，它使我们在与病魔的抗争中意志更加坚强、信念更加坚定。痛风患者应树立正确的人生观、价值观、世界观，保持乐观向上的生活态度，相信自己一定能够战胜痛风的困扰。

4. 痛风患者在恢复期应加强功能锻炼，控制诱发因素　所有的活动均应避免受损关节过度使用和紧张，同时防止精神刺激、过度疲劳、寒冷潮湿、关节局部损伤等诱发因素，以防加重病情。

5. 在痛风急性发作期应卧床休息　抬高患肢，避免负重，卧床休息可减少体力消耗，保护关节功能，避免关节损伤。

6. 条件干燥，通风防潮湿，避寒冷，避免过度疲劳，多到户外活动，呼吸新鲜空气。

7. 应坚持低嘌呤（或无嘌呤）饮食，低热量、低脂肪、低盐控制及高水分"四低一高"膳食原则。多饮水，增加尿酸的排泄，每日最好饮水2 000 ml以上。

四、多发性肌炎、皮肌炎

多发性肌炎（polymyositis，PM）和皮肌炎（dermatomyositis，DM）是一组以骨骼肌的炎性病变为主的自身免疫病，多侵犯四肢近端及颈部肌群，表现为肌无力、肌痛。伴有特征性皮疹的称为皮肌炎。常累及全身多个脏器，伴发肿瘤的频率高，为10%～30%。男女发病比例为1∶3，发病年龄有两个高峰10～14岁、45～54岁，PM与DM发病率为2∶1。

（一）护理常规

按内科疾病患者的一般护理。

（二）休息与体位

1. 急性期应卧床休息，减轻肌肉负荷；肌肉疼痛时勿按摩，以免加重肌肉损伤。

2. 病情稳定后有计划进行功能锻炼，以防止肌肉挛缩。

（三）饮食

1. 给予高热量、高蛋白、高维生素饮食。

2. 进食宜缓慢，采用多种烹调方法，指导进食体位，吞咽困难者给予半流质或流质饮食，必要时给予鼻饲。

（四）病情观察

1. 观察皮肤损害，如皮肤水肿、红斑等情况，如有溃疡应对创面进行处置。

2. 密切观察心、肺受累情况。测量心率、呼吸每天1次，注意心律变化，观察面色有无发绀、呼吸情况等，如有病情变化应紧急采取相应措施。

3. 血浆置换时，做好术前、中、后护理。

（五）药物治疗护理

对于长期应用激素或免疫抑制药的患者，护理应注意观察药物不良反应，如胃肠道症状、神经精神症状等。

（六）心理护理

向患者及家属说明本病的相关知识和自我护理方法，正确对待疾病，做好长期治疗的思想准备。

（七）健康指导

1. 保持皮肤清洁，注意保暖和避免外伤，如有溃疡应及时对创面进行处置。

2. 规则服药，不要因为症状减轻而自行停药。

3. 育龄妇女应避孕，避免一切免疫接种。

五、系统性硬化病

系统性硬化病（systemic sclerosis，SS）曾命名硬皮病、进行性系统性硬化症。是以局限性或弥漫性皮肤、内脏器官结缔组织纤维化、硬化及萎缩为特点的全身结缔组织病。本病好发于20~50岁，男女比例为1∶（3~4）。

（一）护理常规

按内科疾病患者的一般护理。

（二）休息与体位

急性期有心、肺及肾脏受累者应卧床休息。

（三）饮食

1. 给予高蛋白、高热量、高能量、富含维生素饮食。对吞咽困难者，协助其进食，必要时给予鼻饲。

2. 戒烟酒，忌刺激性食物。

（四）病情观察

1. 观察皮肤硬化状态。

2. 注意观察有无雷诺现象、关节肌肉疼痛、张口吞咽困难、心、肺、肾损害症状等。出现雷诺现象的患者，应保持皮肤清洁，如有溃疡可局部外搽0.5%新霉素软膏，并注意手部保暖。

（五）药物护理

注意观察激素、细胞毒免疫抑制药等药物不良反应。

（六）心理护理

本病因导致容貌改变及严重影响正常肢体功能，患者易产生悲观情绪，护士应详细解释该病的治疗方法，鼓励患者积极配合治疗，树立信心。

（七）健康指导

1. 指导患者遵医嘱用药。

2. 保持情绪的乐观。

3. 注意保暖，防止受凉。

4. 防止肢体屈曲挛缩，坚持运动及理疗。

六、强直性脊柱炎

强直性脊柱炎（ankylosing spondylitis，AS）多见于青少年，是一种主要侵犯中轴关节的全身性、慢性、炎症性疾病。病变累及骶髂关节、脊柱和外周关节以及眼、心肺等多器官。发病年龄多在20～30岁，青年男性居多。

（一）护理常规

按内科疾病患者的一般护理常规。

（二）休息与体位

1. 急性期 卧床休息，睡硬板床，保持肢体功能位置。

2. 缓解期 采取适当的理疗和体疗，加强肢体功能锻炼。可进行深呼吸、扩胸、游泳、打太极拳等锻炼，加强脊柱和肢体运动，防止脊柱弯曲畸形、骨质疏松和肢体失用性肌肉挛缩。

（三）饮食

1. 给予高蛋白、高维生素、高热量、低盐、低脂清淡饮食。

2. 注意钙质的补充。

3. 避免食用辛辣刺激性食物，以减少不良刺激。

（四）病情观察

1. 观察有无腰痛、背痛、颈痛和僵硬情况以及活动受限程度。

2. 观察有无心、肺、肾受累症状。

3. 观察有无眼部症状，如结膜炎等。

（五）用药护理

观察非甾体抗炎药、免疫抑制药等药物所致的胃肠道反应、脱发、口腔炎等。

（六）心理护理

鼓励患者积极配合治疗，树立战胜疾病的信心。

（七）健康指导

1. 日常生活中注意维持正常的姿势，防止脊柱弯曲畸形，进行深呼吸，加强脊柱和肢体运动。

2. 坚持力所能及的劳动和体育运动。

第二章　妊娠期并发症

第一节　妊娠合并原发性高血压

一、概述

原发性高血压是以动脉血压增高为主要临床表现的血管疾患。病因尚未十分明确，但从发病率来看，与年龄有关。我国资料＜20岁者，发病率为3.11%；20～29岁为3.91%；30～39岁为4.95%；40岁以后明显上升。因此，在育龄妇女中，原发性高血压较少见。

二、诊断

正常人的血压在不同生理情况下有一定的波动幅度，当焦虑、紧张、应激状态或体力活动时，血压均可升高。此外，收缩压随年龄的增长上升，故而高血压与正常血压的界线不易划分。1979年我国修订的血压测量方法和高血压诊断标准如下：

1. 休息15分钟后，取坐位测右臂血压，应反复测量几次，直至血压值相对稳定。舒张压以声音消失为准，如声音持续不消失，则采用变音时数值。同日内间隔1小时，或隔日再次核实。

2. 凡收缩压≥21.2kPa（160mmHg）和／或舒张压≥12.6kPa（95mmHg），经核实即可确诊。血压18.7～21.2／12～12.6kPa（140～160／90～95mmHg）为临床高血压。

3. 以往有高血压史，未治疗3个月以上，此次检查血压正常者，不列为高血压；如一向服药治疗而此次检查血压正常，仍应诊断为高血压。

育龄妇女罹患第一期高血压居多，血管并发症少见，且眼底、心电图、心脏、肾功能检查常无异常，故诊断必须仅以动脉压升高为依据。首次就诊如在妊娠中期，由于外周血管扩张、血液稀释及胎盘形成动静脉短路，可使40%的患者收缩压下降2.7kPa（20mmHg），而使诊断复杂化。首次就诊即有肾功能损害，则难以鉴别为慢性肾小球肾炎或慢性肾盂肾炎引起的症状性高血压，还是由原发性高血压引起的肾脏病变。

三、治疗

（一）一般治疗

1. 劳逸结合，保持足够而良好的睡眠，晚上睡眠10～12小时，中午休息1～2小时，避免和消除紧张情绪，适当使用少量安定剂（如地西泮2.5mg口服），避免过度的脑力和体力负荷，对中重度高血压患者或已有靶器官损害表现高血压患者应避免竞技性运动，特别是等长运动。

2. 减少钠盐摄入（氯化钠限制在1.5～3.0g／d），饮食中维持足够的钾、钙和镁摄入。

3. 控制体重　肥胖的轻度高血压患者通过减轻体重往往能使血压降至正常，对肥胖的中重度高血压患者可同时行减轻体重和降压药物治疗。

4. 控制动脉硬化的其他危险因素　如吸烟、血脂增高等。

（二）降压药物治疗

目前WHO／ISH推荐的抗高血压药有6种，即：利尿剂、β受体阻断剂、钙拮抗剂、血管紧张素转换酶抑制剂（angiotensin converting enzyme inhibitor，ACEI）、血管紧张素Ⅱ受体拮抗剂（ATⅡ-RA）和仅受体阻断剂，然而对于妊娠合并原发性高血压的女性，由于其本身的特殊性要考虑孕妇及胎儿的安全，有些降压药物在孕期是禁忌的，利尿剂可进一步减少血容量使胎儿缺氧加重；血管紧张素转换酶抑制剂可能引起胎儿生长受限、羊水过少或新生儿肾功能衰竭，亦可能引起胎儿畸形；血管紧张素Ⅱ受体拮抗剂也有类似于血管紧张素转换酶抑制剂不良反应；长期使用β受体阻滞剂有引起胎儿生长受限的可能；妊娠期使用安全的有以下药物：

1. 肼屈嗪（肼苯哒嗪）　直接松弛小动脉平滑肌，降低升高的全身血管阻力引起降压，收缩压与舒张压均能明显下降，同时可引起代偿性心率加快伴随心排血量增加，不产生直立性（体位性）低血压，因此适合与β受体阻滞剂合用，也可与小剂量利尿剂合用，以防止单用时的体液潴留。常用剂量10～20mg，2～3次／天，最大量不超过200mg／d。不良反应为用量较大时可引起有面红、头痛、心动过速、心悸等。肼屈嗪易产生耐药性；由于可加快心率、增加心排血量，对冠状动脉硬化者有时可诱发心绞痛，甚至心肌梗死，应忌用；脑血管病患及心力衰竭者忌用。

2. 甲基多巴　进入中枢后转变为α1-甲基去甲肾上腺素，后者激活中枢神经α2受体而降压；于节后神经末梢作为假递质阻滞肾上腺素能受体，而使外周血管阻力下降，对心排血量和肾血流量无大影响。常用剂量0.25～0.5g，3次／天，最大剂量不超过2g／d。不良反应有嗜睡、可逆性肝损害、抑郁等。

3. 硝苯地平　于血管平滑肌及心肌组织中细胞膜上特异L型钙通道水平选择性阻滞Ca^{2+}内流而产生其药理作用及治疗效应。通过舒张血管平滑肌，使外周阻力下降，对心排血量无影响，增加肾血流量。常用剂量：10～20mg，3次／天。不良反应有颜面潮红、头痛、水肿、眩晕、心悸、直立性低血压等。

4. 拉贝洛尔（商品名柳胺苄心定）　同时阻断α和β-肾上腺能受体达到降压目的，无心肌抑制作用，降低周围血管阻力，口服数天后亦明显减慢心率，常用剂量：100～200mg，2～3次／天。不良反应有与体位有关的眩晕、疲乏、幻觉、胃肠道障碍等。

（三）急进性高血压和缓进性重度高血压的治疗

两者的治疗措施相仿，如出现肾功能衰竭，则降压药物以选用甲基多巴、肼屈嗪、米诺地尔、可乐定等为佳，且不宜使血压下降太多，以免肾血流量减少而加重肾功能衰竭。

（四）高血压危象的治疗

高血压危象的治疗应掌握以下原则：①迅速而适当的降低血压除去引起危象的直接原因；②纠正受累靶器官的损害恢复脏器的生理功能；③巩固疗效继以维持治疗。

1. 迅速降压　尽快使血压降至足以阻止脑、肾、心等靶器官的进行性损害，在应用速效降压药的过程中要仔细观察血压下降的速度和幅度，防止血压下降超过脑循环自动调节限度，一般来说根据治疗前血压水平，使收缩压下降6.7～10.7kPa（50～80mmHg），舒张压下降4～6.7kPa（30～50mmHg）为宜，若血压下降达基线水平的40%可出现脑血流低灌注的症状，并不要求把血压降至正常水平，血压控制后需口服降压药物或继续注射降压药物以维持疗效。可选用下列措施：

（1）硝普钠：25～50mg加入250～500ml葡萄糖溶液中，避光，静脉滴注。起始滴速为20μg／min，根据血压下降情况可逐渐增至200～300μg／min，静脉滴注时间不宜超过72小时，该药起效快作用消失亦快。

（2）拉贝洛尔：同时阻滞α和β肾上腺素受体，其β受体阻滞作用无选择性，一般以25～50mg加入20～40ml葡萄糖溶液中缓慢静脉注射，15分钟后无效者可重复1次，也可以2mg／min速度静脉滴注。伴哮喘、心动过缓、房室传导阻滞者禁用。

（3）酚妥拉明（立其丁）：为非选择性α受体阻滞剂，最适用于血循环中儿茶酚胺升高引起的高血压危象，如嗜铬细胞瘤。5～10mg加入20ml葡萄糖溶液中静脉注射，待血压下降后改用10～20mg加入250ml葡萄糖溶液中静脉滴注以维持降压效果。酚妥拉明可引起心动过速、增加心肌耗氧量，故伴冠心病者慎用。

（4）硝酸甘油：5～30mg加入500ml葡萄糖溶液中，30～50μg／min静脉滴注，连续用24～48小时，尤适用于合并冠心病和心力衰竭者。

（5）人工冬眠：氯丙嗪50mg、异丙嗪50mg和哌替啶100mg加入10%葡萄糖溶液500ml中静脉滴注，亦可使用其一半剂量。

（6）对血压显著增高但症状不严重者可口服硝苯地平10mg。

2. 制止抽搐　可用地西泮10～20mg静脉注射，亦可予25%硫酸镁溶液10ml深部肌内注射，或以5%葡萄糖溶液20ml稀释后缓慢静脉注射，常用量为17.5～20g／24h。

3. 降低颅内压　存在颅内高压时给予20%甘露醇或25%山梨醇溶液静脉快速滴注，半小时内滴完。

4. 其他并发症的治疗。

（1）急性脑血管病：急性脑血管病患者除积极抗脑水肿、降低颅内压、防止并发症的发生等治疗外，调整血压亦是重要的治疗措施。血压过低或过高均能加重脑损害，降压药物可选用乌拉地尔、拉贝洛尔等。

（2）急性左心衰竭：治疗关键是尽快降低心脏前后负荷，降低血压同时给予强心、镇静、给氧等治疗，降压可使用硝酸甘油、硝普钠，也可使用钙拮抗剂。

（3）肾功能不全：高血压可导致肾动脉硬化，加重肾功能的损害，故合理降压非常重要，理想的降压药物应在降低血压的同时保持肾血流量、肾小球滤过率，同时降低肾血管阻力，可选用钙离子拮抗剂、α受体阻滞剂。

（4）主动脉夹层分离：控制血压、降低心肌收缩力、解除疼痛是治疗主动脉夹层分离的关键，应采取积极的降压治疗，诊断确定后宜施行外科手术治疗。

（五）产科处理

1. 加强对母儿的监护　注意血压变化，每天至少测量血压2次；注意体重变化，每周测体重1次，定期做血尿常规及肝肾功能检查，以及胎儿B超监护、B超生物物理评分，孕32周后做NST以及多普勒脐血流测定。

2. 终止妊娠的时间　轻度原发性高血压孕妇妊娠可达足月；重度原发性高血压或合并中重度子痫前期孕37周时应考虑终止妊娠；严重高血压或合并重度子痫前期经治疗无好转于孕32～34周时应考虑终止妊娠。

3. 终止妊娠的方法。

（1）轻中度原发性高血压患者无其他并发症、妊娠足月、宫颈已成熟者可经阴道分娩；需引产终止妊娠者可人工破膜静脉滴注缩宫素经阴道分娩；在分娩过程中应加强监护，如血压明显升高或有胎儿窘迫应放松剖宫产指征。

（2）严重原发性高血压患者有明显动脉硬化或肾功能减退者不宜经阴道分娩，以选择性剖宫产较为安全。

4. 产后仍应加强监护　注意产妇反应以及血压变化，为保证产妇休息与睡眠，高血压病情较重者产后不宜哺乳。

第二节 妊娠合并心脏病

一、概述

妊娠合并心脏病据国内报道其发生率为1.06%，死亡率0.73%，占孕产妇死因顺位的第2位。

二、妊娠对心脏病的影响

（一）妊娠期

血容量增加约35%，心排出量约增加20%，自孕6周开始至32周达高峰，36周后逐渐下降，产后4周左右恢复正常。此外，水钠潴留、体重及耗氧量增加、胎盘-胎儿血循环形成、子宫长大、膈肌升高使心脏位置改变等都加重心脏负担。

（二）分娩期

第一产程，每次宫缩都增加周围血循环阻力及约500ml回心血量。第二产程，膈肌、腹肌、盆底肌肉及骨骼肌均参加分娩活动，更增加心脏负担。此时如屏气时，肺内血液至右心，腹压增加时，内脏血液也涌向心脏。第三产程，胎儿、胎盘娩出后，子宫缩小，腹腔内压力骤减，血向内脏血管区域流注，子宫收缩，大量子宫血流入血循环，这两种血流动力学急剧变化，使心脏负担增加，若心功不全时，易发生心力衰竭。

（三）产褥期

产后1周内，尤其1~3天，因子宫缩复及产妇体内潴留的大量水分迅速进入血循环，经肾脏和皮肤排出，故心脏负担并未减轻，这种血流动力学的改变，也易导致心功不全者，发生心力衰竭。

故妊娠合并心脏病最危险的时期是妊娠32~34周、分娩期及产褥早期2周之内。

三、心脏病对妊娠的影响

因心脏功能不全、缺氧，引起子宫收缩，易发生流产、早产，引起胎盘胎儿缺氧，胎儿生长受限，分娩时发生胎儿宫内窘迫，甚至胎死宫内。

四、临床表现

（一）病史

1. 既往有无风湿热、关节痛或咽喉痛等病史，何时发现心脏病，曾否做过特殊检查，其结果如何。

2. 以往有无心衰史、发作的诱因。

3. 本次妊娠有无劳累后心悸、气急、发绀及不能平卧等。

4. 了解工作及家庭生活情况，能否保证适当休息。

5. 最近2周内曾否服过洋地黄类制剂，用药量及用法，何时停药。

6. 如为经产妇，需了解以往妊娠期及分娩时心脏功能情况。

（二）症状

1. 轻者可无症状。

2. 重者则表现为极度疲劳、乏力、心悸、呼吸困难、烦躁不安、咳嗽和端坐呼吸。

3. 晚期患者可出现相应器官栓塞的症状，肺动脉栓塞者有突然发生的胸痛、呼吸困难、剧咳、咯血、发绀等缺氧症状，大块肺栓塞时出现呼吸困难、窒息感、剧烈胸痛，有时可放射至颈肩部；咳嗽、咯血；大汗淋漓、昏厥。脑栓塞者则还同时出现一侧肢体偏瘫及意识障碍。

（三）体征

1. 一般情况　有无发绀、呼吸困难、水肿、颈静脉怒张等。

2. 心脏　有无扩大，心脏杂音及部位、性质、扩散情况、程度，心率及节律等。

3. 肺部　有无啰音，尤其注意肺底部。

五、心功能分级标准

Ⅰ级：体力活动不受限（无症状）。

Ⅱ级：一般体力活动稍受限，日常工作易疲乏，心悸，轻度气短，休息时无症状。

Ⅲ级：体力活动明显受限，轻微日常工作即感不适，心悸、呼吸困难，休息后有好转，或过去有心衰史。

Ⅳ级：不能做任何活动，休息时仍有心悸、呼吸困难等心力衰竭表现。

第1级为心功能代偿期，第Ⅱ、Ⅲ、Ⅳ级分别相当于心功能代偿不全1、2、3度。

六、检查

（一）X线检查

可见心影呈普遍性增大，以左心室为主，心胸比大于0.5。心搏减弱，酷似心包积液。肺部淤血，肺间质或实质水肿，偶有少量胸腔积液。如合并肺栓塞，则可见栓塞影。

（二）心电图

心电图常缺乏特异性改变，最常见的变化为QRS低电压，非特异性的T波和ST段异常，ST段降低及T波倒置。可有QT间期延长，出现异常Q波，均提示心室肥大、心肌损害；可出现各种心律失常，常见室性期前收缩及左束支传导阻滞。

（三）超声心动图

显示心腔扩大，常以左心室腔扩大更为明显，整个室壁运动减弱，室间隔活动度降低；可见心腔内有附壁血栓，多发生在左心室心尖部，同时多合并有二尖瓣和三尖瓣返流。左心室舒张期末内径 > 2.7cm，舒张期末容积 > 80ml / m^2，通常显示心室扩大；左心室射血分数降低和左心室内径缩短率可反映心室收缩功能下降。此项检查对排除心脏瓣膜病及其他心脏病有很大帮助，且无创伤性。

（四）心导管检查

可做左心导管检查术检测左心室舒张末压和射血分数。然而对于围生期心肌病，此项检查应用极少。

（五）实验室检查

1. 血液常规检查　部分患者出现贫血。
2. 免疫系统检查。

（1）以分离的心肌天然蛋白或合成肽作抗原，检测抗ADP／ATP载体抗体、抗β₁受体抗体、抗肌球蛋白重链抗体、抗M₂-胆碱能受体抗体，对本病的诊断具有较高的特异性和敏感性；

（2）补体C₃在部分患者中下降。

七、诊断

妊娠前没有器质性心脏病史，在妊娠末期或产后6个月内，首次发生以累及心肌为主的心脏病；多见于长期营养不良的多胎妊娠的孕产妇；临床表现为呼吸困难、咯血或痰中带血、肝脏肿大、下肢水肿等心力衰竭症状。临床上找不到引起心衰的其他特殊原因的，这种左心室或双心室扩大和心室收缩功能受损为特征者可以诊断为妊娠期心肌病。

八、鉴别诊断

（一）风湿性心脏病、先天性心脏病

这些心脏病或者妊娠前已经明确诊断，或者虽然以前并无症状，到妊娠后期心脏负荷加重后才出现症状。然而通过临床症状和体征，尤其是心电图和超声心动图检查是能作出鉴别诊断的。

（二）妊娠期高血压疾病心脏病

全身小动脉痉挛是妊娠期高血压疾病的基本病理生理变化。该病理变化导致冠状血管痉挛、心肌缺血；重者心肌间质水肿、点状出血及坏死，再加上外周血管阻力增

高，血液黏度增加，水钠潴留。本病的病理生理特点是心排血量的降低和外周血管阻力的增高，故发病急骤，迅速出现左心衰竭和肺水肿。其临床表现为妊娠期高血压疾病面容，面色稍发绀、略带水肿；呼吸困难；端坐时仍有气急；咳嗽，咳粉红色泡沫样痰；心率加快、心尖区有Ⅱ～Ⅲ级收缩期杂音；肺底或满肺均可闻及湿啰音。

如上所述，妊娠期高血压疾病心脏病可发生急性心衰，然而同时一定伴有高血压、水肿、蛋白尿。X线、心电图和心超声检查均表现为妊娠期高血压疾病心脏病，心脏略扩大，无严重的心律失常。

（三）心肌炎

心肌炎是指由病毒微生物感染或物理化学因素引起的心肌炎症性疾病。炎症可以累及心肌细胞、间质及血管、心瓣膜、心包以致整个心脏。妊娠合并心肌炎的发病率较以前有所增多。其临床表现取决于心肌炎症的轻重，心肌局灶性炎症可以无症状，严重的心肌弥漫性炎症可发生严重的心律失常、心力衰竭、心源性休克，甚至猝死。然而心肌炎可发生于妊娠前、妊娠的任何时间及产褥期，其病理变化也缺乏特异性，以心肌损伤为主的心肌炎则表现为心肌细胞溶解、肿胀、变性、坏死等。患者可出现轻度心前区不适、心悸，心电图可出现ST-T变化，各种期前收缩，然而无心脏扩大，也无心衰发生。急性重症心肌炎和猝死型心肌炎与重症围生期心肌病的鉴别诊断则很困难，前者的尸检可证明有急性心肌炎。

九、妊娠合并心脏病的治疗

（一）妊娠期治疗

1. 心功能为Ⅰ～Ⅱ级。

（1）避免疲劳，每天有10小时以上睡眠。

（2）注意营养，给高能量碳水化合物、少盐饮食。如有贫血，应寻找原因，积极治疗。

（3）预防感染，避免轻度感冒及上呼吸道感染，一旦发生亦应给予有效治疗。

（4）早期发现心力衰竭症状，妊娠6个月前每2周产检1次，6个月后每周1次，每次复诊应注意有无胸闷、气急、咳嗽、夜间端坐呼吸、脉率增速超过110次／分，呼吸超过20次／分，水肿及肺底啰音等，如出现轻度心力衰竭现象即应入院治疗。

（5）妊娠37周后即可入院待产。

2. 心脏功能第Ⅲ～Ⅳ级。

（1）应考虑终止妊娠。

（2）早孕12周前行人工流产，12孕周以上者可行钳刮术或中孕期引产，若已有心衰，应在心衰控制后再终止妊娠。

（3）初产妇希望继续妊娠者，须衡量心力衰竭程度、治疗效果及家庭环境等因素，以决定处理方法，必须请内科会诊。即使心力衰竭控制后，亦应严格监护。

（二）分娩期前后的治疗

防止病情加重，预防心衰，防止感染是防治的重点。

1. 待产期　每日有足够的睡眠与休息，避免过劳和情绪激动。进食高蛋白、高维生素、低脂肪饮食，限制食盐量每日不超过4～5g。每4小时测体温、呼吸、脉搏1次，记录24小时液体出入量。酌情查血尿常规、生化、心电图、肺活量、静脉压、血液循环时间等。及早纠正贫血、维生素B族缺乏、心律失常、妊娠期高血压疾病、上呼吸道感染等各种影响心脏功能的不良因素。

目前多不主张预防性应用洋地黄。对有早期心衰孕妇，常选用作用和排泄较快的地高辛0.25mg每日2次，2～3日后根据效果改为每日1次，不要求达饱和量，以备有加大剂量余地。如有水肿，可用利尿剂：如氢氯噻嗪、氨茶碱、氨苯蝶啶等。

2. 分娩期。

第一产程：给安慰、消除紧张，适当给地西泮（安定）、哌替啶（杜冷丁）等镇静剂。监测血压、呼吸、心率。出现心力衰竭应取半卧位、吸氧，给毛花苷C（西地兰）0.2～0.4mg加25%葡萄糖液20ml缓慢静注，必要时4～6小时可重复给药。产程开始即给抗生素预防感染。

第二产程：要避免产妇用力屏气，宫口开全后，在局麻下行会阴侧切助娩，以缩短第二产程。应避免高位产钳或困难手术，死胎行穿颅术。助产时，胎儿不宜娩出过速，以避免腹压骤降。腹部应放置沙袋。

第三产程：胎盘排出后应包扎腹部，立即肌注催产素10～20U，禁用麦角新碱，以防静脉压增高引起心衰。若发生产后出血需输血时，应注意控制输血速度。

分娩方式的选择：心功能1～2级，胎儿中等大小，胎位正常，产道条件良好，可考虑阴道分娩。心功能3～4级，心功能虽1～2级具有产科指征者，均应选择剖宫产。目前主张对心脏病可放宽剖宫产指征。因实践证明剖宫产能减少宫缩引起的血流动力学改变，减轻心脏负担。麻醉选择硬膜阻滞麻醉为好，麻醉平面不宜过高。施术时应取左侧15°上身抬高位，以预防仰卧位低血压综合征。已有心衰时，应先控制心衰再手术比较安全，应适当限制输液量，以24小时1000ml为宜。

3. 产褥期　产后3～7日容易发生心衰，应绝对卧床休息，取半卧位，不宜哺乳，间歇吸氧，给广谱抗生素预防感染。密切观测体温、呼吸、心率，必要时应用强心剂。不宜再次妊娠者，可在产后一周病情稳定时行绝育术。

4. 心力衰竭及急性肺水肿　半坐卧位，通过加酒精湿化瓶吸氧，减低肺泡表面张力，改善呼吸；吗啡0.01g肌肉注射（肺源性、发绀型及胎儿娩出前4小时应慎用）；氨茶碱0.25g加25%葡萄糖液20ml静脉缓注；强心剂之应用，多选快速毛花苷C 0.2～0.4mg／次，毒毛旋花子甙K 0.25～0.5mg／次，中效的地高辛0.25～0.5mg／d。

第三节 妊娠合并阑尾炎

一、概述

妊娠期阑尾炎发病率较高，因妊娠子宫逐渐增大，盲肠的位置向上向外移。在妊娠后半期，约50%以上孕妇的盲肠居于或超越髂嵴平面之上，以致阑尾位置随之移动。妊娠期阑尾炎病理进展很快，易发生穿孔致弥漫性腹膜炎，母子双方死亡率均高，应特别注意。

二、临床表现

（一）症状

起病时常觉上腹部或脐周围不适，渐渐移至右下腹，伴有恶心、有或无呕吐。由于妊娠期与产褥期的急性阑尾炎症状体征常不典型，病情发展迅速，而且病情的严重性常被掩盖，故必须格外提高警惕性。鉴于妊娠期阑尾炎被误诊的后果极为严重（致死率高），故剖腹探查是怀疑妊娠期阑尾炎时被允许，而且认为是必要的诊断手段之一。

（二）体征

妊娠早期右下腹麦氏点或稍高处有明显压痛或肌紧张。妊娠晚期因增大的子宫使阑尾移位，故压痛点常偏高。在孕3个月末，压痛点可在髂嵴下2～3cm处；孕5～6个月时，在髂嵴水平；孕8个月时，可达髂嵴上3～4cm处。如阑尾周围有粘连，也可不升高而位于子宫后方或外侧。

三、辅助检查

1. 白细胞升高，中性粒细胞核左移。但正常妊娠期白细胞在（6～16）×10^9，分娩期可达（20～30）×10^9，因此白细胞计数对诊断帮助不大。如白细胞持续>18×10^{9}或计数在正常范围，但分类有核左移，也有意义。

2. 超声检查。可见增大的阑尾呈不可压缩的暗区与多层管状结构，最大直径可超过6～7cm。超声波诊断的敏感性为100%，特异性96%，准确性98%。

四、诊断与鉴别诊断

1. 疼痛沿脐周开始，后渐转移至右下腹，腹部压痛在麦氏点尤甚，腹肌紧张，有反跳痛，常伴有恶心、呕吐、发热、脉率增快。肛查时直肠前壁可有触痛。

2. 血中白细胞数升高达10.0×10^9／L以上，中性多核细胞百分率增高。

3. 早期妊娠合并阑尾炎应与异位妊娠、急性输卵管炎及卵巢囊肿扭转鉴别。中期妊娠时，阑尾炎的压痛点升高，应与肾盂肾炎、肝胆疾病区别，妊娠晚期要与胎盘早剥鉴别。产褥期阑尾炎应与产后子宫收缩痛及附件炎相鉴别。产褥期腹壁松弛，阑尾穿孔可无典型腹部症状，应加注意。

五、治疗

1. 急性发作者，不论妊娠何期均应手术。
2. 症状及体征不典型者，应在严密观察下应用有效抗生素治疗。
3. 手术切口 在妊娠中期，一般宜做略高于麦氏点的腹直肌旁切口。
4. 阑尾切除时，尽量不同时行剖宫产术，以免感染扩散。
5. 个别足月妊娠，产科情况需行剖宫产时，应先行腹膜外剖宫产，再切除阑尾。术时应作细菌培养及药敏，选用有效抗生素。

第四节 妊娠合并急性病毒性肝炎

一、概述

妊娠合并肝脏疾患较常见为病毒性肝炎，病毒性肝炎是严重危害人类健康的传染病，病原主要包括甲型（hepatitis A virus，HAV）、乙型（hepatitis B virus，HBV）、丙型（hepatitis C virus，HCV）、丁型（hepatitis D virus，HDV）、戊型（hepatitis E virus，HEV）及庚型6种病毒。以乙型常见，可发生在妊娠任何时期。其他型肝炎症状重、预后差，据国内统计孕妇肝炎发生率约为非孕妇6倍，而急性重型肝炎为非孕妇的66倍，是孕产妇主要死亡原因之一。妊娠期肝病易加重是因为孕期妇女新陈代谢明显增加，需要营养物质增加，血清蛋白、血糖、糖原贮备及糖耐量均较非妊娠妇女低，加之全身血容量增加，肝内血循环量相对降低，同时肝脏负荷增加，故易患肝炎，且肝功能不易恢复。分娩过程产妇疲劳、出血对肝脏也有严重影响。

二、病史

（一）甲型肝炎

有与病毒性肝炎患者密切接触史，其潜伏期相对较短，一般为2~6周，平均4周。

（二）乙型肝炎

主要由血液、唾液和精液传染易感人群，被感染后的潜伏期为4~24周，平均约12周。携带者母亲对新生儿的传播称垂直传播，HBV-DNA阳性者若不行阻断治疗，可导致80%的新生儿被感染。

（三）丙型肝炎

虽然有其他的途径可被感染，但经输血后传播占95%以上。母婴垂直传播也是丙型肝炎病毒传播的主要途径之一。潜伏期平均为8周。

（四）丁型肝炎

有明显的地理变化性，常在HBV感染的基础上才能发生，可分为同时感染和重叠感染，前者的潜伏期为4～20周，与乙型肝炎基本一致。后者则是在原有HBV感染的基础上重叠感染HDV，常表现为持续性感染及病情较重。

（五）戊型肝炎

传播类似于HAV，其潜伏期为2～8周。

（六）庚型肝炎

则是由目前新发现的新型肝炎病毒引致，一般较乙型或丙型肝炎为轻。

三、临床表现

（一）症状

各型肝炎的临床表现不尽相同，但大部分患者均出现不能用早孕反应或其他原因解释的消化系统症状，如食欲减退、恶心、呕吐、腹胀、乏力、肝区疼痛。部分患者则出现畏寒、发热、黄疸及皮肤一过性瘙痒。

至于急性或亚急性重症肝炎则起病急、病情重，患者在短时间内出现精神神经症状，如嗜睡、烦躁、谵妄、抽搐、昏迷等。

（二）体征

皮肤巩膜黄染，妊娠早、中期可触及肿大的肝脏，肝区有触痛或叩击痛。妊娠晚期由于宫底升高，肝脏触诊较困难。

重症肝炎患者黄疸迅速加深，肝脏叩诊其边界明显缩小，有肝臭。出现明显的腹水和出血倾向；晚期出现肝昏迷，神志完全丧失，无法唤醒。浅昏迷对痛刺激和不适体位尚有反应，腱反射和肌张力仍亢进，但扑翼样震颤常因患者不合作无法引出。深昏迷时各种反射消失，肌张力降低，瞳孔常散大。可出现阵发性惊厥、踝痉挛和换气过度。

四、辅助检查

（一）血常规

急性期白细胞常稍低或正常，淋巴细胞相对增多。慢性肝炎的白细胞常减少。血小板计数也会减少。

（二）肝功能

丙氨酸氨基转移酶（alanine aminotransferase，ALT）、天冬氨酸氨基转移酶

（aspartate aminotransferase，AST）升高，反映肝实质损害。总胆红素增高。

（三）病原学及血清学检测

1. 甲型肝炎　在潜伏期和急性早期，可检测到HAV病毒与抗原。可使用免疫电泳或CDNA-RNA分子杂交技术和聚合酶链反应（PCR）反应推测HBV-RNA。用放射免疫和酶联免疫检测甲型肝炎抗原（HAAg）。抗HAV-IgM急性期患者发病第一周即阳性。抗HAV-IgG在急性期后期和恢复早期出现。

2. 乙型肝炎　HBsAg阳性是HBV感染的特异性标志。血清中抗-HBs阳性，提示有过HBV感染，它是一种保护性抗体。HBeAg是核心抗原的成分，阳性表示肝细胞内有HBV活动性复制。抗-HBe的出现意味着血清中Dane颗粒少或无，传染性低。单项抗-HBc阳性表示过去可能感染过HBV。

应用DNA分子杂交和PCR技术测定。HBV-DNA阳性则表示体内有HBV复制。DNA聚合酶为HBcAg核心成分，阳性为HBV存在的直接标志之一，并表示体内病毒在复制。

3. 丙型肝炎　血清中出现HCV抗体可诊断是HCV感染。还可以通过逆转录RNAPCR检测血中HCV-RNA。

4. 丁型肝炎　血清HDAg可在急性肝炎的潜伏期后期和急性期早期被检测到。抗HDV-IgM在HDV感染时，临床症状出现数天后呈阳性，抗HDV-IgG随后阳性。用分子杂交技术、PCR法可测定血清和肝脏内病毒核酸的存在。

5. 戊型肝炎　在潜伏期末和急性期初期的患者粪便中，可用免疫电镜检测到27～34mm病毒样颗粒。急性期患者血清内含有高滴度的IgM抗体，在恢复期患者血清内可测出低水平的IgM抗体。

6. 庚型肝炎　可以采用抗-HGV酶联免疫试验法和逆转录套式聚合酶链反应法（RT-nPCR）进行检测。

五、诊断

（一）症状

有厌食、恶心、呕吐、腹胀、乏力、大便溏薄、肝区疼痛等消化道症状，有时也可有黄疸。

（二）体征

肝大，肝区压痛或叩痛，皮肤、巩膜黄染。

（三）辅助检查

ALT升高，肝炎病毒抗原系统血清学标志物呈阳性或测得病毒RNA。

六、鉴别诊断

（一）妊娠期肝内胆汁淤积症（intrahepatic cholestasis of pregnancy，ICP）

大多数学者认为雌激素升高是产生ICP的原因，本病有家族性发生的倾向。绝大多数胆汁淤积的产妇会在妊娠晚期出现皮肤瘙痒，有时症状会出现在妊娠中期。约10%的产妇在瘙痒症状出现数天后会发展为黄疸。除了因搔抓产生的表皮剥落外一般不会伴随皮肤改变。患者一般情况较好，ALT和AST正常或轻度升高，血清中胆红素升高中胆酸盐明显升高。症状和体征持续至分娩后迅速消失。

ICP对妊娠的影响是早产及胎儿宫内窘迫可导致死胎、死产和产后出血的发生。本病与妊娠期出现黄疸的肝病相混淆，应注意鉴别。

（二）妊娠剧吐引起的肝损害

多见于第一胎孕妇，由于反复呕吐和长期饥饿，引起水、电解质紊乱和代谢性酸中毒，使肝、肾功能受损，出现黄疸，转氨酶增高。但在补足水分，纠正酸碱失衡及电解质紊乱后，病情迅速好转，肝功能可完全复原。有时可与无黄疸型肝炎混淆，肝炎病毒抗原系统血清学标志可协助鉴别。

（三）急性脂肪肝

为妊娠晚期特有的疾病，系由于肝细胞急性脂肪变性引致的肝功能障碍，母儿病死率高。常发生在妊娠34周以后的初产妇，临床上早期出现突发性肝区或上腹部疼痛、恶心、呕吐，呕吐物为咖啡色。1~2周后病情迅速恶化，出现全身皮肤出血点，黄疸明显，并进行性加重，出现少尿、DIC、肝肾功能衰竭、肝性脑病、昏迷，与急性肝萎缩不易鉴别。实验室检查表现为白细胞明显升高，血小板减少，凝血酶原时间延长，严重的低血糖。血清胆红素升高，但尿胆红素阴性。ALT升高，但一般＜300 U／L，而重症肝炎常在1000 U／L左右。B超检查可见肝区弥漫性密度增高，呈雪花状强弱不均。肝穿刺活检可在肝小叶中央区的肝细胞内见到呈蜂窝状的小脂肪空泡，肝细胞脂肪变性。

（四）药物性肝炎

一般病史中均有服用对肝脏有害的药物史，如氯丙嗪、异烟肼、呋喃妥因、磺胺类或乙醇中毒等。其临床症状与病毒性肝炎相似，但可伴有皮疹、皮肤瘙痒、关节疼痛、蛋白尿及嗜酸粒细胞增高。停药后恢复较快。

七、治疗

（一）门诊治疗

产前检查发现有肝炎症状及肝炎接触史者应做肝功能及病原学检查，或转肝炎门诊，对可疑患者给保肝药物，定期复查。确诊肝炎者及时隔离，并作传染病疫情报告。

（二）病房诊疗

妊娠合并肝炎患者已近预产期或已有产科情况，应收住人隔离病房待产。

1. 妊娠期病毒性肝炎与非孕期肝炎处理相同，卧床休息，给予高蛋白、低脂肪及富含维生素饮食。应用中西药物保肝治疗，避免用损害肝脏的药物，如镇静、麻醉、激素类。注意预防感染，严格消毒及使用广谱抗生素。观察凝血功能变化，防止产后出血。

2. 已临产者，正确处理三个产程：第一产程要适当补充水分及营养，避免疲劳，给静脉补液并配血备用。宫口开全后可行胎头吸引或产钳术助产，以缩短第二产程。防止产道损伤及胎盘残留，胎肩娩出后即给静脉注射催产素10~20 U，以减少产后出血。若有严重肝损害或合并有妊娠期高血压疾病者，要慎用麦角新碱，以减少毒性反应。

3. 新生儿出生后抽取静脉血做相关血清学和病毒学检查。HBV-DNA阳性产妇不宜哺乳，新生儿应接种乙肝疫苗，并肌注乙型肝炎免疫球蛋白。

4. 重症肝炎的治疗。

（1）预防及治疗肝昏迷：应限制蛋白摄入，控制血氨，保持大便通畅，减少氨及毒素的吸收，口服新霉素。给谷氨酸钠（钾）23~46g或精氨酸每日25~50g静脉滴注以降低血氨，改善脑功能。复方支链氨基酸250ml，每日1~2次静滴，其能调整血清氨基酸比值，使昏迷清醒。胰高血糖素1mg，胰岛素8U溶于10%葡萄糖液250ml内，再加50010葡萄糖液20ml、10%氯化钾8ml缓慢静滴，可促进肝细胞再生。再给辅酶A 50 U、三磷酸腺苷20mg、新鲜血浆、人体白蛋白等治疗，既补充营养又增强免疫功能。

（2）预防及治疗DIC：有凝血功能异常时，应补充新鲜血浆，抗凝血酶Ⅲ，必要时可用肝素治疗，使用肝素量宜小，临产后及产后12小时内不宜应用。

（3）经积极治疗后，应考虑引产或行剖宫产，以减轻肝脏负担。

5. 预防 乙型肝炎及丙型、丁型、戊型肝炎的母婴直接传播，应受到重视。乙型肝炎母亲表面抗原阳性者，新生儿感染率高达40%，且受感染儿易成慢性。除加强宣教、保健，减少各种传播机会外，应对新生儿进行主动、被动联合免疫治疗。即出生后即刻肌注乙肝免疫球蛋白（hepatitis B immunoglobulin，HBIG）200IU，并在不同部位肌注乙型肝炎疫苗10~20μg，生后1、6个月再注射10μg。联合应用的有效保护率达94%。

第五节 妊娠合并急性妊娠脂肪肝

一、概述

妊娠急性脂肪肝（acute fatty liver of pregnancy，AFIP）又称妊娠特发性脂肪肝，是发生在妊娠晚期的一种罕见的严重并发症，母儿病死率高。此病的病因及发病机制至今尚不清楚，且只有终止妊娠才有痊愈的希望，故推测可能与雌激素水平增高、孕妇线粒体脂肪酸氧化障碍、遗传因素等有关。

二、临床表现

（一）病史

妊娠急性脂肪肝常发生于孕35周左右，初产妇、双胎妊娠和男婴较易发生。以往无肝病史、无肝炎接触史。

（二）症状

1. 早期症状　起病急骤，乏力、纳差、恶心、反复呕吐、上腹痛等。

2. 黄疸　早期症状持续一周左右出现黄疸进行性加深。常伴有高血压、水肿、蛋白尿等症状，部分病例可有发热。

3. 继而出现上消化道出血、腹水。

4. 肝性脑病表现（出血倾向、意识障碍、淡漠、嗜睡、昏迷等）。

5. 肝肾综合征表现（肝功能不全，同时肾功能衰竭致少尿、无尿）。

6. 其他　低血糖、酸中毒、DIC、死胎、早产、死产等。

三、辅助检查

（一）实验室检查

1. 白细胞计数升高（$\geqslant 15 \times 10^9 / L$），血小板计数下降（$< 100 \times 10^9 / L$），外周血涂片可见肥大血小板、幼红细胞、嗜碱点彩红细胞。

2. 血清转氨酶轻度或中度升高（一般ALT不超过300 U／L）。血清碱性磷酸酶明显升高。血清胆红素升高（但很少 $> 200 \mu mol／L$）。

3. 血糖降低，血氨升高。持续性重度低血糖是本病的一个显著特征，常可降到正常值的1／3～1／2。血氨在早期即可升高，昏迷者则高于正常10倍。

4. 凝血因子指标异常，以下列指标为主：凝血酶原时间延长，部分凝血活酶时间延长，血浆抗凝血酶Ⅲ减少，纤维蛋白原减少。

5. 血尿酸、肌酐和尿素氮均升高。高血尿酸与肌酐、尿素氮不成比例。

6. 尿蛋白阳性，尿胆红素阴性。尿胆红素阴性是重要的诊断依据之一（但尿胆红素阳性也不能排除妊娠急性脂肪肝）。

（二）影像学检查

1. B超　显示肝大或肝萎缩，主要表现为肝区弥散的回声细密、均匀、增强，呈雪花状；而肝实质远场回声衰减，呈脂肪肝所特有的前强后弱的回声特点。

2. CT检查　不同程度肝密度减低。严重者肝实质密度低于肝血管密度。

（三）病理检查

当高度怀疑妊娠急性脂肪肝时应及早在DIC发生前做肝穿刺活组织检查。镜下检视典型病理变化为肝细胞弥漫性、微滴性脂肪变性，即肝细胞胞质内充满微小脂肪滴，呈蜂窝状，细胞核位于中央，肝小叶结构基本正常，脂肪染色阳性。微血管内脂肪堆积和浸润、脂肪空泡形成。一般无肝细胞坏死和炎症细胞浸润。

四、诊断标准

1. 肝组织学检查是确诊的唯一方法。

2. 依据病史、临床表现、实验室检查指标，结合影像学检查进行诊断。

凡妊娠晚期急骤起病，出现胃肠道症状、腹痛、进行性黄疸，尤其出现意识障碍、少尿、DIC等肝肾衰竭表现者都要考虑到本病。若实验室检查显示除肝肾功能指标受损外，有持续重度低血糖、血胆红素高而尿胆红素阴性等特点者，更要高度怀疑妊娠急性脂肪肝，B超和CT对及早检出脂肪肝很有意义，一旦临床高度疑诊或初步诊断本病，立即积极治疗并迅速终止妊娠。有条件者，争取在凝血功能尚正常时行肝穿刺活组织检查以便确诊（但此点在大多数病例中做不到）。

迄今为止绝大多数本病病例均为死亡后方得以做病理检查而确诊。因而临床诊断虽非确诊，但对治疗起决定作用。

五、鉴别诊断

（一）暴发性病毒性肝炎

血清免疫检查HBsAg等二对半阳性，血清转氨酶显著升高（可达1000 U／L），尿三胆阳性，血尿酸不高，白细胞计数正常，肾功能衰竭出现比较晚等可与妊娠急性脂肪肝鉴别，组织学特点也不一样；肝细胞广泛坏死，肝小叶结构被破坏。

（二）HELLP综合征

是妊娠期高血压疾病发展过程中一个特殊的严重类型，主要表现为溶血、肝酶升高和血小板减少。有血压升高等妊娠期高血压疾病表现。无低血糖症，这是HELIP综合征与AFIP之间一个很重要的鉴别要点。

六、治疗

目前尚无特效疗法，一般采取对症治疗，有人主张提前剖宫产可能使母婴获救。应用激素、去脂药物多无效果。分娩时应注意防治因肝功能衰竭所引起的弥散性血管内凝血。如能度过分娩，产后肝功能可逐渐恢复。

第六节 妊娠合并肝内胆汁淤积症

一、概述

妊娠期肝内胆汁淤积症（intrahepatic cholestasis of pregnancy，ICP），又称特发性妊娠黄疸，是一种在妊娠期出现的以皮肤瘙痒及黄疸为特征的并发症。早产率和围生儿死亡率高。ICP的发病率存在着明显的地区和种族差异。国外，智利发病率高达14%，欧洲、北美ICP诊断率仅为0.01%～0.02%。国内报道四川和上海的发病率较高。

ICP对母亲无严重危害，但对围生儿却有严重的威胁，可发生早产、胎儿宫内窘迫，重者还可发生无法预测的胎儿宫内突然死亡、新生儿颅内出血及新生儿神经系统后遗症等。

二、病因

确切的发病原因目前尚不清楚，然而各方面的研究提示它的发病与雌激素有密切关系，雌激素水平过高导致胆酸代谢障碍；影响了肝细胞膜对胆酸的通透性，使胆汁流出受阻；雌激素还与肝细胞表面的雌激素受体结合，改变肝细胞蛋白质的合成，引起胆汁回流增加。此外，临床上还发现遗传因素在ICP发病机制中起作用，它可能是外源性因素重叠遗传素质的结果。

三、临床表现

（一）症状

1. 瘙痒　ICP患者在妊娠中、晚期出现瘙痒。一般约80%的患者在妊娠30周后出现，瘙痒常与黄疸共存，分娩后瘙痒立即减轻，常于数日内消失，也有数小时消失的。瘙痒一般多见于掌面和足底，后可发展到股部、上肢、背部和胸腹部，其程度各不相同，轻者仅搔抓数下，也可发展到全身极重瘙痒。瘙痒常在夜间加剧，但患者常可耐受，仅极个别患者因无法入睡而需终止妊娠。

2. 少数患者疲乏、食欲不振，极少数出现恶心、呕吐、失眠。

（二）体征

1. 皮肤抓痕　四肢及全身的瘙痒处可见抓痕。

2. 黄疸　15%～50%患者在瘙痒发生数日后出现黄疸，一般程度较轻，仅角膜轻度黄染。黄疸持续到分娩后数日内消退，极个别的可持续至产后1个月以上。

3. 大多数患者尿色变深，粪色变浅。肝脏触诊稍大但质地软，无压痛。

四、辅助检查

（一）实验室检查

1. 胆汁酸　血清胆汁酸水平增高是ICP的特异性指标。正常血清胆汁酸的参考范围是 $0.74～5.64\mu mol/L$。

ICP患者胆汁酸轻度增高为 $<10\mu mol/L$；中度增高为 $10～15\mu mol/L$；重度增高为 $>15\mu mol/L$，重度ICP患者甚至其值可高达正常妊娠的10倍以上。

胆汁酸也是早期诊断ICP的敏感指标。

2. 肝功能　大多数ICP患者的ALT、AST有轻中度增高，可升至正常水平的2～10倍，ALT较AST更为敏感。部分患者的血清胆红素水平有轻中度增高，但很少超过 $85.5\mu mol/L$，直接胆红素和总胆红素均有改变。

碱性磷酸酶（alkaline phosphatase，AKP）常升高，然而由于妊娠20周以后胎盘同工酶释放的作用，故AKP升高在诊断ICP时无明显价值。

其他常见的胆汁淤积酶标志物如 γ-GT和5'-核苷肽酶等在诊断上意义不大。

（二）B超

肝脏正常大小，找不到肝胆系统肿瘤及结石，肝区光点粗糙。

五、诊断标准

1. 妊娠期出现瘙痒及黄疸，产后数小时或数日内消失。

2. 血清胆汁酸的增高和AST、ALT轻中度增高。

3. 产后胎盘检查可见到母体、胎儿面均有不同程度的黄色和灰色斑块，镜下可见到羊膜及绒毛膜块上胆盐沉积、滋养叶细胞肿胀、绒毛基质水肿。

六、鉴别诊断

本病应与病毒性肝炎鉴别。病毒性肝炎患者常有明显的消化道症状；无黄疸型肝炎可以不出现黄疸且皮肤瘙痒可有可无；肝脾触诊均有肿大，且肝脏压痛明显；肝功能检测转氨酶呈数倍或数十倍增高，但胆酸及胆汁酸并不明显增高；各型肝炎流行病学及血清学检测可找到抗原/抗体。做细针快速肝穿刺检查可见到肝细胞变性及大量炎性细胞浸润。

如病毒性肝炎得不到及时、正确的治疗，分娩会促使病情加重，且产后症状、体征和实验室检查均不会转为正常。

七、治疗

本病无特殊治疗，有症状者以保肝对症治疗为主。可应用考来烯胺（消胆胺）、维生素C、中药茵陈蒿汤加减等，有减轻瘙痒及黄疸的作用。凝血酶原低下者可补充维生素，临产后加酚磺乙胺等药物，产后用催产素预防出血，孕期及分娩期应加强胎儿宫内监护。

第七节　妊娠合并缺铁性贫血

一、概述

贫血是妊娠期常见的并发症。由于妊娠期血容量增加是以血浆容量增加多于红细胞，致血液稀释。所以红细胞计数 $< 3.5 \times 10^{12} / L$，或血红蛋白值 $< 100 g / L$，或血细胞比容 < 0.30 才诊断为妊娠期贫血。国内统计发病率为 $10\% \sim 20\%$，以缺铁性贫血为主，巨幼红细胞性贫血较少，再生障碍性贫血则更少见。

孕妇因铁摄取不足或吸收不良而发生缺铁性贫血。贫血严重时，孕妇可发生心肌缺氧，导致贫血性心脏病，可引起胎儿生长受限、早产、死胎。由于贫血降低了机体抵抗力，更易引起重症感染等并发症。

二、临床表现

（一）病史

有引起缺铁性贫血的原发病史，如慢性肝病、肾病、慢性胃炎、胃酸缺乏、慢性失血、寄生虫病（肠钩虫病等）。

（二）症状

主要取决于体内缺铁的程度，急性缺铁阶段可无症状，随着Hb和RBC的下降，出现头晕、头痛、耳鸣、眼花、全身无力、记忆力减退、活动后心悸、气促。严重者甚至出现全身水肿、贫血性心脏病和充血性心力衰竭症状。

1. 轻者仅出现皮肤、口唇黏膜及眼睑结膜苍白。

2. 指甲可变得薄而脆或呈扁平甲、反甲或匙状甲，舌乳头萎缩，严重者呈光滑舌并可伴舌炎。

3. 长期严重的贫血则出现心脏扩大，心脏听诊在二尖瓣和肺动脉瓣区可闻及收缩期杂音。

三、辅助检查

（一）血象

缺铁性贫血属小细胞低色素性贫血，血红蛋白 < 100g／L，红细胞平均容积 < 80μm³，红细胞平均血红蛋白容量 < 28 pg，红细胞平均血红蛋白浓度 < 30%。

血涂片中红细胞大小不一，红细胞分布宽度增加，细胞中心淡染区扩大。网织红细胞计数正常或轻微增多。白细胞计数和血小板计数一般多在正常范围。

骨髓象：红细胞系统增大活跃，以中、晚、幼红细胞增生为主。各期幼红细胞体积较小，胞质少，颜色较正常深，边缘不规则，核小而致密。细胞核畸形常见。骨髓铁染色细胞内外铁均减少，尤其以细胞外铁减少更明显，这是诊断缺铁性贫血的可靠指标。

（二）生化检查

1. 铁代谢检查　血清铁降低 < 8.95μmol／L（60μg／dl）；总铁结合力升高，> 64.44μmol／L（300μg／dl）。运铁蛋白饱和度明显减低到10%～15%以下。血清铁蛋白是反映机体铁储备的良好指标，缺铁性贫血时可 < 120μg／L。当血红蛋白降低不明显时，血清铁降低为缺铁性贫血的早期重要表现。

2. 缺铁性红细胞生成检查　缺铁性贫血时血红蛋白合成障碍，红细胞游离原卟啉与血红蛋白的比例也升高。

四、诊断

根据上述病史、症状和体征、实验室检查对缺铁性贫血的诊断并不困难。

五、鉴别诊断

缺铁性贫血与巨幼细胞性贫血、再生障碍性贫血的鉴别根据病史、临床表现以及血象、骨髓象的特点进行。然而，缺铁性贫血还必须与其他小细胞低色素性贫血相鉴别。

（一）铁粒幼细胞贫血

系体内铁失去利用造成的贫血。血清铁和铁蛋白增高。骨髓中铁粒幼细胞明显增多，并出现特有的环形铁粒幼细胞，当计数 > 15%时即有诊断价值。

（二）珠蛋白异常所致贫血

属遗传性疾病，有家族史。体检可能扪及脾脏增大。血清铁、铁蛋白和运铁蛋白饱和度不降低。血涂片中可见靶形红细胞。

六、治疗

1. 硫酸亚铁0.3g，每日3次。

2. 富马酸亚铁0.2～0.4g，每日3次。

3. 右旋糖酐铁针剂50～100mg，深部肌肉注射，每日1次。用于对口服药不适应者。

4. 中药八珍汤加减方，脾虚者香砂六君子汤加减方。

5. 严重贫血者少量多次输血。

6. 积极防治产后出血，并给抗生素预防感染。

七、预防

1. 孕前如有贫血，查明原因加以纠正。

2. 注意孕期营养，多吃肝、蛋、豆制品、蔬菜等含铁丰富的食物，孕4月起饭后每日服硫酸亚铁0.3g，同时补给维生素C，有利铁的吸收。

第八节 妊娠合并急性肾盂肾炎

一、概述

急性肾盂肾炎是妊娠期常见的并发症，患病率高达10.2%。孕产妇出现寒战、发热、呕吐、腰痛（右侧较左侧多见）、膀胱刺激现象（尿频、尿痛），应考虑肾盂肾炎可能。患病后高热可引起流产、早产。若在孕早期可使胎儿神经系统发育障碍。孕妇患病严重时有3%可能发生中毒性休克。

二、临床表现

（一）病史

部分患者可有慢性肾盂肾炎或无症状菌尿的病史。

（二）临床表现。

起病急剧，突发寒战、高热，单侧或双侧肋痛，食欲不振、恶心、呕吐，还可有尿频、尿痛、尿急等尿路刺激症状。

（三）体格检查

患者呈急性病容，弛张高热，甚至达40℃或以上，患侧脊肋角有明显叩痛。

三、辅助检查

（一）血液检查

白细胞显著上升，中性粒细胞比例增高。

（二）尿液检查

中段尿镜下可见成堆白细胞、少量红细胞，并有蛋白尿，少数呈肉眼血尿。尿沉淀镜检白细胞＞5个／高倍视野有意义，不能做尿沉淀检查时白细胞＞1个／高倍视野有意义。

（三）中段尿培养

送培养的尿标本应取自用药前之晨尿中段尿，如已用过药物，应在停药3天后取样。尿培养可见大量细菌，以大肠杆菌为最常见，细菌计数大于10万／ml者可确诊。对体温超过39℃者必须做血培养，细菌种类与尿培养相同。寒战时取血培养可获得较高阳性率，最好是在治疗前培养，并同时做药敏试验。

四、诊断标准

1. 突发寒战、高热，呈弛张高热，甚至达40℃或以上，单侧或双侧肋痛，食欲不振、恶心、呕吐，还可有尿频、尿痛、尿急等尿路刺激症状。
2. 体格检查呈现急性病容，患侧脊肋角有明显叩痛。
3. 中段尿镜下可有成堆白细胞、少量红细胞并有蛋白尿，少数可呈肉眼血尿。
4. 尿培养见大量细菌，细菌记数＞10万／ml。
5. 血液检查 白细胞显著上升，中性粒细胞比例增高。

五、鉴别诊断

（一）高热需与上呼吸道感染和产褥感染鉴别。

前者有明显的呼吸道症状，全身肌肉酸痛，病毒感染时，白细胞计数及中性粒细胞分类均降低；后者可有恶露异常，子宫或宫旁有压痛，两者均无脊肋角叩痛及尿检查的异常发现。

（二）腹痛需与急腹症鉴别。

急性阑尾炎，起初有低热，并有转移性右下腹痛；胆绞痛，常有胆石症史，疼痛位于右上腹，可向肩部放射及伴有黄疸、发热，影像学检查胆囊或胆管处发现结石；急性胃肠炎有发热、恶心及呕吐，常有不洁饮食史；胎盘早剥，可有腹痛，阴道出血，子宫敏感或局限性压痛，可伴有胎心变化，病史中有外伤史或并发妊娠期高血压疾病，通常无寒战、高热及脊肋角叩痛，尿沉渣检查无明显异常。

（三）急性肾盂输尿管积水。

多有反复发作的胁痛，与姿势、体位有关，疼痛向腹股沟放射，左侧卧位或胸膝卧位时症状缓解；尿检查有少数红细胞，甚至无红细胞，反复中段尿培养阴性等特点可与急性肾盂肾炎相鉴别。

六、治疗

治疗原则为疏通积尿及消灭细菌，中医治则为清热解毒利湿。

（一）全身治疗

1. 急性期卧床休息，采取侧卧位减少子宫对输尿管的压迫，使尿液引流通畅。

2. 多饮开水或静滴5%葡萄糖液，使每日尿量在2000ml以上。保持大便通畅，便秘者给润肠剂。

（二）抗生素应用

最好据中段尿培养结果及药敏试验而定。一般首选对革兰氏阴性杆菌有效的，如氨苄西林、头孢菌素类。有症状者4周一疗程，无症状者2周一疗程。调节尿液酸碱度可提高抗生素的药物效果。选用抗生素时注意对孕产妇及胎儿有害的药物禁用或慎用。

（三）中医中药

1. 急性肾盂肾炎　以清热、解毒、利湿之小柴胡汤加减。
2. 慢性尿路感染　以滋阴、清热、解毒之知柏地黄汤加减。
3. 慢性肾盂肾炎影响肾功能　以健脾补肾之金匮肾气汤加减。

第九节　妊娠合并慢性肾盂肾炎

一、概述

慢性肾炎系由多种肾小球疾病所导致的，以蛋白尿、血尿、水肿、高血压为临床表现的慢性肾病。经肾穿刺活检发现，妊娠并高血压患者中，约20%有慢性肾炎病变。妊娠可使原有的肾病加重。若合并妊娠期高血压疾病时，可发生肾功能衰竭或肾皮质坏死。严重慢性肾病可影响胎儿生长受限，甚至流产、死胎、死产。

二、临床表现

（一）病史

临床上仅15%～20%妊娠合并慢性肾炎患者能提供孕前发生急性或慢性肾炎的病史，大部分在妊娠期发现。在妊娠20周前出现水肿、蛋白尿或／及高血压者，往往存在隐匿性肾炎。若蛋白尿先于高血压出现或其严重程度与高血压不符，应疑为慢性肾炎。儿童期有反复链球菌感染史或面部水肿史，妊娠前尿常规即有蛋白尿或轻度高血压者，应高度怀疑合并有慢性肾炎。

（二）临床表现

患者可有水肿，以眼睑和下肢凹陷性水肿为主，严重者出现胸腔积液和腹水。血尿包括镜下血尿和肉眼血尿。高血压症状。晚期可有贫血症状、夜尿增多及氮质血症。

（三）体格检查

血压常升高，贫血貌，面部和下肢水肿，有胸腹腔积液的体征，肾区叩痛。

三、辅助检查

（一）尿常规检查

尿蛋白阳性，镜检见红、白细胞与颗粒管型，尿比重低而固定，维持在1.010或以下。

（二）24小时尿蛋白定量

应大于0.5g／24 h。

（三）血常规

血红蛋白可低于正常。

（四）肾功能测定

正常妊娠时孕妇血尿素氮（BUN）为$2.8 \sim 3.5$mmol／L，肌酐（Cr）为$52.8 \sim 70.4 \mu$mol／L。如果妊娠期孕妇血BUN≥ 4.6mmol／L，Cr$\geq 88 \mu$mol／L，提示肾功能受损。血尿素氮、肌酐有不同程度增高，肌酐清除率降低，血白蛋白降低，并可出现电解质紊乱及代谢性酸中毒。

（五）B超检查

双侧肾脏缩小，表面不规则。妊娠期生理变化中，肾脏较非孕时体积轻度增加，其长度一般增大1cm。如果B超发现肾脏体积较一般正常体积为小，则表明慢性肾炎已造成肾脏萎缩。

（六）眼底检查

视网膜出现血管病变，高血压性眼底改变，可有渗出或出血。

（七）肾脏穿刺活检

可获得诊断的确切依据和明确疾病的病理类型，对治疗和预后非常有帮助。但妊娠期做此检查，各学者意见不一，主要顾虑活检后出血不止，反而弊多利少。

多数学者认为早孕期间和孕18周后行肾穿刺不安全，主张产后6周（妊娠变化恢复后）再行肾穿刺活检。

四、诊断标准

妊娠合并慢性肾炎的诊断标准与非孕时基本相同,具体如下。

1. 非孕期或妊娠 20周前出现蛋白尿、水肿、高血压等临床表现。

2. 尿常规检查 尿蛋白阳性,镜检见红、白细胞与颗粒管型,尿比重低而固定,维持在1.010左右。

3. 生化测定 血尿素氮、肌酐有不同程度增高,肌酐清除率降低,血白蛋白降低,可出现电解质紊乱及代谢性酸中毒。

4. B超检查 双侧肾脏缩小,表面不规则。

5. 眼底检查 视网膜出现血管病变,可有渗出或出血。

6. 血清补体 C3持续降低,8周以上不恢复。

7. 肾穿刺活检 证实为慢性肾炎。

五、鉴别诊断

(一)妊娠期高血压

常发生于妊娠20周后,主要临床表现的发生顺序为水肿、高血压和蛋白尿。眼底检查示小动脉痉挛、视网膜水肿而无一般动脉硬化、屈曲和动静脉压迹。

尿常规检查一般无血尿和管型尿。产后42天～3个月尿常规检查仍持续异常者,多为慢性肾炎,妊娠期高血压疾病一般产后迅速恢复正常,极少超过3个月。

(二)妊娠合并原发性高血压

非孕时有高血压病史,但一般无自觉症状,肾功能损害发生晚。如长期持续高血压,往往出现肾小管功能损害,如尿浓缩功能减退,尿比重小于1.018,夜尿增多等。

(三)生理性蛋白尿

程度较轻,一般每日尿蛋白小于1g,血压正常。常与体位、运动、发热、寒冷、劳累等有关。解除诱因后蛋白尿在短期内消失。

六、治疗

1. 仅蛋白尿,在严密观察下继续妊娠。

2. 进食低蛋白、低磷饮食、补充维生素B及C、减少钠的摄入。

3. 控制血压,但降压不宜太快。

4. 预防感染,纠正水、盐代谢紊乱与酸碱失衡,禁用肾毒性药物。

5. 一旦血压在21.3／14.7kPa （160／110mmHg）以上,肾功能恶化,则应终止妊娠。在妊娠33周以上,胎儿有存活可能,可及时行剖宫产,同时行绝育术。

第十节 妊娠合并糖尿病

一、概述

妊娠合并糖尿病对母儿均有危害，围生儿死亡仍高达3%，应引起重视。妊娠早期因胎儿不断摄取葡萄糖，孕妇血糖水平略低于正常。随妊娠进展，碳水化合物代谢率不断增高，胰岛素分泌量也代偿性增多，以维持其糖代谢平衡。若胰岛素的分泌功能不足，将表现为糖耐量异常或糖尿病，称为妊娠期糖尿病。若在原有糖尿病基础上合并妊娠，或妊娠前为隐性糖尿病，妊娠后发展为临床糖尿病者为妊娠并糖尿病。

二、糖尿病对孕妇的影响

1. 妊娠母体对胰岛素需求量增加，而妊娠中晚期抗胰岛激素的分泌显著增多，加上胎盘激素在周围组织中均有抗胰岛素作用，胎盘催乳素还有脂解作用，使脂肪分解成碳水化合物及脂肪酸。加之孕期血容量增加，胰岛素相对不足，分娩期进食少，大量糖原消耗等，易使糖尿病患者发展为酮症酸中毒。

2. 糖尿病患者多有小血管内皮细胞增厚及管腔狭窄，易并发妊娠期高血压疾病，发生率可增高4～8倍，子痫及并发症的发生率也增高。

3. 此病患者白细胞有多种功能缺陷，趋化性、吞噬作用、杀菌作用明显降低，易发生感染，甚至发展为败血症。

4. 因糖利用不足，能量不够，常发生产程延长及产后宫缩乏力性出血。

5. 血糖过高胎儿渗透性利尿致羊水过多，胎膜早破，导致早产。

6. 因巨大儿等原因，手术产率增高。

三、糖尿病对胎儿及新生儿的影响

1. 巨大儿发生率高达13%～25%，因为胎儿长期处于高糖状态，胎儿胰岛细胞增生、产生胰岛素、活化氨基酸转移系统，促进蛋白、脂肪合成和抑制脂解作用，胎儿出现脂肪聚集。

2. 畸形胎儿发生率高于正常10倍，可能与高血糖及治疗糖尿病药物有关。

3. 严重的血管病变或产科并发症影响胎盘供血，易发生死胎、死产。新生儿因血糖供给中断，可发生低血糖，而肺表面活性物质不足易产生呼吸窘迫综合征等，均使新生儿死亡率增高。

四、诊断

（一）糖尿病合并妊娠

妊娠前已确诊为糖尿病患者。妊娠前从未进行过血糖检查，孕期在有以下表现者应高度怀疑为孕前糖尿病，待产后进行血糖检查进一步确诊。

1. 孕期出现多饮、多食、多尿，体重不增加或下降，甚至并发酮症酸中毒，伴血糖明显升高，随机血糖≥11.1mmol／L（200mg／dl）者。

2. 妊娠20周之前，空腹血糖（FPG）≥7.0mmol／L（126mg／dl）。

（二）妊娠糖尿病（gestational diabetes mellitus，GDM）

1. 50g葡萄糖负荷试验。

（1）50g葡萄糖负荷试验（glucosechallengetest，GCT）的时间：所有非糖尿病孕妇应在妊娠24～28周，常规行50gGCT筛查。具有下列GDM高危因素的孕妇，首次孕期检查时，即应进行50gGCT筛查，血糖正常者，妊娠24周后重复50gGCT。

GDM的高危因素如下：肥胖、糖尿病家族史、多囊卵巢综合征患者，早孕期空腹尿糖阳性、巨大儿分娩史、GDM史、无明显原因的多次自然流产史、胎儿畸形史、死胎史以及足月新生儿呼吸窘迫综合征分娩史等。

（2）方法：随机口服50g葡萄糖（溶于200ml水中，5分钟内服完），1小时后抽取静脉血或微量末梢血检查血糖。

2. 口服葡萄糖耐量试验（oral glucose tolerance test，OGTT）　OGTT前3天正常饮食，每日碳水化合物量在150～200g以上，禁食8～14小时后查FPG，然后将75g葡萄糖溶于200～300ml水中，5分钟内服完，服后1小时、2小时分别抽取静脉血，检测血浆葡萄糖值。空腹、服葡萄糖后1小时、2小时，3项血糖值分别为5.1、10.0、8.5mmol／L。

3. GDM的诊断符合下列标准之一，即可诊断GDM。

（1）两次或两次以上FPG≥5.8mmol／L（105mg／dl）。

（2）OGTT三项值中一项达到或超过上述标准。

（3）50gGCT 1小时血糖≥11.1mmol／L（200mg／dl），以及FPG≥5.8mmol／L（105mg／dl）。

4. GDM的分级。

1级：FPG＜5.8mmol／L（105mg／dl），或者经饮食控制，餐后2小时血糖＜6.7mmol／L（120mg／dl）。

2级：FPG≥5.8mmol／L（105mg／dl），或者经饮食控制，餐后2小时血糖≥6.7mmol／L（120mg／dl），需加用胰岛素。

2011年ADA关于妊娠期糖尿病的诊治的建议：

（1）在有高危因素的个体中，首次产前检查时即用标准的糖尿病诊断标准筛查未诊断的2型糖尿病。

（2）对于糖尿病患病情况未知的妊娠妇女，在妊娠24～28周采用75g2小时口服葡萄糖耐量试验（OGTT）来筛查GDM，并采用新的诊断切点。

（3）妊娠糖尿病的妇女在产后6～12周筛查永久性糖尿病。

（4）有妊娠糖尿病病史的妇女应至少每3年筛查是否发展为糖尿病或糖尿病前期。

五、治疗

（一）糖尿病患者计划妊娠前的咨询

糖尿病患者妊娠前进行全面体格检查，包括血压、心电图、眼底、肾功能，以及糖化血红蛋白（glycosylated hemoglobin，HbA1c），确定糖尿病的分级，决定能否妊娠。糖尿病患者已并发严重心血管病变、肾功能减退或眼底有增生性视网膜病变者应避孕，若已妊娠，应尽早终止。糖尿病肾病者，如果24小时尿蛋白定量＜1g，肾功能正常者。或者增生性视网膜病变已接受治疗者，可以妊娠。准备妊娠的糖尿病患者，妊娠前应将血糖调整到正常水平，HbA1c降至6.5%以下。在孕前使用口服降糖药者，最好在孕前改用胰岛素控制血糖达到或接近正常后在妊娠。

（二）妊娠期治疗原则

门诊确诊为GDM者，可在门诊进行饮食控制，并监测FPG及餐后2h血糖，血糖仍异常者，收治入院。

1. 饮食控制。

（1）妊娠期间的饮食控制标准：既能满足孕妇及胎儿能量的需要，又能严格限制碳水化合物的摄入，维持血糖在正常范围，而且不发生饥饿性酮症。

（2）孕期每日总热量：7531～9205kJ，其中碳水化合物占45%～55%，蛋白质20%～25%，脂肪25%～30%。应实行少量、多餐制，每日分5～6餐。饮食控制3～5天后测定24小时血糖（血糖轮廓试验）：包括0点、三餐前半小时及餐后2小时血糖水平和相应尿酮体。严格饮食控制后出现尿酮体阳性，应重新调整饮食。

2. 胰岛素治疗　根据血糖轮廓试验结果，结合孕妇个体胰岛素的敏感性，合理应用胰岛素。凡血糖高于上限时，应用胰岛素或增加胰岛素用量。胰岛素调整后，复查血糖。血糖调整到正常后，每周监测血糖变化，血糖异常者，重新调整胰岛素用量。

3. 酮症的治疗　尿酮体阳性时，应立即检查血糖，若血糖过低，考虑饥饿性酮症，及时增加食物摄入，必要时静脉点滴葡萄糖。因血糖高、胰岛素不足所并发的高血糖酮症，治疗原则如下：小剂量胰岛素持续静脉滴注，如果血糖＞13.9mmol／L（250mg／dl），应将普通胰岛素加入生理盐水，以每小时4～6U的速度持续静脉滴注，每1～2小时检查1次血糖及酮体：血糖低于13.9mmol／L（250mg／dl）时，应用5%的葡萄糖或糖盐，加入胰岛素（按2～3g糖加入1U胰岛素）持续静滴，直至尿酮体阴性。然后继续应用皮下注射胰岛素,调整血糖。

补充液体和静脉滴注胰岛素治疗后,应注意监测血钾,及时补充钾。严重的酮症患者,应检查血气分析,了解有无酮症酸中毒。

4. 孕期实验室检查及监测　动态监测糖尿病孕妇血糖,建议采用末梢微量血糖测定、血糖控制不理想时查尿酮体。孕期监测尿糖意义不大,因孕妇肾糖阈下降,尿糖不能准确反映孕妇血糖水平。

（1）HbA1c:糖尿病合并妊娠者,每1~2个月测定1次;GDM确诊后检查,之后根据孕期血糖控制情况,决定是否复查。

（2）肝肾功能:糖尿病伴有微血管病变合并妊娠者应在妊娠早、中、晚3个阶段进行肾功能、眼底检查和血脂测定。GDM A2级者,孕期应检查眼底。

（3）NST:糖尿病合并妊娠者以及GDM A2级,孕32周起,每周1次NST,孕36周后每周2次NST。GDM A1级或GIGT,孕36周开始做NST,NST异常者进行超声检查,了解羊水指数。

（4）B超检查:妊娠20~22周常规B超检查,除外胎儿畸形。妊娠28周后应每4~6周复查1次B超,监测胎儿发育、羊水量以及胎儿脐动脉血流等。

（5）胎儿超声心动检查:孕前糖尿病患者于孕26周至28周进行胎儿超声心动检查为合适孕周。主要了解胎儿心脏情况并除外先天性心脏病。

（6）羊膜腔穿刺:GDM确诊晚,或血糖控制不满意,以及其他原因需提前终止妊娠者应在计划终止妊娠前48小时,行羊膜腔穿刺术,了解胎儿肺成熟情况,同时羊膜腔注射地塞米松10mg,以促进胎儿肺成熟。

5. 分娩时机及方式。

（1）分娩时机:①无妊娠并发症的GDM A1级以及GIGT,胎儿监测无异常的情况下,可孕39周左右收入院,在严密监测下,等到预产期终止妊娠。②应用胰岛素治疗的孕前糖尿病以及GDM A2级者,如果血糖控制良好,可孕37~38周收入院,妊娠38周后检查宫颈成熟度,孕38~39周终止妊娠。③有死胎、死产史;或并发子痫前期、羊水过多、胎盘功能不全者确定胎儿肺成熟后及时终止妊娠;④糖尿病伴微血管病变者,孕36周后入院,促胎儿肺成熟后及时终止妊娠。

（2）分娩方式:糖尿病本身不是剖宫产的指征,决定阴道分娩者,应制定产程中分娩计划,产程中密切监测孕妇血糖、宫缩、胎心变化,避免产程过长。

（3）选择性剖宫产手术指征:糖尿病伴微血管病变、合并重度子痫前期或胎儿生长受限、胎儿窘迫、胎位异常、剖宫产史、既往死胎、死产史。孕期血糖控制不好,胎儿偏大尤其胎儿腹围偏大,应放宽剖宫产指征。

6. 产程中及产后胰岛素的应用　择期剖宫产或临产后,应停用所有皮下注射的胰岛素,密切监测产程中血糖,每2小时测定血糖1次,维持血糖在4.4~6.7mmol/L（80~120mg/dl）。血糖升高时检查尿酮体的变化,根据血糖水平决定静脉点滴胰岛素的用量。

产后胰岛素应用：GDM A2级者，产后复查FPG，FPC≥7.0mmol／L（126mg／dl），检查餐后血糖水平决定胰岛素用量。孕前糖尿病产后胰岛素用量减少1／2~2／3，并结合产后血糖水平调整胰岛素的用量。GDM A2级或孕前糖尿病患者产后输液可按每3~4g葡萄糖加入1U胰岛素的比例，输液过程中，动态监测血糖水平。产后应用抗生素预防感染。应鼓励糖尿病患者产后母乳喂养。

7. 新生儿的处理　新生儿生后易出现低血糖，出生后30分钟内进行末梢血糖测定；新生儿均按高危儿处理，注意保暖和吸氧等；提早喂糖水、奶，动态监测血糖变化以便及时发现低血糖，必要时10%的葡萄糖缓慢静点；常规检查血红蛋白、血细胞比容、血钾、血钙及镁、胆红素；密切注意新生儿呼吸窘迫综合征的发生。

三、GDM的产后随访

所有GDM孕妇产后应检查空腹血糖，空腹血糖正常者产后6~12周进行口服75gOG-TT，根据血糖水平确诊为糖尿病合并妊娠，葡萄糖耐量受损合并妊娠或GDM。

第十一节　妊娠合并甲状腺功能亢进症

一、概述

甲状腺功能亢进症（简称甲亢）是一种常见内分泌疾病，合并妊娠发生率渐有增多，分娩中出现危象时，需作紧急处理。

二、妊娠与甲亢的相互影响

1. 妊娠能使甲亢心血管系统症状加重，甚至出现心衰和甲亢危象。

2. 重症或经治疗不能控制的甲亢病例，容易引起流产、早产、死胎、妊娠期高血压疾病、产时宫缩乏力等。产褥感染的发生率也相应增高。

3. 孕妇服用硫脲类药物可通过胎盘，引起胎儿甲状腺功能减退、甲状腺肿及畸形。另在甲亢患者血液中有一种称为长效甲状腺素的免疫球蛋白可引起胎儿一过性甲亢，若发生先天性甲亢，则围生儿死亡率明显增高。

三、临床表现

（一）病史

多数甲亢合并妊娠的孕妇孕前有甲状腺疾病的现病史或既往史。诊断已经明确，但也有一些孕妇处在甲亢的早期阶段，同时合并妊娠。

（二）症状

甲亢的症状可以出现在妊娠的任何阶段，起病缓慢，常不能确定时日，少数在精神刺激或感染等应激后急性发病。临床表现轻重不一，典型表现有高代谢综合征，孕妇主诉怕热、皮肤湿润、面部潮红、多汗、消瘦、心悸、乏力、胃纳亢进等，神经系统症状如失眠、情绪不安、易兴奋激动、易怒、多虑等。甲状腺危象是本病恶化时的严重症状，多发生于手术、妊娠分娩、感染以及各种应激时。主要表现为高热（＞39℃）；脉速＞140次／分钟，甚至＞160次／分钟；脉压增大；焦虑烦躁，大汗淋漓，恶心厌食，呕吐腹泻，大量失水引起虚脱、休克甚至昏迷，偶有黄疸。

（三）体征

休息时心率超过100次／分钟；在食欲好、进食多的情况下孕妇体重不能按孕周增加，个别严重者体重还会下降；脉压增大，常＞6.7kPa（50mmHg）；孕妇皮肤潮红，皮温升高，湿润多汗；患者可有眼球突出、眼睑退缩滞后、手抖；甲状腺肿大并有血管杂音；颈前黏液水肿。

四、辅助检查

（一）甲状腺功能测定

血清总甲状腺素（total thyroxine，TT4）≥186.6 nmol／L；总三碘甲状腺原氨基酸（total triiodothyronine，TT3）≥3.54 nmol／L；游离甲状腺指数（free thyroxine，FT4）≥12.8 pmol／L。

（二）促甲状腺激素释放激素（thyrotropin-releasing hormone，TRH）兴奋试验

甲亢患者有大量甲状腺素阻断了TRH对垂体的兴奋作用，故患者注射TRH后，促甲状腺素（thyroid-stimulating hormone，TSH）不能升高。

（三）血清TSH测定

正常或稍降低。

（四）血红细胞锌含量测定

妊娠合并甲亢者血红细胞中锌的含量较正常妊娠者明显减少。

（五）基础代谢率（basal metabolic rate，BMR）测定

BMR＞+30%者提示有甲亢。

（六）TSH受体抗体（anti-receptor antibody，TRAb）测定

又称长效甲状腺刺激因子。测定TRAb的意义：

（1）确定Graves病的诊断，美国甲状腺学术委员会指出：TRAb为Graves病的特

点，Graves病患者的TRAb的阳性率几乎达到100%。

（2）判定Graves病预后，经抗甲状腺药物治疗的患者，如TRAb持续阳性，表明停药后复发的可能性较大。

（3）判断新生儿发生甲亢或甲减的可能性，甲状腺兴奋性抗体（thyroid stimulating hormone receptor- stimulating antibody，TSAb）或甲状腺阻断性抗体（thyroid blocking antibody，TBAb）均可通过胎盘进入胎儿体内，如妊娠晚期孕母TSAb或TBAb滴度较高，则新生儿发生甲亢或甲减的可能性很大。

（4）突眼的鉴别诊断，浸润性突眼症患者血中常存在TRAb，因此，TRAb对突眼的诊断，尤其是浸润性突眼症的诊断有一定价值。

（七）甲状腺过氧化物酶抗体（thyroid peroxidase antibody，TPOAb）

甲状腺过氧化物酶（thyroid peroxidase，TPO）是甲状腺特异性蛋白质之一，它是甲状腺激素合成过程中的关键酶。TPOAb可存在于桥本甲状腺炎患者（阳性率几乎100%）、Graves病患者（阳性率70%）、非甲状腺患者及正常人（约10%）。测定TPOAb对自身免疫性甲状腺疾病，尤其是桥本甲状腺炎的诊断有重要作用，对甲亢的病因诊断及预后有重要价值，甲亢患者体内检出TPOAb常提示甲状腺自身免疫的病理基础，即Graves病的可能。

（八）心电图检查

常有窦性心动过速、心律不齐，严重者有房扑或房颤。

五、诊断

1. 除消瘦疲乏、情绪激动、失眠心悸等症状外，还可有多种特殊表现如腹泻、心律不齐、心脏扩大、突眼等。

2. 典型病例有T_3、T_4增高、高代谢率、甲状腺肿。

3. 甲状腺危象是病情恶化的表现。高热39℃以上，脉速 > 140次／分，脉压增大，出现房颤或房扑。有焦急、烦躁、大汗淋漓、厌食、呕吐、大量失水、虚脱，甚至昏迷。有时会伴有心衰或肺水肿，偶有黄疸、白细胞升高等。多发生在手术、妊娠分娩、感染等应激情况时，孕产妇死亡率高，必须早防、早治。

六、鉴别诊断

（一）正常妊娠

妊娠期孕妇有情绪不安、易怒、怕热、多虑、易激动、脉搏快等症状，临床上类似甲亢。妊娠早期早孕反应有食欲下降、恶心、呕吐、体重下降等表现，也有类似甲亢之处。妊娠剧吐者60%可伴有甲亢生化指标异常，偶尔也有甲亢症状，直到妊娠18周之后才能恢复，妊娠妇女的甲状腺有生理性肿大，也容易与甲亢早期混淆。

（二）Graves病与其他引起甲状腺毒症的疾病相鉴别

1. 摄入过多的T_4及T_4类似物会导致人为的甲状腺毒症，大多数情况是由于激素替代治疗剂量过大引起的，临床容易区别。

2. 毒性结节性甲状腺肿。可通过仔细体检及出现甲状腺亢进症症状前已有多年结节史来鉴别，抗甲状腺抗体的检测结果常为阴性。

3. 单个高功能腺瘤。多见于甲状腺功能亢进逐渐进展的患者，体检或B超检查发现甲状腺内单个结节直径 > 3cm。

4. 急性或亚急性甲状腺炎。除有甲亢的共同特征外，尚有发热、乏力、夜汗、寒战等症状。全血细胞计数正常，血沉明显加快。本病多发生在春秋季节，甲状腺炎常同时伴有咽炎、腮腺炎及呼吸道感染，甲状腺轻度肿大，局部有压痛。常表现为暂时性甲亢症状，炎症消退，症状消失。

5. 慢性淋巴细胞性甲状腺炎（即桥本病）。该病的早期阶段可表现有甲亢症状，疾病后期则常表现为甲减，甲状腺质地较韧。血清学检查发现抗甲状腺抗体水平升高包括球蛋白抗体和过氧化物酶抗体。

七、治疗

若伴有甲亢性心脏病及高血压之重症患者，应考虑终止妊娠。对一般甲亢孕妇，既要控制甲亢发展，又要确保胎儿的正常生长发育。内科与产科配合，加强孕妇及胎儿的监测与治疗，应提前住院。

（一）药物治疗

1. 孕前　因甲亢对胎儿有一系列不良影响，如确诊甲亢，应待病情稳定1～3年后怀孕为妥，用药（抗甲状腺药物或放射性碘）期间，不应怀孕，应采取避孕措施。

2. 孕期处理。

（1）甲亢孕妇应在高危门诊检查与随访，注意胎儿宫内生长速度，积极控制妊娠期高血压疾病。

（2）妊娠期可以耐受轻度甲亢，故病情轻者，一般不用抗甲状腺药物治疗，因抗甲状腺药物能透过胎盘影响胎儿甲状腺功能。但病情重者，仍应继续用抗甲状腺药物治疗。在妊娠中后期抗甲状腺药物剂量不宜过大，一般以维持母血TT_4水平不超过正常上限的1.4倍为度，可有轻度甲亢。> 1.4倍正常上限时才用抗甲状腺药物。抗甲状腺药物中，丙硫氧嘧啶不但可阻断甲状腺激素合成，且阻断T4在周围组织中转化成发挥效能的T_3，使血清T_3水平迅速下降。常用丙硫氧嘧啶150～300mg／d，或甲巯咪唑（他巴唑）15～30mg／d，甲亢控制后逐渐减量。在预产期前2～3周不用药，或使用控制甲亢的最小有效量。丙硫氧嘧啶用量每天保持在200mg以下，甲巯咪唑在20mg以下，胎儿发生甲状腺肿的可能性极小。对于在应用抗甲状腺药物治疗中是否加用甲状腺素的问题有争议，因甲状腺素不易通过胎盘，使用后反而加大抗甲状腺药物的剂量，但联合应用能消除由于抗甲状腺药物引起的甲状腺功能减退和预防胎儿由于抗甲状腺药物的影响发生甲状腺功能减退或甲状腺肿大。

（3）由于抗甲状腺药物能迅速通过胎盘，影响胎儿甲状腺功能，有主张在抗甲状腺药物治疗后行甲状腺次全切除术并取得良好效果，但目前一般意见认为妊娠期应避免甲状腺切除术，因妊娠期甲亢手术难度较大，术后母体易合并甲状腺功能减退，甲状旁腺功能减退和喉返神经损伤，并且手术易引起流产和早产。

（4）β受体阻滞剂：普萘洛尔的应用：剂量10～20mg，3次／天。普萘洛尔对甲亢孕妇是一种有效的治疗药物，能缓解由过多的甲状腺激素引起的全身症状。普萘洛尔作用较快，效果较好，适用于甲亢危象和施行紧急甲状腺手术的快速准备。但β受体阻滞剂在早期心力衰竭或代谢性酸中毒病人中会促使急性心力衰竭，在全身麻醉下会引起严重低血压，长期应用普萘洛尔可使子宫肌肉张力增高，导致胎盘发育不良以及胎儿生长受限，故在妊娠期甲亢中不宜作为首选药物。

（5）产科处理：妊娠合并甲亢治疗得当妊娠能达足月，经阴道分娩和得到活婴。甲亢不是剖宫产的指征，妊娠合并重度甲亢，早产和围生儿的死亡率较高，并有胎儿生长受限的可能，故孕期要加强对甲亢的观察和控制，定期随访胎儿胎盘功能和防止早产。

（6）产褥期处理：产后甲亢有复发倾向，产后宜加大抗甲状腺药物剂量。关于产后哺乳问题，虽抗甲状腺药物会通过乳汁影响婴儿甲状腺功能，但应结合产妇病情的严重程度以及服用抗甲状腺药物的剂量来考虑是否哺乳。

（7）甲状腺危象的处理：妊娠期甲亢未控制而停止抗甲状腺药物治疗行产科手术、产后感染和产后出血会诱发甲状腺危象，如不及时治疗可发生高热、频脉、心力衰竭、失神、昏迷。治疗应给以大量抗甲状腺药物如丙硫氧嘧啶或甲硫氧嘧啶，每次100～200mg，每6小时1次口服；甲巯咪唑或卡比马唑10～20mg每6小时1次日服。神志不清不能口服者，可经鼻饲管注入。口服复方碘溶液，每天30滴左右。普萘洛尔20～40mg，每4～6小时1次口服，或0.5～1mg静脉注射，应用时注意心脏功能。利血平1～2mg，肌内注射，每6小时1次。氢化可的松每天200～400mg静脉滴注；并予以广谱抗生素、吸氧、冷敷及镇静解热剂，纠正水和电解质紊乱以及心力衰竭。

3. 新生儿管理 对甲亢孕妇分娩的新生儿，须注意检查有无甲状腺功能减退甲状腺肿或甲亢，并做甲状腺功能检查。母体TSH、T4与T3很难通过胎盘屏障，但长效甲状腺刺激物（long-acting thyroid stimulator，LATS）很容易通过胎盘屏障，因此患甲亢母亲的婴儿有可能发生新生儿甲状腺功能亢进，这些新生儿可以出现明显的眼球突出和甲状腺功能亢进的体征，脐血测定T4和TSH浓度可估计新生儿甲状腺功能。新生儿甲亢可在出生后立即出现，或1周后才出现。新生儿甲亢的治疗，包括甲巯咪唑每天0.5～1mg／kg，或丙硫氧嘧啶每天5～10mg／kg，分次服用，并加用复方碘溶液，每次1滴，3次／天；有心力衰竭者应用洋地黄，激动者应用镇静剂。

妊娠期母亲服用过抗甲状腺药物者，新生儿有可能出现暂时性甲状腺功能减退，应加以注意。

（二）手术治疗

手术治疗的指征为：

1. 药物治疗失败或因药物严重不良反应不能耐受者。
2. 甲状腺不能排除恶性者。
3. 甲状腺肿大局部有压迫症状（喉返神经、气管）。

实际上妊娠期须施行甲状腺部分切除者很少，如需手术最好在妊娠中期进行，术前应给予碘剂7~10天。手术并发症与非孕期相同，可有喉返神经损伤及甲状旁腺功能减退（1%~2%）。早孕时手术治疗流产发生率约8%。

第十二节 妊娠合并肺结核

一、概述

肺结核是由结核杆菌引起的呼吸系统慢性传染病。其病理特点是结核结节、干酪坏死和空洞形成。目前发病率较高，妊娠合并肺结核的诊断，治疗不容忽视。

二、临床表现

（一）症状

开始仅仅表现为疲劳、厌食、慢性消瘦、精神不振等症状；后来可发展为低热、疲劳、多梦、咳嗽，一般先干咳，后发展为咳黄痰并形成无效腔和肺炎，甚至咯血，还可为肺炎、胸膜炎、心包炎、气胸而胸痛、声音沙哑、气喘、关节痛等。

（二）体征

早期病变范围小或位于肺组织深部，可无异常体征。若病变范围较大，患部呼吸运动减低，叩诊呈浊音，听诊可有支气管肺泡呼吸音和湿啰音。肺部广泛纤维化或胸膜增厚发生粘连时，则患侧胸廓下陷、肋间变窄、气管移位，对侧可有代偿性肺气肿体征，胸膜炎时可有胸膜摩擦感或积液体征。

三、辅助检查

（一）X线胸片检查

肺尖部多见浸润，斑状小阴影为早期再感染的特征，病变可有液化空洞形成，亦可硬结、钙化。有时可见肺门纵隔淋巴结肿大，肺段或肺叶不张。

（二）痰结核菌检查

是确诊肺结核、观察肺结核疗效、确诊肺结核患者是否为传染源及病灶活动性的主要依据。可采用痰涂片（薄涂、厚涂）法、集菌法、培养法、PCR法。

（三）结核菌素试验（tuberculin test，PPD）

以5个结核菌素单位皮内注射，48小时后硬结大于10mm为阳性，5～9mm为可疑，妊娠期以PPD做筛查安全有效，不会激活静止的结核病灶，假阴性的机会较小。

四、诊断

1. 有疲劳、厌食、慢性消瘦、精神不振、低热、干咳、咯血等结核中毒表现。

2. 患部呼吸运动减弱，叩诊呈浊音，听诊可有支气管肺泡呼吸音和湿啰音。

3. 痰结核菌检查阳性。

4. 结核菌素试验（PPD）以5个结核菌素单位皮内注射，48小时后检查硬结大于10mm为阳性。

五、鉴别诊断

（一）肺癌

中心型肺癌与肺门淋巴结结核相似，多有刺激性咳嗽、间断痰中带血，结核菌素试验多阴性。

（二）肺脓肿

需与空洞型肺结核鉴别。前者有误吸史，起病急，高热、咳大量脓臭痰，痰结核菌阴性。

（三）肺炎

细菌性肺炎起病急，除高热、寒战外，有胸痛，唇间有疱疹，咳铁锈色痰，痰结核菌阴性，抗生素治疗有效。

六、治疗

1. 给足够的营养与休息，加强产前检查次数，及时发现妊娠期并发症。

2. 抗结核药物治疗活动性肺结核，应尽早联合药物治疗、适量使用敏感药物，以降低抗药性。首选异烟肼和乙胺丁醇，不良反应少，孕妇较安全。妊娠3个月后，用利福平和异烟肼，具有较强杀菌效果，同时给维生素B_6预防末梢神经炎。要注意利福平可导致肝损害，乙胺丁醇主要不良反应为球后视神经炎。

3. 应在隔离室分娩，注意保暖，第二产程助产，避免使用吸入麻醉。

4. 吸氧，防止胎儿宫内发育不良或死胎。婴儿需隔离，及时接种卡介苗。产妇不宜哺乳，应回奶。

5. 产后复查X线胸片，必要时转呼吸内科。

6. 应避孕直至结核痊愈。如有子女，应劝其绝育。

第十三节 妊娠合并卵巢肿瘤

一、概述

卵巢肿瘤是女性生殖器常见的肿瘤之一，妊娠合并卵巢肿瘤并不影响肿瘤的生长速度，分娩后肿瘤的生长增快。妊娠期多见有以下三种情况：

1. 如肿瘤较大，在妊娠早期可嵌顿在盆腔中引起流产。

2. 妊娠中期增大的子宫将肿瘤由盆腔推到空间较大的腹腔内，或在分娩后子宫急剧缩小，使腹腔空间增大时，加之患者突然改变体位或向同一方向连续转动，均易发生肿瘤蒂扭转，致由骨盆漏斗韧带、卵巢固有韧带、输卵管组成的蒂静脉回流受阻、瘤内充血或血管破裂，肿瘤发生坏死呈紫黑色，易破裂和继发感染。

3. 临产期肿瘤可阻塞产道而发生梗阻性难产或肿瘤破裂。

二、临床表现

（一）病史

以往有卵巢肿块史。

（二）症状

小型的卵巢肿瘤可无任何症状，当肿瘤发生扭转或破裂时，孕妇突发腹痛。若肿瘤较大，在妊娠过程中又未能随宫体升离盆腔，则足月临产后，可发现胎位异常，宫缩好而胎头高浮、下降困难。

（三）体征

妊娠早期，妇科检查可在子宫一侧或双侧触及球状肿块，囊性或实性，与子宫无粘连。妊娠晚期，随着子宫的增大，触诊变得困难。

三、辅助检查

（一）B超检查

能测知肿块的部位、大小、形态及性质，囊性或实质性，是否来自卵巢，有无腹水。如果子宫增大明显，可遮盖附件，使肿块难以显示。

（二）肿瘤标志物

CA-125和CEA等指标可异常升高。AFP在正常妊娠时显著升高，故孕期对肿瘤诊断无参考价值。

四、诊断

1. 早孕期或孕前有无卵巢肿瘤病史，了解其大小、性质、位置及生长速度。早孕期发现的卵巢肿瘤约12%为妊娠黄素囊肿，直径可达8~10cm，于孕3个月后自然缩小或消失，于孕3个月后复查可鉴别。

2. 妊娠中晚期因增大的子宫可掩盖肿瘤时，需行B超协助诊断。

3. 突然发生一侧腹痛，常伴呕吐、固定压痛、肌紧张，甚至休克，应考虑肿瘤蒂扭转。

4. 若原有的肿瘤扪不到，剧烈呕吐、腹痛，出现腹水、内出血或腹膜炎及休克，应疑有肿瘤破裂。

五、鉴别诊断

（一）卵巢良性肿瘤。

肿块生长较慢，表面光滑边界清楚，可活动，无腹水，患者一般情况良好，B超显示为液性暗区，可有间隔光带，边缘清晰。

（二）卵巢恶性肿瘤。

肿块生长迅速，实性，表面结节状不平，位置固定，可有血性腹水，患者逐渐出现恶病质，B超显示液性暗区内有杂乱光点，或为实性（强回声），肿块周界不清。

（三）卵巢囊肿蒂扭转和囊肿破裂的鉴别。

以往已知卵巢囊肿者突发下腹痛伴恶心、呕吐者，检查发现附件肿块有压痛，应考虑囊肿扭转。如检查发现囊肿消失，则有囊肿破裂可能。卵巢囊肿破裂之腹膜刺激征较为显著，而囊肿蒂扭转者腹膜刺激征可不明显，尤其在孕期。

六、治疗

1. 早孕期发现囊性肿瘤，应待孕3个月后复查明确诊断。

2. 妊娠3个月后卵巢肿瘤仍存在，可考虑手术切除，因此时引起流产的机会较少，术后应给予保胎处理。

3. 若肿瘤不大且不妨碍妊娠子宫增大，并排除恶性肿瘤可能者，宜产后再手术。

4. 约有10%的卵巢肿瘤在妊娠期可发生蒂扭转和肿瘤破裂，如发生应立即手术切除。

5. 肿瘤阻塞产道，阻碍婴儿娩出时，应先行剖宫产术，再切除肿瘤。

6. 产后发现卵巢肿瘤，应手术切除，处理原则与非孕期同。

第三章 老年病常见症状与护理

第一节 跌倒

跌倒（fall）是指无论可否避免，在平地行走或从稍高处摔倒在地并造成伤害，是老年人最常见的问题之。据报道，65岁以上的老年人有三之一每年跌倒次，并且跌倒的发生率有随年龄增长而增加的趋势。老年人跌倒易造成骨折，老年人在髋关节、骨盆及前臂等部位的骨折中有90％由跌倒引起，老年人骨折不仅要遭受手术治疗带来的创伤，骨折带来的痛苦，更重要的是很多老年人被迫长期卧床，发生压疮、肺炎、肌萎缩、下肢静脉血栓等并发症，甚至因此而死亡。跌倒不仅对老年人的身体产生伤害，而且也给其心理带来负面影响，所以应引起我们足够的重视。

一、针对老年人跌倒常见的内在因素而采取的护理措施

（一）预防视觉系统功能减退而引起的跌倒

老年人的居室照明充足，指导老年人看电视、阅读时间不可过长，避免用眼过度引起视觉疲劳。不要在光线昏暗的房间内久留，外出活动最好在白天进行。视力、听力差的老年人外出一定要有人陪同，遇到危险及时提醒。白内障、青光眼者应及时进行治疗，每年接受一次视、听力检查，注意检查老年人有无耳垢堆积。

（二）预防组织灌注不足所致的跌倒

对高血压、心律失常、血糖不稳定、直立性低血压所致的头晕、目眩，要帮助老年人分析和了解可能的危险因素和发病的前驱症状，掌握发病规律，积极防治可导致跌倒的疾病。如有效控制血压和血糖。老年人一旦出现不适应证状马上扶其就近坐下或搀扶上床休息。指导病人由卧位转为坐位，坐位转为立位时，速度要缓慢。改变体位后先休息1～2分钟。

（三）预防老年人肢体协调功能减弱引起的跌倒

对平衡功能差的老年人应加强看护，借助合适的器械能部分降低跌倒的危险。指导老年人行走时步伐要稳、慢，鞋子大小要适应，鞋底要防滑。对住院的老年人，还应了解跌倒史和是否存在跌倒的危险因素，在其床尾和护理病历上做醒目的标记，建立跌

倒预防记录单。

（四）预防因脑血管意外及神经系统功能减退而致的跌倒

对患脑梗死后遗症、帕金森病、内耳眩晕症及小脑功能不全等平衡功能障碍的病人，评估其步态及平衡能力，进行必要的功能训练。对于高危病人，日常活动如起步、散步、上厕所及洗澡等应随时有人照顾，以防跌倒。

二、针对老年人跌倒常见的外在因素而采取的护理措施

1. 照明　开关方便老年人触及，室内光线充足且分布均匀、不闪烁，尤其是浴室、卧室和楼梯处要保证有足够的照明。

2. 布局　房间布局简洁，一般有床、柜、桌、椅即可，家具稳定、摆放合理，家具的转角处应尽量用弧形，以免碰伤老年人。电话机或呼唤器应方便易取。

3. 地面　平坦、干燥、不滑且不随意堆积障碍物；卫生间洗脸盆、浴缸、坐厕周围及厨房水池附近铺防滑垫。

4. 通道　通道地板要平整，不要有障碍物；楼梯设置扶手。

5. 扶手　浴室、洗手间应有结实的扶手，方便进出。

6. 卫生间　装设高度适宜的坐便器，周围装有扶手。

7. 睡床　床的高度应使老年人膝关节成直角坐在床沿时两脚足底全部着地，一般以从床褥上面到地面为50cm为宜，床的上方设有床头灯和呼唤铃，对意识障碍的老年人应加床档。睡觉中翻身幅度较大或身材高大的老年人，应在床旁用椅子作为护档；床的长宽要适宜。

三、衣着

避免穿衣摆过长会绊脚的长裤、睡袍。走动时应穿合脚的防滑鞋。穿脱袜子、鞋和裤时应坐着进行防止跌倒。

四、行动与活动

告知老年人了解自身的健康状况和活动能力，克服不服老，不愿麻烦别人的心理，走动前先站稳再起步。小步态的老年人，起步时腿要抬高一些，步子要大些。变换体位时（如便后起身、上下床、低头弯腰捡物、转身或上下楼梯）动作要慢，日常生活起居做到"3个30秒"，即醒后30秒再起床，起床后30秒再站立，站立30秒再行走。睡前床旁放置便器。告诫老年人早晨未完全清醒时不要下床活动。避免从事重体力劳动和危险性活动（如站在椅子上取高处物品）。

五、合理用药

避免药物因素引起的跌倒对服用镇静、安眠药的老年人，指导其上床后服用。应用降糖、降压及利尿药物的老年病人，注意观察用药后的反应。

六、运动锻炼

规律的运动锻炼（特别是平衡训练）可减少10%的跌倒发生率。指导老年人选择适合的运动形式，如散步、慢跑、太极拳、平衡操等。

七、跌倒后的护理

（一）自我处置与救助

有不少老年人独自在家时发生跌倒。跌倒后躺在地上起不来，时间超过1小时，称为"长躺"。长躺对于老年人很危险，它能导致虚弱、疾病，还可能导致死亡。对跌倒的恐惧、肌肉损伤、全身疼痛、脱水和体温过低等都可能导致老年人跌倒后的"长躺"。因此要教会老年人，在无人帮助的情况下，安全起身。如果是背部先着地，就应弯曲双腿，挪动臀部到铺有毯子或垫子的椅子或床铺旁，然后使自己躺在较舒适的地上，盖好毯子，保持体温，并按铃向他人寻求帮助。如找不到他人帮助，在休息片刻、体力有所恢复后，尽力使自己向椅子方向翻转身体，变成俯卧位。双手支撑地面，抬臀，弯膝；然后尽力使自己面向椅子跪立，双手扶住椅面，以椅子为支撑尽力站起来。再休息片刻，然后打电话寻求帮助。

（二）病情观察

监测头部受伤老年人的生命体征和意识状态，协助医生进行全身检查，确定有无损伤和损伤的类型及程度。

（三）针对损伤给予相应的护理

保持病人呼吸道通畅，保持受伤肢体固定，避免在搬运中出现二次损伤。

八、心理护理

对老年人进行安慰、疏导，帮助其克服恐惧心理。

九、健康指导

1. 向病人、家属及照顾者讲授跌倒的危险因素不良后果及防治措施。
2. 指导病人定期体检，及时治疗相关疾病，不乱用药物，少饮酒。
3. 指导家属及照顾者给予病人充足的时间进行日常活动，不要催促。

第二节　压疮

压疮（pressure sores）是身体局部组织长时间受压，血液循环障碍，造成皮肤及皮下组织持续缺血、缺氧、营养缺乏而致的软组织破损和坏死。老年人是发生压疮的高危人群。

一、老年病人压疮的特点

（一）愈合困难

老年病人由于营养不良、皮肤老化、组织修复能力差及并发慢性疾病等原因，一旦发生压疮，很难愈合。

（二）易继发感染

老年病人由于感觉减退、反应迟钝、痴呆及营养不良等原因，压疮局部及其周围组织易继发感染，严重者可并发全身感染而危及生命。

二、增进老年病人营养

营养不良既是导致发生压疮的内因之一，也是直接影响压疮愈合的因素。良好的睡眠是改善老年病人营养状况的重要方法。根据老年病人病情给予高蛋白、高热量和高维生素且易消化的饮食；去除引起营养缺乏的原因。必要时给予全身支持疗法，如输血液制品及静脉滴注高营养物质等，以增强抵抗力及组织修复能力，促进创面愈合。

三、评估出现压疮的危险因素

可使用诺顿皮肤量表协助对危险因素的确认。

四、落实压疮的预防措施

（一）避免局部组织长期受压

1. 长期卧床的病人要使用翻身表定时翻身，一般白天2小时翻身一次，夜晚4小时翻身一次。长久坐姿的病人，每小时要更换一次姿势。

2. 保护骨隆突处，使用海绵垫褥、气垫褥、翻身枕、气圈等。

3. 正确使用石膏、绷带及固定夹板，适当调节松紧，注意观察皮肤颜色和温度变化。

（二）避免局部潮湿等不良刺激

对大、小便失禁，出汗的病人应使用温水及时清洁皮肤，洗净、擦干，局部皮肤涂凡士林软膏或爽身粉等。保持床铺和衣服清洁干燥，一旦潮湿应及时更换。

（三）避免摩擦力和剪切力的作用

协助病人翻身，换床单切忌用力拉、拖、推病人。使用便盆时应协助病人抬高臀部，不可硬拉、硬塞。病人半卧位时，床头抬高高度不超过30°，防止身体下滑。

（四）促进局部血液循环

对长期卧床的病人，每日应进行全身的关节活动，温水擦洗全身，促进肢体血液循环，按摩受压部位，对已经压红的软组织，不主张按摩。

五、压疮的护理措施

（一）第一期

第一期为淤血红润期，表现为受压局部暂时性的血液循环障碍，出现红、肿、热、痛或麻木，护理措施主要是增加翻身次数，防止局部受压，不做局部按摩，按摩会加重损伤。

（二）第二期

第二期为炎性浸润期，表现为局部由红变紫，皮下出现硬结、水肿和疼痛，形成水泡，此期对未破的小水泡要减少摩擦，防止破裂，促进其自行吸收防止感染。

（三）第三期

第三期为浅度溃疡期，表现为水泡扩大，表皮破溃，露出红润创面，有黄色渗液，伴有感染时出现脓性分泌物并有疼痛，此期对于大的水泡用注射器抽出泡内液体后用无菌纱布包扎，浅表创面可用纤维蛋白膜、溃疡贴膜等贴于表面。

（四）第四期

第四期为坏死溃疡期，表现为溃疡向深部组织和周围扩展，脓性分泌物增多，有臭味，坏死组织发黑，溃疡可深达骨骼，此期应先去除坏死组织，保持引流通畅、促进创面愈合。

（五）遵医嘱

遵医嘱给予全身和局部敏感抗生素应用。

六、健康指导

指导病人及其护理者，积极参与自我护理，学会如何完成翻身动作，如何正确使用防压用具，如何观察皮肤的变化及保持皮肤、衣物干净。选择日光充足居室居住。

第三节　便秘

便秘（constipation）是指排便困难，排便次数减少（每周少于3次）且粪便干硬，便后无舒畅感。便秘是老年人的常见症状。便秘不仅影响老年人的生理功能，还影响生活质量。临床上常见到便秘导致心脑血管病病人的病情加重，甚至猝死。

一、调整饮食结构

1. 多摄取可促进排便的食物，如蔬菜、水果、粗粮等高纤维食品。多食核桃仁粥、黑芝麻粥、松子粥、银耳粥等具有滋补和润肠排便作用的食物。

2. 增加饮水，病情许可时每日饮水量在2000～2500ml，每天清晨喝一杯温开水或淡盐开水，每餐前饮用温开水、柠檬汁等饮料，促进肠蠕动。可常饮用蜂蜜水，以利排便。忌饮咖啡、浓茶、忌吃辛辣食物。

二、鼓励病人适当运动

根据个人身体情况从事适宜老年人的活动，如散步、慢跑、打太极拳等，每天有30～60分钟活动和锻炼，在促进肠蠕动的同时，也可改善情绪。卧床或坐轮椅的病人可通过转动身体、挥动手臂、被动活动等方式进行锻炼。

三、养成良好的排便习惯

1. 排便有规律，定时排便，最佳时间是饭后。最好固定时间。

2. 排便时不阅读报刊，杂志或听广播，集中精力，避免排便时间过久。

3. 排便时最好采取蹲姿，增加腹肌张力，促进肠蠕动。

4. 长时间卧床病人应按时给予便器，刺激排便，最好取坐姿或适当抬高床头，以增加腹内压力易于排便。

四、提供适当排便环境

房间内居住两人以上者，可在床单位间设置屏风或窗帘，便于老年人的排便等需要。照顾老年人排便时，只协助其无力完成部分，不要一直在旁陪伴，以免老年人紧张而影响排便，更不要催促，使老年人精神紧张，不愿麻烦照顾者而憋便，导致便秘或失禁。

五、腹部自我按摩

在清晨和晚间排尿后，取卧位用双手食指、中指和无名指相登，沿结肠走向，自右下腹向上到右上腹，横行至左上腹再向下至左下腹，沿耻骨上回到右下腹作腹部按摩，促进肠蠕动。轻重速度以自觉舒适为宜，开始每次按摩10圈，以后逐步增加，在按摩同时可作肛门收缩动作。还可用手指轻压肛门后端，亦可做腹式呼吸锻炼法、肛门会阴锻炼法等。

六、采用药物干预

由原发病引起的便秘应积极治疗原发病，对于饮食和行为调整无效的慢性便秘，应用药物治疗。

（一）开塞露法

使用前先将开塞露瓶的头部封口剪去，注意头端光滑，以免损伤黏膜，先挤出少许液体润滑开口处，然后取左侧卧位，放松肛门并作深呼吸，将开塞露头端轻轻插入肛门后，将药物挤入直肠，忍耐5～10分钟后排便。

（二）肥皂拴法

将肥皂削成圆柱体（长3～4cm，底部直径约1cm），将肥皂拴蘸取热水后轻轻插入肛门。对于有肛门黏膜破裂、损伤、肛门剧烈疼痛者，不宜使用此法通便。

（三）口服腹泻剂

蜂蜜10～20ml，温开水溶化，晨服。甘油、石蜡或香油10～20ml，睡前服用，番泻叶、果导片等药应遵医嘱使用。

七、灌肠

老年人采用灌肠时需根据便秘的严重程度和全身情况来选择和配制灌肠液。常见灌肠液有生理盐水、甘油，液状石蜡、"1.2.3"灌肠液（50％硫酸镁30ml，甘油60ml，温开水90ml）。

八、取粪结石法

当老年人持续便秘，粪便干结或形成粪石，粪石较大，需戴手套帮助病人从直肠内取出粪石。

九、健康教育

1. 帮助病人重建良好的排便习惯。与病人共同制定按时排便的时间表，安排有足够的时间排便，避免他人干扰，防止意识性的抑制排便。

2. 提供良好的排便环境。尽量避免病人受厕所及外界因素的影响。便器应清洁而温暖。体质虚弱的老年人可使用便器椅，提供排便坐姿的依托，减轻排便不适感，保证安全。指导老年人在坐位时把脚踩在小子上，身体微倾，心情放松，先深呼吸，后闭住声门，向肛门部位用力排便。

3. 选用有助润肠通便的食物。晨起可服一杯淡盐水，上午和傍晚各饮一杯温热的蜂蜜水以助通便。水果中香蕉、李子、西瓜的润肠通便效果良好，可根据季节适量食用。

4. 指导老年人正确使用通便药物，避免药物副作用性便秘。

第四节　失眠

失眠（Insomnia）是一种症状，不是一种疾病，主要表现有晚上时常惊醒，需要很长时间才能入睡，或者很早就醒来而不易继续睡眠。慢性失眠通常都是失眠超过1个月以上。大约50％的老年人抱怨自己有睡眠问题，尤其是入睡和保持睡眠困难，这主要是大脑皮层抑制功能减弱和兴奋过程增强所致。

一、老年人失眠的原因

（一）生理性因素

随着年龄的增长，神经细胞逐渐减少，大脑协调昼夜变化关系的松果体萎缩，导致老年人睡眠节律发生紊乱，难以得到充足的睡眠。此外，夜尿次数增多是老年人的普遍现象，也可扰乱正常睡眠。

（二）病理性因素

老年人常患有多种慢性疾病，如心脑血管疾病、呼吸系统疾病、逼尿肌功能紊乱与前列腺肥大，以及其他退行性脊椎病、颈椎病、类风湿性关节炎、四肢麻木等疾病引起的疼痛、咳嗽、瘙痒、呼吸困难和尿频等，均可影响睡眠。

（三）环境因素

老年人对外界环境变化较为敏感，如声音、光线、燥热等，可使老年人难于入睡。环境杂乱不宁，易将睡眠浅的老年人吵醒而不能再入睡。养老院以及住院的老年人，常表现出对作息时间与环境改变不能适应而造成失眠现象。

（四）药物因素

睡前服用引起神经兴奋的药物，如治疗结核病的异烟肼，治疗哮喘的麻黄碱、氨茶碱等，易产生兴奋而难以入睡。茶是兴奋剂和利尿剂，睡前几小时饮浓茶可导致失眠。此外，左旋多巴、苯妥英钠等都能引起老年人失眠，而且还可引起噩梦扰乱睡眠。夜间服用利尿剂会增加夜尿次数，造成再度入睡困难。

（五）精神心理因素

有关资料统计，老年人中，有抑郁状态及抑郁倾向的比例明显高于年轻人。抑郁症多有失眠、大便不通畅、心慌等症状，其睡眠障碍主要表现为早醒及深睡眠减少。随着病人年龄的增加后半夜睡眠障碍越来越严重，主诉多为早醒和醒后难再入睡。各种心理社会因素，如丧事、外伤后应激被迫退休、与社会隔离、参加社区活动减少，均可引起老年人的思虑、不安、怀念、忧伤、焦虑，使老年人产生失眠症。老年人失眠的主要特点为入睡困难，脑子里想的事情总摆脱不掉，或者刚刚睡着，又被周围的声响或噩梦惊醒，醒后再难以入睡。

（六）白天睡眠过多

老年人因白天没有太多的事情要做，因而小睡过多，也是影响夜间老年人睡眠的原因之一。适当控制白天睡眠，能够明显改善夜间的睡眠质量。

二、失眠病人的护理

高质量的睡眠，有助于提高人的机体免疫力。所以要求老年人调整自己的身心，克服在睡眠问题上的心理障碍，确保每天有充足的睡眠时间。

（一）帮助合理安排睡眠时间

老年人睡眠时间的分配一般夜间为5~6小时，早睡早起；中午为0.5~1.5小时最佳。过多的睡眠会加速身体各器官的功能退化，适应能力降低，使抵抗力降低，易发各种疾病。

（二）提供合适的卧具

老年人易患骨关节疾患，应避免过软的床垫，以木板床为宜，上垫床褥，宜柔软、平坦，厚薄适中太厚易引起过热出汗，过薄则易受凉。被子、床单枕头均须整洁，使人感到舒适。枕头应松软，其高度以侧卧时头部与躯干保持水平为准。合适的床铺和枕头有利于老年人的休息。反之，不仅影响睡眠，还可能诱发或加重腰痛和颈肩部疼痛。

（三）指导睡前充分放松

1. 避免过度兴奋　睡前不宜做强度大的活动，不宜看紧张的电视节目和影片，不看深奥的书籍，勿饮浓茶或咖啡。

2. 睡前勿进食　老年人晚饭不宜吃得太饱，晚饭后不要多饮水。睡前避免进食油腻及糯米类的食物，以免增加胃肠负担，使膈肌上抬，胸部受压，腹部饱胀，引起多梦。

3. 精神放松　睡前在室外空气新鲜的地方慢慢散步半小时，或者打打太极拳，练练气功，自我按摩腰背部肌肉，聆听轻快的音乐等，可使心神宁静，对老年人睡眠有利。

4. 热水泡脚　睡前用温热水泡脚10~20分钟，可以清洁皮肤、预防皮肤感染，促进下肢足部血液循环，有助于大脑的抑制扩散，起到催眠作用。由于偏瘫或糖尿病而存在肢端感觉障碍的老年人，泡脚时应有人看护，以免发生皮肤烫伤。

5. 睡前排尿　避免膀胱充盈，减少夜间排尿次数。

（四）告知并协助取正确的睡眠姿势

老年人睡时身体稍微弯曲并向右侧较为适宜，这样有利于肌肉组织的松弛，消除疲劳，帮助胃中食物向十二指肠方向推动，避免心脏受压。右侧卧过久可调换为仰卧，舒展上下肢，将躯干伸直，勿将手压在胸部，不宜抱头枕肘，双下肢避免交叉或弯曲，全身肌肉尽量放松，保持血液循环通畅，呼吸自然平和。

（五）心理护理

耐心引导病人正确对待失眠，告知病人：老年人需要睡眠的时间少，连续睡眠时间缩短，这是正常生理现象，不必过于紧张而四处求医。偶尔1~2天睡眠较差，也应正确看待，次日多休息一些就可补偿。

（六）用药护理

遵医嘱使用镇静剂、安眠药，告知病人这些药应短期服用，剂量宜小不宜大，次数宜少不宜多，疗程宜短不宜长。药物宜交替应用，不宜固定一种安眠药，不宜与酒类或兴奋药合用。长期服用，往往会产生依赖性而不易解脱，对老年人的食欲、排便、肝脑产生不良影响，甚至会有安眠、镇静作用不明显，而药物的副作用却很显著的情况。

三、睡眠异常的观察与护理

（一）睡眠型态的改变

护理人员在评估老年人的睡眠状况时，需要同时注意睡眠型态的变化，及早发现老年人出现其他问题的先兆。例如，老年人突然的早起或是失眠，可能是情绪紊乱的表现。心脏或呼吸系统的疾病也可导致睡眠紊乱。夜间躁动不安及意识混乱可能是服用镇静剂产生的不良反应。夜尿次数增加可能预示糖尿病、高血压、粥动脉硬化等疾病的发生。

（二）睡眠呼吸暂停综合征

该病以50岁以上男性和绝经后女性为多，老年人最常见。老年人的睡眠呼吸暂停综合征是指睡眠中口、鼻腔无气体呼出持续10秒以上，1小时内发作超过8次的现象。老年人睡眠多有打鼾，打鼾时会伴有20秒或更长时间的"无呼吸期"。此征多见于肥胖、慢性阻塞性肺疾患和冠心病病人，严重时可诱发猝死。对于有此征的老年人，应指导其积极治疗原发病，加强夜间睡眠的观察，留心口鼻呼吸气流，及时发现，及时救。有鼾声和高度肥胖者，或伴有慢性阻塞性肺疾病病人，不要轻易服用安眠药或安定药，控制饮酒，减轻体重，避免诱发睡眠呼吸暂停综合征。

第五节　疼痛

疼痛（pain）是由感觉刺激而产生的一种生理、心理反应及精神上不愉快经历。它是老年人最为常见的症状之一。老年人疼痛主要有来自骨关节系统的四肢关节、背部、颈部疼痛、头痛以及其他慢性病引起的疼痛。

一、老年人疼痛的特点

老年人由于感觉功能减退以及神经退行性病变，随年龄增长对疼痛的敏感性逐渐下降，对疼痛的阈限提高，故临床表现症状相对较轻，有时会掩盖病情贻误抢救和治疗。

二、老年人疼痛表现

持续性疼痛的发生率高于普通人群，骨骼肌疼痛的发生率增高，功能障碍和生活行为受限等症状明显增加。老年人疼痛经常伴有抑郁、焦虑、疲劳、睡眠障碍、行走困难和康复减慢的特点。

三、病情观察

注意观察疼痛的部位、性质、持续时间、有无放射痛及并发症、用药后疼痛缓解情况。

四、去除引起疼痛的原因

（一）骨关节疾病引起的疼痛

调节饮食、服用钙制剂，通过理疗、针灸、推拿、按摩等方法治疗以减轻骨质疏松、关节疾病引起的疼痛。

（二）外伤引起的疼痛

根据病情争取清创、止血包扎及固定等治疗措施。

（三）脑血管意外引起的疼痛

明确诊断后及时给予降颅压、减轻脑组织水肿及改善微循环、营养脑细胞等药物治疗。

（四）胸腹部手术后的疼痛

教会老年病人深吸气和有效咳嗽，以减轻胸腹疼痛。

（五）患癌症的疼痛

根据疼痛的程度使用麻醉性和非麻醉性止痛药。

五、合理使用止痛药物

1. 掌握疼痛规律，应在疼痛前给药。

2. 给药前护理人员应了解止痛药物的作用、使用剂量、给药途径、作用和副作用以及老年人的病情。

3. 未明确诊断前，不能随便使用止痛药，以免掩盖疼痛性质，延误治疗。

4. 如果非麻醉性止痛药能够缓解疼痛，就不要用麻醉性止痛药，两次用药之间应间隔一定时间。

5. 注意观察药物的副作用，服药30分钟后评价止痛效果。

六、采用非药物止痛的方法

热敷、冷敷、按摩及震动按摩；深呼吸、腹式呼吸及打呵欠、音乐疗法等均有助于减轻疼痛。

七、心理护理

重视、关心病人的疼痛，认真倾听病人的主诉。消除对病人的不良情绪刺激，维持良好的心理状态。为病人施行有效的非药物止痛疗法，转移对疼痛的注意力，减轻疼痛。

八、鼓励并指导运动锻炼

运动锻炼对于解慢性疼痛非常有效。运动锻炼可以增强骨承受负荷及肌肉牵张的能力，减缓骨质疏松的进程，帮助恢复身体的协调和平衡。运动锻炼在改善全身状况的同时，可调节情绪，振奋精神，缓解抑郁症状。

九、健康指导

向老年人介绍引起疼痛的原因及诱因，教老年人学会放松技术，了解止痛药物的使用方法，增强对疼痛的适应能力，了解止痛药不良反应和防治。

第六节　疲劳

疲劳（fatigue）是指因体力或脑力消耗过度或刺激过强，细胞、组织或器官的功能或反应能力减弱而出现的一种生理现象，经过休息这种现象可在短期内消失。老年人经常感到疲劳，误以为这是与增龄有关的一种自然现象，往往不被自己或亲属所重视，但这应引起护理人员重视，要及时认真查找原因，使老年人保持良好的健康状况，提高生活质量。

一、病情观察

注意观察老年人的情绪、精神状况和活动情况，询问其睡眠情况。

二、寻找病因

因疾病因素引起的疲劳感，应及时到医院就诊，尽快查找原因，早期发现和积极治疗，使疲劳得到缓解。

三、用药护理

对睡眠不好的老年人，如果需要服用催眠药，最好用短效的药物，且在就寝前1h服药为宜，可有效减轻疲劳感。

四、心理护理

做好心理护理，消除心理疲劳。随着年龄的增长和疾病缠身，有些老年人在晚年生活中会有心理空虚，生活乏味之感，从而出现大脑皮层抑制，心理疲惫。针对情绪低落抑制引起的疲劳的防治，主要是调整好心态，克服心理障碍及消除焦虑、抑郁症状。

1. 使生活充实，如练书法、学绘画、唱歌、跳舞、种花草及读书看报等。

2. 老有所为，根据自己知识、经验等优势，继续发挥余热。

3. 多交一些老年朋友，在一起聊天、娱乐或游玩，保持乐观情绪，培养健康心理，疲劳之感便会自然而然地减轻或消失。

五、健康指导

在老年人出现疲劳时，要保证充分的休息和睡眠；若症状没有改善要及时就医治疗。

第七节　尿潴留

尿潴留（urinary retention）指尿液在膀胱内不能排出，可分急性尿潴留和慢性尿潴留。急性尿潴留是指突然发生的，短时间内的膀胱充盈，尿液无法排除，病人感到尿胀难忍。慢性尿潴留起病缓慢，病人可无临床表现。

一、病情观察

1. 注意观察病人排尿情况，观察尿量、颜色及性状。

2. 观察病人的面色、血压、脉搏。

二、急性尿潴留护理

1. 由于麻醉、手术后引起的尿潴留，应尽量采取诱导排尿方法，必要时可根据平时习惯姿势排尿，如上述方法无效时可采用导尿术。

2. 导尿术　要严格执行无菌技术，一般无须保留导尿管，但有前列腺增生、神经性膀胱功能障碍等原因引起的尿潴留需留置导尿。

3. 急性尿潴留　导尿未成功、年老体弱不宜施导尿术者可行耻骨上膀胱穿刺抽尿或耻骨上经皮穿刺放置导尿管术。

4. 作耻骨上膀胱穿刺或上导尿管　放出膀胱内的潴留尿液时，要控制速度，不可过快。对极度充盈的膀胱，应分次放出尿液，每次300～500ml，并间隔一定时间，避免一次放出大量尿液病人出现冷汗，面色苍白，低血压，膀胱出血等。

5. 耻骨上膀胱造瘘管病人护理。

（1）保持引流管通畅，避免导管受压、扭曲，致使膀胱内液体潴留。

（2）固定好引流管，防止滑脱或过度牵拉，引起病人的不适。

（3）每天更换切口敷料，保持清洁干燥，避免感染。

（4）用无菌液体低压冲洗，冲洗原则为无菌、微温低压、少量、多次，并每2~4周更换1次造瘘管，每天更换尿袋。

（5）拔除造瘘管前应先行夹管试验，证明经尿道排尿通畅，方可拔除。

（6）拔管时间不能早于术后12天。

（7）长期带有膀胱造瘘管的病人可适时采取间断关闭、开放瘘管，训练膀胱及排尿、储存尿液功能，避免发生膀胱肌无力。

三、慢性尿潴留的护理

（一）二次排尿

对慢性尿潴留的病人可使其养成二次排尿的习惯，指导病人在第一次排尿后，站或坐2~5分钟后再次排尿，可增加膀胱的排尿效应，减少残余。

（二）定期排尿

对排尿次数较少或膀胱感觉缺失的病人，先让病人做1~3次的排尿情况记录，然后逐渐减少排尿间隔，直至达到每4~6小时排尿一次的目的。

（三）诱导排尿

如听流水声，刺激肛门、大腿内侧，轻叩下腹靠会阴处等。

（四）其他

对二次排尿和定期排尿无反映的病人可采用留置导尿或间歇导尿的方法。

四、做好留置导尿管的护理

1. 保持尿道口周围皮肤的清洁，定时用生理盐水擦拭并去除分泌物。
2. 保持导尿管通畅，防止扭曲，受压。
3. 当病人下床活动时，导尿管不应高过耻骨联合水平。
4. 保持集尿引流的封闭性。
5. 鼓励病人多喝水，减少尿路感染及结石的发生，定期更换导尿管。留置导尿期间，应间歇开放引流和训练膀胱逼尿肌功能，每4~6小时开放一次，可预防膀胱萎缩。
6. 积极治疗原发病，尽量缩短留置导尿的时间。

第八节　尿失禁

尿失禁（uroclepsia）是指尿液不受主观控制而由尿道口溢出或流出。尿失禁可发生在各个年龄组的病人，但它是老年人最常见的疾病，女性的发生率高于男性。

一、病情观察

1. 注意观察病人排尿情况。
2. 注意观察病人会阴及骶尾部皮肤。

二、行为治疗的训练

行为治疗训练包括盆底肌训练、排尿习惯训练。

（一）盆底肌训练

对轻度压力性尿失禁，且认知功能良好的年轻老年人有效，坚持6个月以上的训练效果较好。

（二）膀胱行为的训练

适用于急迫性尿失禁，但认知功能良好的病人。根据记录调整排尿的间隔时间，开始可1小时排尿一次，以后逐渐延长间隔时间，直至每隔2~3小时排尿一次，促进正常排尿功能恢复。期间出现尿急可通过收缩肛门，两腿交叉的方法来控制，然后逐步延长间隔时间。留置导尿管者，行膀胱再训练，首先夹闭导尿管，有尿液时放开导尿管10~15分钟，以后逐步延长。

（三）排尿习惯训练

认知障碍的老年病人，根据其排尿记录，制定排尿计划，定时提醒，帮助养成规律性的排尿习惯。

三、心理护理

老年病人多因长期尿失禁而自卑，对治疗信心不足。因此要给予充分的理解和尊重。并给予支持和协助，注意保护其隐私，告诉老年病人对治疗要有信心，主动配合则效果满意。

四、选择合适的排尿用品

对于无尿意出现尿失禁的病人，可使用集尿器或纸尿裤。长期尿失禁病人应实施无菌留置导尿术。

五、做好皮肤护理

尿液长期浸蚀皮肤，可使皮肤角质层变软而失去正常的防御功能，而尿液中氨对皮肤的刺激，易引起皮疹，或发生压疮。因此，要及时清洁皮肤，更换衣裤、尿垫及床单，洗净擦干皮肤后可涂适当的油膏保护皮肤。

六、饮食护理

1. 饮食要清淡，多食含纤维素丰富的食物，防止因便秘而引起的腹压增高。给予高蛋白、高维生素、易消化的饮食。

2. 为了预防尿路感染和结石的形成，应指导病人适量饮水，一般每天摄入2000～2500ml，晚上应减少饮水，少用咖啡和茶，以免影响睡眠。避免饮用高硬度的水，可饮用净化水。

七、间歇性排尿的护理

适用于残余尿量过多或无法自行解出小便的患者，每隔4小时先诱导病人排尿，再给予导尿，使膀胱定期、规律性地充盈后，排空达到或接近生理状态。每次导尿记录病人残余尿液量，根据病人的恢复情况逐渐减少导尿次数，延长间隔时间。

八、积极祛除诱发因素

对于过于肥胖的老年人要通过饮食控制，增加活动来减少肥胖。慢性呼吸道感染者，积极控制感染，按时服用抗生素，切勿在尿路感染症状改善或消失后自行停药。

九、健康指导

（一）骨盆底肌训练

指导病人作骨盆底肌训练、膀胱行为及排尿习惯训练。骨盆底肌训练包括两阶段。

1. 第一阶段　站立，双手交叉置于肩上，足尖呈90°，足跟内侧与腋窝同宽，用力夹紧，保持5秒，然后放松。重复此动作20次以上。简易的骨盆底肌运动可在有空时进行，以收缩5秒、放松5秒的规律，在步行、乘车、办公时都可进行。

2. 第二阶段。

（1）平躺、双膝弯曲。

（2）收缩臀部的肌群向上提肛。

（3）紧闭尿道、阴道及肛门，此感觉如尿急但无法如厕需做闭尿的动作。

（4）保持骨盆底肌群收缩5秒，然后缓慢放松5～10秒后，重复收缩。可每天进行有效的自我训练，运动的全程，照常呼吸、保持身体其他部位放松。

（二）指导就厕

指导家属为老年人提供良好的就厕环境。

第九节　皮肤瘙痒症

瘙痒是很多皮肤病中常见的一种症状，病人只有皮肤瘙痒而无明显原发损害者称为皮肤瘙痒症（itching of the skin）。是老年人中的常见皮肤疾病。老年性皮肤瘙痒症常与气候季节变化有明显关系，大多在秋末及气温急剧变化时发生。

一、病情观察

注意观察皮肤的颜色、是否有抓痕、破损、出血和皮疹。

二、休息

除全身症状较重或皮损广泛者外，一般病人不需卧床，以免影响夜间睡眠。

三、饮食护理

饮食宜清淡，多食新鲜蔬菜、水果，少食油腻食物，忌食辛辣、海鲜食物和发物，多饮水，忌饮浓茶、咖啡和酒。

四、皮肤护理

1. 定期修剪指甲，避免抓伤皮肤。尽量避免搔抓患处以免导致皮肤破溃及感染。

2. 不用过热、过冷的水沐浴，沐浴不宜过频繁，洗澡时间不宜过长，不宜过多使用药皂或碱性肥皂，洗澡后可外用具有润泽、保护皮肤、防止水分蒸发的霜剂。

3. 指导病人穿柔软、宽大全棉内衣，以减少对皮肤的刺激。

4. 避免用搔抓或摩擦等机械性刺激和热水烫洗来止痒。

五、用药护理

1. 根据医嘱使用适当药物，向病人耐心解释外用药的使用方法，协助病人涂擦药膏或包敷药。

2. 病人痛痒剧烈，烦躁不安时可适当使用镇静剂。

六、心理护理

分散病人的注意力，多安慰病人使其情绪稳定，避免烦躁。

七、健康教育

1. 告知病人本病的原因、诱因及发病规律，使病人学会自我调节和控制。

2. 老年病人宜穿着透气性好，柔软宽松棉质内衣、内裤，使用棉被单。不宜穿用纤维品、丝织品、羊毛织品的衣被。衣柜忌放杀虫剂和消毒剂。

第十节　听力障碍

随着年龄的增长，感觉功能逐渐老化，其中听觉变化最大，听觉系统衰老而引起的听力障碍（dysaudia），表现为老年人特有的双耳缓进性高频音的听觉困难和语言分辨能力差的感应性耳聋。

一、改变交流与沟通方式

1. 调整与听力减退者的沟通方式，如书写交流、手势交流或给电话听筒加增音装置。

2. 帮助其把需要解释和说明的事记录下来，使因听力下降引起的交流障碍影响减至最小。

3. 交流应在安静的环境中进行，交流前先正面进入老年人的视线，轻拍老年人以引起注意。

4. 对老年人说话要清楚且慢，不高声叫喊，使用短句表达意思。

二、病情观察

与病人交流时注意观察病人的反应。

三、饮食护理

1. 进清淡饮食，减少外源性脂肪的摄入。尤其要注意减少动物性脂肪的摄入。少吃过甜、过成食物，多吃新鲜蔬菜和水果，以保证维生素C的摄入。

2. 戒烟限酒。烟、酒对听神经均有损害作用，尤其是烟中的尼古丁进入血液，使小血管痉挛，血流缓慢，黏度增加，内耳供血不足。

四、心理护理

1. 鼓励老年人最亲密者多与老年人交流，让老年人的情绪得到宣泄，减少孤独感。

2. 对老年人不理解的语言要耐心解释，合理运用非语言沟通技巧如触摸，以表示对老年人的热情和关爱。

五、坚持适当的体育锻炼

运动能够促进全身血液循环，使耳内的血液供应得到改善。

六、局部按摩

教会老年人用手掌和手指按压耳朵，手指环揉耳屏，每日3～4次，以增加耳膜活动，以促进局部血液循环。

七、定期做听力检查与对症治疗

目前尚无有效的永久治愈老年性耳聋的方法。只有通过各种方法减缓老年性耳聋的进展。应用扩张血管、改善血液循环、营养神经的药物积极治疗相关慢性病，如高血压、冠心病、动脉硬化、高脂血症、糖尿病减轻对血管的损伤。老年人一旦发觉耳鸣或听力下降就到医院进行听力检查，尽早发现和治疗。

八、教会老年人佩戴和正确使用助听器

根据老年人的要求和经济情况，结合专业人员测试结果，选择佩戴合适的助听器。帮助病人适应助听器；正确使用助听器且控制音量；学会调节音量；保持助听器的正常工作状态；进行适应性自我训练；使用2~3个月后重新调整。

九、健康指导

1. 指导老年人避免噪声刺激。日常生活和外出时应注意加强个人防护，尽量注意避开噪声大的环境或场所，避免长期的噪声刺激。

2. 避免服用具有耳毒性的药物。严格按医嘱用药，尽量使用耳毒性低的药物。

第十一节　视觉障碍

随着年龄增长，老年人因视觉功能逐渐老化而发生视觉障碍（depraved vision）。

一、提供适宜的生活环境

1. 给予适宜的室内光线。老年人的居室阳光要充足。提高照明度能弥补老年人视力下降所造成的困难，但应避免用单个强光灯泡和刺眼的阳光直接照射到老年人的眼睛。当室外强光照射进室内时，可用物质窗帘遮挡。晚间用夜视灯以调节室内光线。

2. 老年人生活环境中的物品放置要相对固定，使用的物品应简单、特征性强。

二、休息与活动

保证充足的睡眠有助于眼的保健。做适当的活动和锻炼，注意劳逸结合。

三、保护视力

1. 老年人在黯淡的照明或刺眼的强光下都会感到视物困难，所以不要长时间在昏暗的环境中阅读。

2. 选择合适的阅读材料，避免用眼过度疲劳，尤其是精细的用眼活动最好安排在上午进行，看书报电视的时间不宜过长。

3. 为老年人提供印刷清晰、字体较大的阅读材料，且最好用淡黄色的纸张，避免反光。

四、增强外出活动的安全性

老年人外出活动安排在白天进行。在光线强烈的户外活动时，佩戴抗紫外线的太阳镜。从暗处转到明处或从明处转到暗处时要停留片刻，要适应后再行走。

五、饮食护理

1. 摄入丰富的维生素。维生素对老年人的视力保健起着非常重要的作用。每日食用7种以上的新鲜蔬菜、水果达400~500g，经常食用鱼类、牛奶、花生、酵母、麦芽、豌豆类食品，烹调油选用麦胚油、玉米胚油，能满足老年人各种维生素的需要。

2. 摄入足量的水分。每日饮水量（包括食物中所含水量）应达2500ml，相当于8杯水，可帮助稀释血液，有助于眼的血液供应。对于青光眼的老年人，每次饮水量为200ml，间隔1~2小时，以免使眼压升高。

3. 培养健康的生活方式。进食低脂、清淡饮食，忌辛辣食物，戒烟，控制饮酒量，减少含咖啡因食物的摄入。

六、督促老年人定期接收眼科检查

患糖尿病、心血管疾病的老年人督促每半年接收眼科检查1次；近期自觉视力减退或眼球胀痛伴头痛的老年人，应马上做相应的视力检查。及时佩戴和更换眼镜。

七、心理护理

告知老年人视力降低对阅读、日常生活、社交活动的影响，帮助其调整生活计划。消除焦虑心理，避免情绪过度激动。

八、积极治疗眼科常见疾病和相关慢性疾病

如治疗老年性白内障、青光眼和老年性黄斑变性。

九、健康指导

（一）指导滴眼剂的正确使用和保存

1. 用滴眼剂前清洁双眼，用食指和拇指分开眼睑，眼睛向上看，将滴眼剂滴在下穹窿内，闭眼，再用食指和拇指提起上眼睑，使滴眼剂均匀地分布在整个结膜腔内。

2. 滴眼时，注意不可触及角膜。每种滴眼剂使用前均应了解其性能、维持时间、适应证和禁忌证检查眼药有无混浊、沉淀、过期。

3. 滴药后需按住内眼角数分钟，防止滴眼剂进入泪小管，吸收后影响循环和呼吸，平时要多备一瓶滴眼剂以备遗失时使用，使用周期较长的滴眼剂应放入冰箱内冷藏，切不可放入贴身口袋。

（二）指导配镜

配镜前先验光，确定有无近视、远视和散光，然后按年龄和老视程度增减屈光度。老年人的眼睛调节力衰退是随年龄的增长而逐渐发展的，因此，要定期做眼科检查、以更换适合的眼镜。

第十二节　口腔干燥

口腔干燥（xerostomia）在老年人中很常见，健康老年人中约有40％诉说口腔干燥。正常的唾液量能湿润口腔，维持口腔黏膜的完整性，保持味觉，预防龋齿，帮助说话流畅。导致老年人口腔干燥原因有唾液腺自身的退行性变化，疾病及用药对唾液腺分泌产生的影响。

一、饮食护理

1. 应多食用滋阴清热生津的食物，如丝瓜、芹菜、豆豉、红梗菜、黄花菜、枸杞头、甲鱼，水果可选择甘寒生津的西瓜、甜橙、梨、鲜藕等。

2. 饮食以少食多餐为宜。

3. 忌食辛辣、干燥、温热食品，如酒、茶、咖啡、油炸食物、羊肉、狗肉、鹿肉以及姜、葱、蒜、辣椒、胡椒、茴香等。

二、口腔护理

保持口腔清洁，早晚正确刷牙，餐后漱口，晚上临睡前的刷牙尤为重要，养成餐后用牙线的习惯。有口腔溃疡者，可经常用金银花、白菊花或乌梅甘草汤等代茶泡服或漱洗口腔。

三、重视对牙齿、牙龈的保健

1. 养成每日叩齿按摩牙齿的习惯，以促进局部血液循环，增强牙周组织的功能和抵抗力，保持牙齿的稳固。

2. 每年做1～2次牙科检查，及时治疗口腔疾病，修复缺损牙齿，做1～2次洁牙治疗，促进牙龈的健康。

3. 少食甜食，睡前不吃糖果、糕点。义齿与基牙可易引起菌斑附着，故餐后及夜间在清洁口腔的同时，要取出义齿并刷洗。

四、采用有益于唾液分泌的措施

1. 对服用药物所致的唾液减少，如某些镇静剂降血压药、阿托品类药、利尿药以及具有温补作用的中药等引起的口腔并发症，应减少药物剂量或更换其他药物。

2. 如唾液腺尚保留部分分泌功能，可咀嚼无糖型口香糖、口含青橄榄或无糖的糖果以刺激唾液分泌。

五、健康指导

（一）指导正确刷牙

1. 牙齿的外侧面和内侧面从牙龈往牙冠方向旋转刷，牙刷毛束的尖端朝向牙龈，即上牙朝上，下牙朝下，牙刷毛与牙面呈45°。

2. 刷牙的咬合面，将牙毛放在咬合面上，然后来回刷。

3. 顺牙缝刷洗，刷牙不要遗漏舌面，温水刷牙，每次刷牙时间应达到3分钟，轮换选用各种品牌牙膏，避免使细菌产生耐药性。

（二）牙刷的选择和保管

选用磨头软毛牙刷，每1~3个月换新牙刷。刷牙毕即清洗牙刷，刷头向上，置于通风处晾干，以减少细菌产生耐药性。

（三）叩牙和按摩牙龈

每日晨起或入睡时上下牙齿轻轻对叩各十下，能促进牙体和牙周组织血液循环。用坚定的手法压口唇角，中心颌部及底部以按摩牙龈，每日2~3次，每次2~3分钟。

第十三节　营养缺乏

衰老导致的生理变化及社会、经济因素影响，使老年人容易发生各类营养缺乏（the lack of nutrition），其中较为突出的是蛋白质-能量营养缺乏。营养缺乏使老年人免疫力底下，并加速衰老进程，对老年人健康影响很大。

一、控制原发病

对因原发病严重所致的营养的不良，应积极治疗原发病，以阻断恶性循环，增强病人的免疫力。对因服药引起的食欲下降，要在正确的指导下调整药物的剂量与品种。

二、饮食护理

补充足够的蛋白质和热量，烹调时注意食物的色、香、味，少食多餐，定期称体重。

三、心理护理

有针对性地做好老年人心理疏导，鼓励其参加有意义的社交活动和适度运动，使其心情愉悦，食量增加。

四、创造良好的就餐环境

餐室内定时通风，保持餐室环境清洁，尽可能让老年人和家人一起用餐或集体进餐。对无力自行采购和烹饪食物的老年人提供相应的帮助。

五、健康指导

（一）指导适度运动与活动

指导老年人根据自身的体力和年龄，适度锻炼。可在室内或户外进行活动，改善情绪，增强食欲。

（二）食品的选择和烹制

选购的食物必须新鲜、清洁。食品不宜在冰箱长期存放。如口感食物味淡，可在用餐时蘸醋，或每餐有一个味重菜，羹汤类食品能增加和味蕾的接触，有利于提高食欲。

（三）根据食谱制作食物

做食物注意色、香、味齐全以刺激食欲。经常更换食品类型和烹调方法，有助于增进食欲。

第十四节　大便失禁

大便失禁（fecal incontinence）是指粪便随时呈液态流出，自己不能控制。大便失禁通常伴随尿失禁发生，多见于六十岁以上的老年人，女性多于男性，多产的老年妇女发生率最高。大便失禁不仅可造成多种并发症，而且会伤害老年人的自尊，造成老年人焦虑、惧怕、尴尬，严重影响他们的日常生活和社会交往。

一、病情观察

1. 注意观察生命体征的变化、有无脱水及电解质紊乱。
2. 注意观察大便的性质、颜色、量，尽早采集标本送检。

二、局部皮肤护理

每次便后用温水清洁皮肤，在肛门涂擦油膏、氧化锌软膏，保护皮肤，防止破损。

三、应用止泻剂

根据病情及医嘱，给予适当的止泻剂。

四、饮食护理

1. 应进食营养丰富、易消化吸收、少渣少油的饮食，腹泻严重时，可短期禁食或给予清淡流质饮食，及时补充水分，防止电解质紊乱和酸碱失衡。

2. 恢复期给予半流质饮食，止泻后给予软质饮食。

3. 避免吃产生气体的食物，如牛奶、白薯等，避免吃易引起腹泻的食物。

五、重建良好的排便习惯

1. 在固定的时间内排便，防止粪便团结，对固体性大便失禁者，每天餐后甘油灌肠，鼓励老年人增加活动。

2. 指导进行排便控制训练。每隔2~3小时给老年病人递一次便器，训练良好的排便习惯，建立规律的排便时间，以减少大便失禁的次数，重建良好的排便功能。对肛门内外括约肌尚存一些神经支配的大便失禁病人，可采用生物反馈疗法。

六、心理护理

老年人常因排便失去控制而感到自卑、焦虑、羞愧，护士应多理解、尊重病人，给予心理疏导和安慰，增强病人战胜疾病的信心。

七、健康指导

（一）盆底肌锻炼

收缩肛门，每次10秒，放松间歇10秒，连续15~30分钟，每日数次，坚持4~6周可改变症状。

（二）指导病人及家属保持皮肤清洁干燥

定时通风换气，保持空气清新，使老人心情舒畅。

第十五节　吞咽功能障碍

吞咽是一种复杂的神经肌肉反射性协同运动，包括口腔、咽、喉和食管，它使食物团从口腔进入胃。老年人由于上述诸结构黏膜上皮变形、萎缩、腺体分泌减少，感觉渐趋迟钝，食管蠕动减弱，食管下括约肌松弛，防止胃、食管反流的生理屏障作用减弱等原因，较易发生吞咽功能障碍（swallo wing dysfunction）。随着病变的性质、程度和部位的不同，其所引起吞咽障碍的症状亦有较大的差异。

一、吞咽功能障碍常见症状

1. 吞咽哽噎症　病人自觉在吞咽通道的某一部位（如咽部或食管）食团通过不

畅，有梗阻感，但仍能不太费力地咽下食物。

2. 吞咽速度减慢　老年人原发病引起的吞咽障碍或食团经过病变部位时部分受阻，此时吞咽时间延长，但食物仍可逐渐咽下。

3. 误吸　误吸是指饮食等物质进入到声门以下的气道。误吸时一般可引起咳嗽反射即呛咳而影响吞咽，甚至并发吸入性肺炎，对老年人更易造成严重后果

二、病情观察

注意观察和评估病人吞咽障碍的性质和程度。

三、饮食护理

（一）做好进食的准备

1. 保持环境整洁安静，使病人集中注意力进食。

2. 清洁口腔，吸尽痰液后休息30分钟再行喂食，常规备好吸引器。

3. 对尚能起床的轻型病人，取坐直头稍前屈位，以使食物顺利从咽部进入食管。中型病人取坐位，护士或家属位于病人头偏向的一侧喂食，以利于食物向舌部运送，减少反流和误吸。重型卧床病人床头抬高30~80cm，头稍前屈，偏向一侧。

4. 告知病人进食时，注意力要集中，细嚼慢咽，切忌边吃边谈，思想分散，囫囵吞枣及匆忙进餐。避免进食呛咳。

5. 饮食应较软，必要时给予半流质或冻状、糊状物质，如豆腐脑、蛋羹、稠粥等。菜肴中不宜含有坚硬骨刺、枣核之类，以利咀嚼和吞咽，不吃糯食及粉状食物。

（二）进食方法

1. 轻型吞咽障碍病人能咀嚼，但不能用舌向口腔深处送食物，用汤匙将少量食物（10~15ml）送至舌根处，嘱病人咽下。

2. 中型吞咽障碍病人，先试喂1小匙（5~10ml）温开水，如吞咽顺利，再喂1/4匙稠粥，指导病人用舌搅拌后吞咽，确认口腔无食物再喂下一口。入口量酌情增加至1小匙，喂食时间不少于30分钟；少量多餐，不宜过饱。如进食过程中出现呛咳、呼吸急促则停止喂食，进行叩背和吸引。进食后出现呕吐则头偏向一侧，及时清理呕吐物。

3. 重型吞咽障碍病人，极易发生误吸，甚至窒息。要反复向病人家属交代不要擅自经口喂食；尽早留置胃管行鼻饲，胃管插入长度55~70cm，以减少食物反流。鼻饲量250~350ml/次，20~30分钟注入，4次/天，鼻饲后保持体位30分钟。鼻饲期间在护士监视下可给予病人咀嚼一些可口食物，然后嘱其全部吐出，鼻饲时及鼻饲后30分钟注意观察病人呛咳、食物反流情况，如无则在保留胃管鼻饲的情况下，按中型吞咽障碍病人喂食的方法喂食，以糊状食物为主。

四、护士做示范指导病人做吞咽功能训练

1. 指导病人伸舌舔上下唇及左右口角或进行咀嚼动作以锻炼舌肌、咀嚼肌。

2. 做鼓腮、吮手指动作以锻炼颊肌、喉部内收肌。

3. 0℃冰水刺激软腭、咽后壁、舌根或做空吞动作，以上训练3次／天，5～10分钟／次。

五、心理护理

吞咽障碍的病人常因进食困难、呛咳而产生焦虑、急躁、悲观情绪，因此护士在指导病人进行进食训练时，态度要温和、要有耐心、多安慰鼓励病人，使病人能安心治疗和训练，调动病人的主观能动性，树立恢复健康的信心。

六、健康指导

1. 指导病人每次餐后及早晚均应漱口并饮温开水，因为食物反流，口腔卫生较差等原因常导致食物残渣潴留发酵、腐败而致咽部水肿充血，从而加重吞咽困难。

2. 轻度吞咽困难给予流质或半流质饮食，如牛奶、鸡蛋花、稀饭等，少量多餐，避免刺激性食物的摄入。

3. 对严重吞咽困难采用鼻饲者，告知其家属，每次注入食物前要抽吸胃液，确保导管在胃内，以防将食物注入气管造成窒息；每次注完食物后注入20ml左右温开水以冲洗胃管；鼻饲毕要将胃管反折并保持清洁。

4. 坚持吞咽动作训练，不适随诊。

第四章　儿科常见急症及护理

第一节　幼儿惊厥

一、概述

惊厥是幼儿时期常见的急症之一，表现为突然发生的意识丧失，两眼上翻，面肌或四肢肌肉的强直性、阵挛性或强直性-阵挛性抽搐，可表现为全身性或局限性抽搐，发作时间由数秒至数分钟。有的于惊厥后出现疲乏、思睡。

二、病因

（一）生理因素

1. 婴幼儿大脑皮层发育未完善，因而分析鉴别及抑制功能较差。
2. 神经髓鞘未完全形成，绝缘和保护作用差，受刺激后兴奋冲动易于泛化。
3. 免疫功能低下，易感染而致惊厥。
4. 血-脑屏障功能差，各种毒素容易透入脑组织。

（二）病理因素

1. 感染性　包括颅内感染和颅外感染。颅内感染包括病毒引起的乙脑、病毒性脑炎等，细菌引起的流脑、化脑、结脑等，霉菌引起的新型隐球菌脑膜炎等，以及弓形虫病、脑型疟疾等。颅外感染包括各种感染引起的高热惊厥、中毒性脑病等。

2. 非感染性　包括颅内疾病和颅外疾病。颅内疾病包括颅内占位性病变、颅脑损伤、脑发育缺陷、颅内出血等。颅外疾病包括各种中毒、代谢紊乱、心脏疾患、遗传代谢病等。

三、临床特点

意识突然丧失，同时急骤发生全身性或局部性、强直性或阵挛性面部、四肢肌肉抽搐，多伴有双眼上翻、凝视或斜视。由于喉痉挛、气管不畅，可有屏气甚至发绀。部分幼儿大小便失禁。发作时间可由数秒至数分钟，严重者反复多次以作，甚至呈持续状态。惊厥止后多入睡。新生儿可表现为轻微的局部性抽搐，如凝视、眼球偏斜、眼睑颤动，面肌抽搐、呼吸不规则等，由于幅度轻微，易被忽视。

四、护理问题

1. 有窒息的危险。
2. 有受伤的危险。
3. 潜在并发症脑水肿。
4. 潜在并发症酸中毒。
5. 潜在并发症呼吸、循环衰竭。
6. 知识缺乏。

五、护理目标

1. 不发生误吸或窒息，适当加以保护防止受伤。
2. 保护呼吸功能，预防并发症。
3. 患儿家长情绪稳定，能掌握止痉、降温等应急措施。

六、护理措施

（一）一般护理

1. 将患儿平放于床上，取头侧位。保持安静，治疗操作应尽量集中进行，动作轻柔敏捷，禁止一切不必要的刺激。

2. 保持呼吸道通畅，头侧向一边，及时清除呼吸道分泌物。有发绀者供给氧气，窒息时施行人工呼吸。

3. 控制高热，物理降温可用温水或冷水毛巾湿敷额头部，每5～10分钟更换一次，必要时用冰袋放在额部或枕部。

4. 注意安全，预防损伤，清理好周围物品，防止坠床和碰伤。

5. 协助做好各项检查，及时明确病因。根据病情需要，于惊厥停止后，配合医生作血糖、血钙或腰椎穿刺、血气分析及血电解质等针对性检查。

6. 加强皮肤护理，保持皮肤清洁干燥，衣、被、床单清洁、干燥、平整，以防皮肤感染及褥疮的发生。

7. 关心体贴患儿，处置操作熟练、准确，以取得患儿信任，消除其恐惧心理。说服患儿及家长主动配合各项检查及治疗，使诊疗工作顺利进行。

8. 向家长详细交代患儿的病情、惊厥的病因和诱因，指导家长掌握预防惊厥的措施。

（二）临床观察内容

1. 惊厥发作时，观察惊厥患儿抽搐的时间和部位，有无其他伴随症状。

2. 观察病情变化，尤其随时观察呼吸、面色、脉搏、血压、心音、心率、瞳孔大小、对光反射等重要的生命体征，发现异常及时通报医生，以便采取紧急抢救措施。

3. 观察体温变化，如有高热，及时做好物理降温及药物降温；如体温正常，应注意保暖。

（三）药物观察内容

1. 观察止惊药物的疗效。

2. 使用地西泮、苯巴比妥钠等止惊药物时，注意观察患儿呼吸及血压的变化。

（四）预见性观察

若惊厥持续时间长、频繁发作，应警惕有无脑水肿、颅内压增高的表现，如收缩压升高、脉率减慢、呼吸节律慢而不规则，则提示颅内压增高。如未及时处理，可进一步发生脑疝，表现为瞳孔不等大、对光反射消失、昏迷加重、呼吸节律不整甚至骤停。

（五）健康指导

向家长详细交代患儿的病情、惊厥的病因和诱因，指导家长掌握预防惊厥的措施。

第二节　心跳呼吸骤停

一、概念

心跳呼吸骤停（cardio – pulmonary arrest．CPA）为儿科危重急症，是指心跳、呼吸突然停止，由于血液循环终止，全身器官处于无血流或低血流状态，临床上表现为意识丧失或抽搐、窒息、脉搏消失、血压测不出。心电监护仪示心率极慢或停搏。幼儿心跳呼吸停止与成人不同，突然的、原发的心跳停止在年幼幼儿中很少发生。常见的是损伤或者疾病造成的呼吸或循环衰竭，伴有低氧血症和酸中毒，最终发生心跳及呼吸停止。此时患儿面临死亡，如抢救及时、措施得当，往往可起死回生。心肺腹苏是指对心跳呼吸停止者采取心肺功能抢救的一系列措施，目的是使患儿恢复自主心率和呼吸。

二、病因

（一）呼吸衰竭

1. 急性或亚急性呼吸道梗阻　引起呼吸道梗阻的原因有：

（1）羊水吸入、异物及呕吐物吸入；

（2）因感染、炎症、过敏等引起咽喉部水肿；

（3）先天性后鼻孔闭锁、肿瘤、扁桃体脓肿；

（4）动脉血管环对气管的压迫等，也能引起窒息。

2. 机械性因素影响通气　如胸壁肌肉或膈肌瘫痪，手术后膈神经损伤，胸腔发育不良，大量胸腔积液、积气或膈疝等。

3. 肺组织换气障碍　肺组织疾患如肺炎、哮喘、肺水肿。

（二）心脏疾患

因心脏疾病引起的心脏收缩力降低或节律异常，导致心功能衰竭，如先天性心脏病、心肌炎、心包炎、各种心律失常以及心导管或心血管造影检查所致的心跳停止。

（三）中枢神经系统损伤

由于损伤直接或间接影响到呼吸、循环中枢，可直接引起心跳呼吸骤停，脑膜炎、脑炎、脑缺氧。

（四）电解质紊乱、酸中毒及代谢性疾病

如血钾过高或过低、低血糖、低血钙及严重的代谢性酸中毒。

（五）休克

心源性、低血容量性、创伤性、过敏性及感染性休克。

（六）中毒

有机磷农药、灭鼠药中毒，主要是医用药物如麻醉性抑制剂、镇静剂、洋地黄及抗心律失常药中毒。

（七）意外损伤

损伤是造成幼儿死亡的首要原因，常见的有溺水、交通事故、异物吸入、电击、严重创伤、烧伤。

（八）其他

如婴儿猝死综合征。

三、临床特点

1. 神志突然丧失，出现昏迷、抽搐。

2. 颈动脉和股动脉搏动消失，血压测不出。

3. 呼吸、心跳相继停止，何者先停止由原发损害决定，儿科以呼吸停止较常见，其间隔可长可短。

4. 瞳孔散大，对光反射消失，面色苍白或发绀。

四、护理问题

1. 感知的改变。

2. 低效性呼吸型态。

3. 肺组织换气障碍。

4. 电解质和酸碱平衡失常。

5. 潜在并发症——休克。

6. 潜在并发症——猝死综合征。

7. 知识缺乏。

五、护理目标

1. 建立和维持气道的开放，保持足够的通气。

2. 采取相应措施是患者肺组织换气正常。

3. 发现和预防电解质和酸碱平衡紊乱。

4. 积极治疗，防止并发症出现。

5. 了解疾病相关知识，能够掌握相关急救措施。

六、护理措施

（一）一般护理

1. 整个操作过程中应注意保暖，适当地提高室温，必要时在辐射加温装置下进行复苏，防止低温损害。输库血时，应先在室温中复温后再输注，避免加重体温下降。

2. 反复评估患儿的病情变化，以便采取相应的复苏措施。

3. 胸外心脏按压时，应定位正确、用力均匀，既能保证有效的心搏出量，又要防止骨折和内脏损害。

4. 建立至少一条以上的可靠静脉通路，患儿病情稳定后应及时拔除骨髓腔通路。

5. 做好基础护理，保持五官及皮肤的清洁，复苏过程中的各种穿刺及用药应注意无菌操作，防止继发感染。

6. 做好家长的心理护理，应将患儿病情的危险性和治疗、护理方案及期望治疗结果告诉家长，让家长做到心中有数，并得到他们的配合。

（二）临床观察内容

对于各类急危重症的患儿应进行严密的病情观察，通过各系统的评估及时发现呼吸衰竭和休克的早期症状，通过及时的病因与对症处理，避免患儿发生呼吸、心搏骤停。

1. 呼吸功能的快速评价

（1）呼吸道能否独立维持开放；

（2）呼吸频率改变；

（3）呼吸力学如三凹征、呻吟、鼻翼扇动、辅助肌的应用；

（4）呼吸音及胸廓的扩张度；

（5）皮肤黏膜的颜色与温度。

2. 心血管功能的快速评价

（1）意识情况，瞳孔大小，对声音、疼痛的反应性，肌张力；

（2）心率、心律、心音强弱；

（3）血压变化，尤其是脉压的改变；

（4）周围脉搏的强度；

（5）毛细血管充盈时间，肢端皮肤的颜色与温度。

（三）复苏后的病情观察及护理

复苏后的患儿仍面临脑缺氧性损害、心律失常、低血压、电解质紊乱以及继发感染等威胁，因此必须进行严密的监护，密切观察病情的变化，防止心跳、呼吸的再次停止，以及各种并发症的发生。

1. 监测生命体征，注意体温、心率、心律、呼吸、血压、血氧饱和度、血气及电解质的变化。

2. 注意神志、精神、瞳孔、肌张力及周围循环的变化并记录，对预后做出初步的估计。

3. 监测血糖的变化，维持血糖在正常水平。

4. 仔细检查全身情况，注意有无皮肤破损及骨折，如有发生，应给予相应的处理与固定。

5. 加强呼吸道管理，做好胸部物理疗法，保持呼吸道通畅。如继续应用人工呼吸机者，按呼吸机的常规护理。

6. 做好皮肤护理，经常翻身，保持患儿的体位舒适，防止褥疮和坠积性肺炎。

7. 注意观察药物的毒副反应，并采取相应的措施。

8. 维持有效的循环及水、电解质平衡，准确记录出入量，保证热卡供给。

9. 备好一切急救用品，以备急需。

（四）药物观察内容

1. 氧气　复苏中及复苏后常规氧气吸入，根据病情及血气提供相应的给氧方式，吸入的氧气要加温、湿化，并有氧浓度的监测，观察面色及血氧饱和度的变化，及时调整吸入氧浓度。

2. 肾上腺素　酸中毒可降低儿茶酚胺的作用，应用同时给氧、适度通气和恢复全身灌注等方法纠正代谢性酸中毒，提高肾上腺素的作用。因为碳酸氢钠可使儿茶酚胺灭活，故不能将儿茶酚胺与碳酸氢钠在同一条输液管内输注。肾上腺素有引起心动过速和室性异位搏动的可能，应注意观察心率、心律的变化。大剂量肾上腺素有强烈的缩血管作用，可使四肢、内脏的血管收缩，应注意尿量的变化。

3. 碳酸氢钠　应在有效的通气下使用。碳酸氢钠原液是高渗的，在早产儿中这种高渗性与脑室内出血的危险性增高相关，因此在早产儿中应稀释一倍后使用。应用碳酸氢钠时要密切监测动脉血pH值的变化。

4. 钙剂　在低钙血症或治疗高血钾时才使用。使用中应防止药物外渗，以防皮肤局部坏死。

5. 多巴胺　不同剂量的多巴胺可有不同的临床作用，使用时应注意剂量正确。多巴胺渗入组织可造成局部组织坏死，必须通过安全可靠的静脉通道输入。应注意观察心率变化，防止心动过速。不能与碳酸氢钠混合使用。

6. 利多卡因 可造成心肌、循环抑制及中枢神经系统症状，如嗜睡、定向障碍、肌肉痉挛、抽搐、心动过缓。心脏骤停时由于药物清除能力减弱，应特别注意药物剂量，防止过量中毒。如出现中毒表现应立即停止用药。

（五）预见性观察

1. 有下列指征的患儿，随时可能发生心肺骤停，需立即进行心肺功能支持。这些体征包括：

（1）呼吸急促，大于60／min；

（2）呼吸困难和呼吸音降低，有三凹征、呻吟、鼻翼扇动；

（3）≤5岁幼儿心率<80／min或>180／min，>5岁幼儿心率<60或>160／min；

（4）意识改变，对家长和疼痛的反应减弱，肌张力改变，易激惹、嗜睡、惊厥；

（5）发绀或血氧饱和度降低；

（6）创伤、烧伤面积大于10%。

2. 复苏后的患儿如有某些症状和体征，常常提示预后不佳，有脑死亡的可能。这些症状和体征包括：

（1）没有意识，无自主活动，对所有的刺激均无反应；

（2）高热后，体温逐渐下降至体温不升；

（3）尿量增多，表现为尿崩；

（4）高血糖，可达30mmol／L以上；

（5）血钠浓度持续增高。

第三节　急性呼吸衰竭

一、概述

呼吸衰竭是指由于各种原因引起的肺通气和（或）换气功能严重障碍，以致不能进行有效的气体交换，导致缺氧和（或）二氧化碳潴留，从而引起一系列生理功能和代谢功能紊乱的临床综合征。

二、病因与发病机制

幼儿急性呼吸衰竭以呼吸系统疾病为主，中枢神经系统疾病次之。新生儿以呼吸窘迫综合征、颅内出血、窒息、上呼吸道梗阻和感染多见；婴幼儿以急性喉炎、支气管肺炎、异物吸入和脑炎为主；幼儿以哮喘持续状态、多发性神经根炎、支气管肺炎和脑炎常见。

急性呼吸衰竭分为中枢性和周围性两大类。中枢性呼吸衰竭因呼吸中枢的病变，呼吸运动发生障碍，通气量明显减少。周围性呼吸衰竭由呼吸器官或呼吸肌病变所致，可同时发生通气与换气功能障碍。急性呼吸衰竭的基本病理生理改变为缺氧、二氧化碳潴留和呼吸性酸中毒，脑细胞渗透性发生改变，出现脑水肿。

低氧血症和高碳酸血症对主要器官的影响：

（1）脑：早期使脑血管扩张，脑血流增加，晚期导致脑水肿，颅内压增高；

（2）心脏：$PaCO_2$轻度增加时兴奋交感神经，使心排出量增加，血压上升，但显著升高时，心排血量下降，血压下降。肺小动脉收缩，肾循环阻力增加，导致右心衰竭；

（3）肾脏：严重缺氧和$PaCO_2$明显增高时，肾血管收缩，肾血流量减少，肾小球滤过率降低，导致肾功能不全；

（4）肝脏：缺氧时可使谷丙转氨酶暂时性升高，在急性呼吸衰竭失代偿期，往往呼吸性与代谢性酸中毒同时存在。

三、临床特点

（一）主要症状

急性重度缺氧后表现为呼吸困难、呼吸频率加快、鼻翼扇动、辅助呼吸肌活动增强、呼吸费力，有时出现呼吸节律紊乱，表现为潮式呼吸、叹息样呼吸，主要见于中枢神经系统病变。重症患者有意识障碍、烦躁、定向障碍、谵妄、昏迷、抽搐、全身皮肤黏膜发绀、大汗淋漓，可有腹痛、恶心、呕吐等症状。

（二）主要体征

早期心率加快，血压升高；严重时心率减慢，心律失常，血压下降。严重高血钾时出现房室传导阻滞、心律失常，甚至心搏骤停。

四、护理问题

1. 不能维持自主呼吸。
2. 清理呼吸道无效。
3. 语言沟通障碍。
4. 营养失调低于机体需要量。
5. 躯体移动障碍。
6. 活动无耐力。
7. 知识缺乏。

五、护理目标

1. 患儿维持自主呼吸，呼吸困难、发绀减轻或消失。

2. 呼吸道保持通畅。

3. 保证营养供给。

4. 患儿及家长情绪稳定，能正确面对疾病。

六、护理措施

1. 宜安置患儿于单间，保持病室空气新鲜，每日病室通风1~2次，每次15~30分钟。温度18℃~24℃，湿度60%~78%，备好各种抢救物品及药品，如呼吸机、吸引器、气切包、插管箱、呼吸兴奋剂等。嘱患儿绝对卧床休息，保持舒适体位，以利呼吸。

2. 保持呼吸道通畅，神志清楚者，鼓励咳嗽、咳痰，更换体位和多饮水。危重患儿定时翻身，并由外向内，由下向上轻拍背部，促使痰液排出。痰多昏迷者，可用鼻导管吸痰。痰液黏稠、量多，不易吸出者，给予超声雾化吸入，必要时实施气管插管或气管切开，并按相应护理常规护理。机械通气患者的护理应注意：

（1）保持呼吸机正常运转；

（2）保持接口紧密；

（3）了解通气量是否合适；

（4）及时防治机械通气治疗的并发症；

（5）防止肺部感染。

3. 严密观察生命体征的变化，监测呼吸频率、节律、深度。

4. 提供高蛋白、高维生素、易消化、无刺激性流质或半流质饮食。并嘱患者少量多餐，以维持机体需要。昏迷患儿应给予鼻饲或静脉高营养。

5. 做好基础护理，保持患儿口腔及床单位清洁。

6. 做好心理护理，鼓励患儿向医护人员及家属表达自己的需要。呼吸衰竭患儿病情危重，行氧疗时向清醒患儿讲解氧疗注意事项及氧疗对疾病的作用。各项操作前应向患儿及家属做好解释取得配合。

第四节　急性颅内压增高

一、概述

急性颅内压增高征（acute intracranial hypertension，AIH）是由于多种原因引起的脑实质体积增大或颅内液体量异常增加造成颅内压力增高的一种严重临床综合征。

二、病因

（一）急性感染

感染后24小时之内可出现脑水肿颅内压增高表现。

1. 颅内感染　是引起幼儿AIH的最常见原因。常见的有脑炎、脑膜炎、脑膜脑炎、脑脓肿等。

2. 颅外感染　重症肺炎、败血症、中毒性痢疾、急性重型肝炎等。

（二）脑缺氧

缺氧重者数小时之内即可出现脑水肿，常见原因有窒息、心搏骤停、休克、肺性脑病、心力衰竭、呼吸衰竭等。

（三）颅内出血

蛛网膜下腔出血、婴儿维生素K缺乏症、血友病、白血病等。

（四）中毒

CO中毒、氰化物中毒、重金属中毒、农药中毒、食物中毒、酒精中毒等。

（五）水、电解质平衡紊乱

水中毒、低钠血症、酸中毒等。

（六）颅内占位病变

脑肿瘤、颅内血肿、寄生虫病等。

（七）其他

高血压脑病、Reye综合征、代谢性疾病。

三、临床特点

颅内压增高三主征：头痛、呕吐、视神经盘水肿。颅内压增高所致头痛特点常是持续性发作，阵发性加剧。呕吐常出现于头痛剧烈时，典型表现为与饮食无关的喷射性呕吐，但并不多见。视盘水肿是颅内压增高的重要体征，是由于颅内高压影响眼底静脉回流之故。持续视神经盘水肿，可导致视神经萎缩，造成不可恢复的失明。因此，早期及时处理颅高压对保护视觉很重要。

四、护理问题

1. 脑组织灌注量改变，与颅内压增高有关。
2. 头痛，与颅内高压有关。
3. 潜在并发症，脑疝。

五、护理目标

1. 颅内压增高的症状减轻。
2. 生命体征保持正常，不发生或能及时控制脑疝。

六、护理措施

（一）常规护理

1. 卧床休息，头部抬高15°～30°，加床档防止坠床。
2. 保持呼吸道通畅，及时吸出痰液。
3. 遵医嘱给予氧气吸入，必要时可用高压氧。
4. 加强基础护理，昏迷患者注意眼、耳鼻、口腔护理及皮肤护理。

（二）专科护理

1. 保持患儿安静，治疗、护理尽量集中进行。避免不必要的刺激，防止患儿哭闹。
2. 保持大小便通畅，便秘时用开塞露润肠，防止患儿用力排便。
3. 遵医嘱给予脱水利尿剂，保证准确、及时用药。观察治疗后的反应，记录24小时尿量。

第五节　幼儿感染性休克

一、概述

感染性休克是发生在严重感染的基础上，由致病微生物及其产物所引起的急性微循环障碍、有效循环血量减少、组织血液灌注不足，导致组织细胞缺氧、细胞代谢障碍甚至重要器官功能衰竭的临床综合征。

感染性休克是儿科临床工作中的危重急症。它来势凶猛，发展迅速，若不尽早认识、正确处理，会带来严重后果。

二、病因

多种病原体均可引起，但临床上以革兰阴性杆菌多见，如大肠杆菌、痢疾杆菌、绿脓杆菌、脑膜炎双球菌等。其次为金黄色葡萄球菌、溶血性链球菌、肺炎链球菌等革兰阳性球菌。近年来不少条件致病菌如克雷伯菌、沙门菌、变形杆菌及一些厌氧菌等所致的感染，也有上升趋势。

幼儿感染性休克常发生在中毒性痢疾、暴发性流行性脑脊髓膜炎、出血性坏死性肠炎、败血症、大叶性肺炎，及胆道感染等急性感染性疾病的基础上。

三、临床特点

（一）临床表现

患儿除有严重感染症状外，表现为微循环功能不全和组织缺血、缺氧、重要器官代谢和功能障碍。临床上可出现血压低、脉压小、四肢冷、脉微弱、面色苍白、呼吸急促、精神萎靡或烦躁、尿少等。

（二）辅助检查

1. 血象　绝大多数感染性休克和外周血白细胞总数显著增高，分类中性粒细胞占绝对优势，伴核左移，常有中毒颗粒。

2. 血气分析　早期有代谢性酸中毒，pH值及碱储备降低，晚期动脉血氧下降，血乳酸值升高。

3. 出凝血时间测定　出现弥散性血管内凝血（disseminate intravascular coagulation，DIC）时，血小板进行性减少，凝血时间缩短（< 3s），外周血涂片可见破碎异形红细胞，凝血酶原时间延长（> 15s或比对照>3。），纤维蛋白原减少，血黏度升高。低凝状态时，鱼精蛋白溶解时间缩短（<2h），活化部分凝血活酶时间延长（> 25s或比对照>3s），全血块溶解时间缩短（20h以下）。

4. 尿常规　早期尿浓缩，晚期肾功能衰竭时比重下降，出现尿蛋白，镜检可见管型及红细胞。

四、护理问题

1. 体温过高与感染有关。
2. 有效血容量不足。
3. 组织灌流量的改变。
4. 气体交换障碍。
5. 体液不足。
6. 心排血量减少。
7. 潜在并发症——皮肤完整性受损。

五、护理目标

（一）一般护理

（1）平卧位，适当保暖，不随便搬动患儿。

（2）保持呼吸道通畅，必要时吸氧、吸痰。

（3）迅速建立两条有效的静脉通路，保证扩容的有效进行。

（4）用心肺监护仪监测生命体征，常规监测心率、脉搏、呼吸、血压。

（5）按医嘱迅速扩容，纠正酸中毒，应用血管活性药物，做好降温、止惊等。

（二）临床观察内容

1. 密切观察生命体征变化，定时监测脉搏、呼吸、血压和体温。护士应视病情每15～30分钟测脉搏和血压一次，病情稳定后改为1～2小时测一次。每2～4小时测肛温一次，体温低于正常者保温，高热者降温。

2. 观察意识状态、神志的变化，及早发现变化。若原来烦躁的患儿突然嗜睡，或已经清醒的患儿又突然沉闷，表示病情恶化；反之，由昏睡转为清醒、烦躁转为安稳，表示病情好转。

3. 注意四肢皮肤温度及色泽，如面色苍白、甲床发绀、肢端发凉、出冷汗等微循环障碍、休克的表现，如有变化及时与医生联系。

4. 详细记录尿量，必要时留置导尿管。按医嘱要求控制输液速度，准确记录出入量。

5. 监测中心静脉压、肺毛细血管楔压、血气分析、血糖等。

（三）药物观察内容

观察扩容的效果，血容量补充应达到：

（1）面色转红，肢端暖，发绀消失；

（2）脉搏有力，血压达正常，脉压> 30mmHg；

（3）尿量>30ml／（$m^2 \cdot h$）；

（4）中心静脉压6～12cmH_2O。

使用血管收缩及舒张药时密切观察血压的变化；使用多巴胺时注意观察心脏的速率与节律；使用血管扩张药（山莨菪碱、东莨菪碱及阿托品）时注意观察面色是否转红、四肢是否转温和血压是否回升等情况。观察脱水剂的使用效果，注意有无明显的电解质紊乱。

（四）预见性观察

1. 若部分重型休克患儿，经以上积极治疗休克始终不能缓解，应详细分析有无其他致病原因，临床常见有腹腔感染或腹部疾患（肠梗阻、肠坏死等）所致的肠源性休克，应随时请外科会诊。

2. 注意呼吸的改变，如有进行性呼吸困难，出现呼吸衰竭、发绀、面色暗红或青灰，肺部体征早期可无异常，晚期可有呼吸音减低、啰音或管状呼吸音，是合并ARDS的表现。

3. 如并发心功能不全，可表现为低血压、脉细弱、脉压小、中心静脉压高，呼吸心率突然增快，发绀加重，肝脏有进行性增大。

4. 感染性休克如伴有意识障碍并迅速加深而进入昏迷、惊厥，面色苍灰，肌张力增高，瞳孔改变及中枢性呼吸障碍，显示有脑水肿及颅内高压。

5. 如感染性休克长时间不能纠正，扩容后仍表现为少尿或无尿，应用脱水或利尿剂后无反应者，可初步确诊为肾衰竭。

6. 若全身皮肤出现花纹、淤点、瘀斑，则提示为弥散性血管内凝血。

第六节　急性中毒

一、概述

急性中毒是指具有毒性作用的物质，通过不同的途径进入人体，在短时间内，出现一系列中毒症状和体征，引起组织和器官功能性和器质性损害，重者危及生命，是儿科常见急症之一。

二、中毒原因

幼儿中毒的原因大多由于年幼无知，对一些物质的有毒或无毒不能辨别而误食；家长疏忽大意，将毒物误作普通食物；药物或毒物保管不严，幼儿误服或使用剂量过大。

三、临床特点

（一）临床表现

幼儿既往健康，突然出现原因不明的恶心、呕吐、腹痛、面色发绀；皮肤潮红、多汗；狂躁、昏迷或惊厥等。家庭或集体幼儿机构中数人同时发病也应考虑中毒。某些中毒常出现的这些特征性症状和体征。

1. 神经系统

（1）惊厥：中枢兴奋剂、异丙嗪、苯海拉明、氨茶碱、利血平、氰化物、毒草、白果、山道年、有机磷、有机氯、异烟肼、奎宁等；

（2）昏迷：上述引起惊厥的毒物及颠茄类中毒的晚期，中枢抑制剂，一氧化碳、二氧化碳等；

（3）狂躁：颠茄类、异丙嗪、氯丙嗪、乙醇、毒蕈、樟脑等。

2. 呼吸系统

（1）呼吸困难：氰化物、一氧化碳、亚硝酸盐、有机磷、硫化氢等；

（2）呼吸缓慢：安眠剂、镇静剂、氰化物、一氧化碳、钡等；

（3）呼吸急速：氨、酚、颠茄类、的士宁、咖啡因等；

（4）喉头水肿、肺水肿：毒蕈、有机磷、毛果芸香碱、安妥（毒鼠药）等。

3. 呼气及吐出物特殊气味

（1）异味乙醇、松节油、樟脑、氨水、汽油、煤油、煤酚皂等；

（2）蒜臭有机磷、无机磷、砷等；

（3）苦杏仁味氰化物、含氰苷果仁等。

4. 心率 包括：

（1）过速：肾上腺素、颠茄类、麻黄碱等；

（2）过缓：洋地黄、毒蕈、利血平、蟾蜍、奎宁等。

5. 瞳孔 包括：

（1）扩大：乙醇、颠茄、莨菪碱、阿托品、普鲁卡因、普鲁苯辛、哌替啶等；

（2）缩小：有机磷、毒蕈、巴比妥类、鸦片类、氯丙嗪、水合氯醛、咖啡因、新斯的明等。

6. 皮肤 包括：

（1）潮红：颠茄类、乙醇、河豚、烟酸、阿司匹林、利血平、组胺等；

（2）发绀：亚硝酸盐、二氧化碳、氰化物、有机磷、巴比妥类等；

（3）黄疸：毒蕈、无机磷、磷化锌、引起溶血及损害肝脏的药物；

（4）湿润：有机磷、水杨酸盐、毒草、蟾蜍、乙醇等。

7. 消化系统 包括：

（1）流涎：有机磷、毒蕈、铅、新斯的明等；

（2）腹痛、吐泻：磷、强酸、强碱、毒蕈、桐油子、蓖麻子、蟾蜍等；

（3）口腔黏膜糜烂：强酸、强碱。

8. 尿液异常 包括：

（1）血尿：磺胺药、环磷酰胺、酚、毒蕈、松节油等；

（2）血红蛋白：尿伯氨喹、奎宁、呋喃妥因、苯、毒草等。

（二）实验室检查

1. 对中毒原因不明、毒物性质不详者，可收集剩余毒物、呕吐物及洗胃残渣，或根据可疑线索分别采集血、尿、粪进行毒物鉴定。

2. 根据临床表现，作有关特异性实验室检查。

（三）处理原则

应在诊断的同时争取时间积极抢救。对中毒原因不明者，先进行一般急救处理，包括尽快清除毒物、促进毒物排泄、阻滞毒物吸收、对症处理等，一旦毒物明确，应尽快使用特效解毒剂。各种中毒的临床表现及处理如表4-1。

表1-1 各种中毒的临床表现及处理

毒 物	临床表现	急救处理
毒鼠强	中毒数分钟或半小时内出现恶心、呕吐、抽搐、意识丧失。严重者伴有颅脑损伤，呼吸功能、心、肝、胃肠功能不全的多脏器功能失常综合征（MODS）	清水反复洗胃，50%硫酸镁导泻，50g活性炭吸附残留的毒物。吸痰、给氧，控制抽搐：以苯巴比妥钠首选，二巯基丙磺酸钠制止毒鼠强中毒所致的抽搐有效。静脉快速滴注20%，甘露醇，同时加用激素或p-七叶皂苷钠，以减轻脑水肿，防止脑疝形成；对有急性心衰、肺水肿者，可按心衰常规治疗；对胃肠损害，除用胃肠道保护剂外，还应尽早实行胃肠内营养，这是防止MODS的重要环节。必要时可做血液透析疗法
有机磷农药	流涎、出汗、肌纤维颤动、瞳孔缩小、恶心、呕吐、血压升高或降低，重者烦躁、昏迷、呼吸麻痹等	清除毒物和防止毒物继续吸收：将患者移离现场，口服中毒者立即洗胃，除敌百虫外，可用2%~4%碳酸氢钠洗胃；皮肤吸收中毒者，用肥皂水清洗皮肤和毛发。轻度中毒者肌注阿托品，每次0.02~0.03mg／kg，必要时每隔2~4h一次，或用氯解磷定每次15mg／kg，肌注，每隔2~4h一次；中度中毒：阿托品与氯解磷定或解磷定合用，前者每次0.03~0.05 mg／kg，每30~60min肌注1次，后者每次15~30mg／kg。每2~4h静脉注射1次；重度中毒：阿托品每次0.05~1mg／kg静脉注射，每次15~20min一次。同时静脉注射氯解磷定或解磷定，症状缓解后剂量减少，注射时间延长。苯克磷和长效托宁也有较好的疗效
强酸（硝酸、硫酸、盐酸）	口腔黏膜糜烂、肿胀、灼痛，声门水肿、呼吸困难，吐出物酸性、带血	忌洗胃，忌催吐，忌用碳酸氢钠，可内服牛乳或蛋清，服镁乳或氢氧化铝凝胶中和毒物，其他对症处理
强碱（氢氧化钾、氢氧化钠、氨水）	口腔黏膜糜烂，吐出物碱性、带血	忌洗胃、催吐，服3%醋酸或食醋中和后再服蛋清。其他对症处理

毒 物	临床表现	急救处理
亚硝酸盐类（原发性发绀）	皮肤和黏膜发绀、四肢发冷、呕吐、腹痛、烦躁，重者嗜睡、神志不清、惊厥、昏迷、血压降低，呼吸和循环衰竭	催吐，1∶5000高锰酸钾洗胃，硫酸镁导泻，25%葡萄糖加维生素C 1g静注或1%亚甲蓝，每次0.1~0.2ml/kg，用25%葡糖糖稀释后静注；对症治疗
一氧化碳	头晕、头痛、恶心、呕吐、全身乏力、颜面潮红、口唇呈樱桃红色、烦躁、血压下降，严重者昏迷、惊厥、呼吸衰竭	立即将患者转移到空气新鲜的场所，注意保暖，吸氧，必要时人工呼吸，条件允许者可用高压氧治疗；及时控制脑水肿，静滴细胞色素C和大量维生素C，严重中毒时输鲜血或换血；注意保护心脏和中枢神经功能
磷化锌（毒鼠药）	恶心、呕吐、腹泻、口中有蒜臭味、昏迷、惊厥、肝及肾功能损害	0.2%~0.5%硫酸铜催吐，0.02%高锰酸钾溶液洗胃，硫酸镁导泻，补液，保护肝肾功能，及时对症治疗
敌鼠（毒鼠药）	恶心、呕吐、出血症状明显，严重者发生出血性休克	催吐、洗胃、导泻，肌注或静滴维生素K_1，足量维生素C和糖皮质激素
毒蕈	不同种类的毒蕈出现不同的症状：①消化道症状；②神经系统症状；③溶血；④肝肾功能损害	用0.02%高锰酸钾洗胃，口服活性炭，纠正水、电解质紊乱；造成肝功能损害者可注射5%二巯基丙磺酸钠；对有副交感神经兴奋症状者可注射阿托品，对症治疗
含氰化物（木薯、杏仁、桃仁、李子仁、枇杷仁、樱桃仁等）	恶心、呕吐、头晕、嗜睡或烦躁。重者有呼吸困难、发绀、神志不清、抽搐、心律失常、呼吸衰竭	催吐，0.025%高锰酸钾、5%硫代硫酸钠洗胃；导泻；吸入亚硝酸戊脂15~30s，每隔2min吸入一次，并注意血压；静注1%亚硝酸钠，每次6~10mg/kg，5min内注完，随后静注20%硫代硫酸钠0.25 g/kg，10min内注完.如症状未改善，1h后重复静注一次；也可用1%亚甲蓝.每次按10mg/kg，加入5%葡萄糖20~40ml静注，与硫代硫酸钠交替注射。其他对症治疗
鱼胆	腹痛、呕吐、腹泻、肝大、黄疸、血清谷丙转氨酶升高、少尿或无尿、头晕、抽搐、神志不清	洗胃、护肝，针对急性肾衰竭进行治疗

毒　物	临床表现	急救处理
发芽马铃薯	恶心、呕吐、腹痛、腹泻、耳鸣、眩晕、发热、瞳孔散大、呼吸困难、惊厥	催吐，0.02%高锰酸钾洗胃，硫酸镁导泻，输液，对症治疗
蟾蜍	呕吐、腹泻、腹痛、腹泻、出汗、口唇及四肢麻木、头痛、头晕、嗜睡、休克、血清铁增高或正常	洗胃、导泻，严重心律失常者可按洋地黄中毒处理
水杨酸盐类（阿司匹林、水杨酸钠）	恶心、呕吐、多汗、出血倾向、水和电解质紊乱、肺水肿、昏迷、惊厥、肾功能损害等	2%～3%碳酸氢钠洗胃，硫酸镁导泻，纠正水、电解质紊乱，注射维生素K止血，碱化尿液，以加速水杨酸排泄，保护肝功能，必要时可输鲜血或做透析疗法
氨茶碱	烦躁不安、恶心、呕吐、吐咖啡色物、肌震颤、惊厥、体温不升、多汗、心动过速、血压下降、心力衰竭、呼吸衰竭	洗胃、导泻、高位结肠灌洗；早期可用足量镇静剂或人工冬眠以抗惊厥和退热，及时纠正休克、脑水肿和呼吸衰竭，忌用麻黄碱、咖啡因、肾上腺素等药物，可用利尿剂促进毒物排泄
麻黄碱	恶心、呕吐、面色潮红、出汗、烦躁、震颤、心动过速、血压上升、瞳孔散大、甚至心律失常、惊厥	0.02%高锰酸钾洗胃，导泻，氯丙嗪肌注或静滴，高血压时用降压药，注意心脏功能，禁用洋地黄，以免引起心律失常
抗组胺类药物	烦躁不安、恶心、呕吐、皮肤发红、运动失调、呼吸表浅、心动过速、肌肉震颤、惊厥、呼吸麻痹	0.02%高锰酸钾洗胃，硫酸镁导泻，吸氧，必要时皮下注射磷酸组织胺；抑制现象发生时忌用中枢兴奋剂，以免引起惊厥，静脉输液促进毒物排泄
苯妥英钠	眩晕、震颤、言语含糊、恶心、呕吐、吞咽困难、精神错乱、共济失调、惊厥、呼吸循环衰竭	温开水洗胃，硫酸镁导泻，控制惊厥，补液以促进毒物排泄；纠正休克，静滴γ-氨酪酸促进大脑功能恢复
颠茄类（阿托品、莨菪碱）	口干、皮肤潮红、黏膜干燥、烦躁、瞳孔散大、心动过速、体温上升、惊厥、神志不清、呼吸麻痹	4%鞣酸溶液洗胃，口服浓茶或0.5%活性炭悬液，硫酸镁导泻：肌注1%毛果芸香碱每次0.5～1ml，或肌注新斯的明每次0.04mg/kg，每15～20min注射一次；以七两药使用至口干消失为止。其他对症治疗

毒 物	临床表现	急救处理
巴比妥类	头晕、眩晕、谵妄、嗜睡、瞳孔缩小、血压下降、震颤、言语不清、呼吸缓慢而表浅，甚至出现呼吸、循环衰竭	温水或0.02%高锰酸钾洗胃，洗胃后灌入硫酸钠和活性炭混悬液于胃中；利尿并碱化尿液；保持呼吸道通畅，及时纠正休克；可用贝美格静脉注射，每次1mg／kg，每15～30min注射一次直至清醒为止。或用山梗菜碱和尼可刹米，每隔2h交替肌注一次
氯丙嗪、异丙嗪	嗜睡、心动过速、瞳孔缩小、血压下降、昏迷、惊厥、体温降低	洗胃、导泻，平卧以防体位性休克，保持呼吸道通畅，补液，使用呼吸和心脏兴奋剂，血压下降时用去甲肾上腺素治疗
利血平	鼻塞、颜面潮红、嗜睡、心动过缓、瞳孔缩小、血压过低、呼吸深慢、呼吸和循环衰竭	洗胃、硫酸镁导泻，静脉输液以维持循环功能，必要时使用

四、护理诊断

1. 生命体征改变与毒物进入人体，引起组织和器官损害有关。
2. 恐惧与病情危重受到死亡的威胁而产生恐惧感有关。
3. 知识缺乏与患儿年幼缺乏安全防护知识有关。

五、护理目标

1. 患儿生命体征维持正常。
2. 患儿及家长情绪稳定。
3. 患儿及家长掌握一定的安全防护知识。

六、护理措施

迅速将患儿送入抢救室后，立即了解发病经过、中毒时间、毒物名称及性质，同时迅速准备急救药品、洗胃溶液和解毒药物，若有残留毒物或呕吐物，应保留标本立即送检。

（一）严密观察病情变化

注意患儿的一般情况，特别是神志、呼吸、循环状态，给予心电监护，监测生命体征，以判断中毒的轻重。对重症患儿要边检查边抢救，保持呼吸道通畅，给氧，建立静脉通道；昏迷、惊厥者应侧卧或平卧，头偏向一侧，及时清除呼吸道分泌物，防止呕吐物误吸引起窒息。做好气管插管、气管切开及呼吸机辅助呼吸等器械的准备。

（二）快速清除毒物

尽快将进入人体的尚未吸收或已被吸收的毒物从不同途径清除，防止中毒症状的进一步加重。

1. 口服毒物中毒　可采用催吐、洗胃、导泻、洗肠等方法，将毒物尽快从消化道清除。

催吐适用于毒物食入后4～6小时内，患儿年长、神志清楚且能合作者。常用方法：口服温盐水或1∶5 000高锰酸钾溶液，每次100～200ml，用压舌板或手指压迫舌根或刺激咽后壁导吐。反复多次催吐，直至呕吐物不含毒物残渣为止。婴幼儿、严重心脏病、神志不清者及强酸、强碱、油剂中毒者禁用。

洗胃适用于毒物不明者，可先用温开水或生理盐水洗胃，应尽早进行，一般在口服毒物4～6小时内洗胃有效，但也不用受时间的限制。强酸、强碱中毒者，洗胃损伤胃黏膜可致胃穿孔，禁忌洗胃，可改用弱酸、弱碱类中和的方法。患儿取侧卧头低位，采用Y型管回流洗胃，每次灌入量不超过胃容量的1／2，反复灌洗，直至流出液体清澈无味。油剂中毒或昏迷者洗胃可引起吸入性肺炎，操作时需小心细致。牛乳、豆浆、蛋清等对胃黏膜有保护作用。

导泻适用于服毒物6小时以上者，毒物进入肠道，可服泻剂。在催吐或洗胃后给予泻剂，可促使毒物尽快排除。常用50%硫酸镁或20%甘露醇加水口服。服后2小时未排便可用高渗盐水灌肠。

洗肠适用于中毒4小时以上者可用生理盐水或1%肥皂水灌肠。

2. 皮肤接触中毒　立即脱去污染的衣物，用清水反复冲洗皮肤、毛发、指（趾）甲等。强酸强碱可用柔软棉布轻拭后再冲洗。有机磷中毒可用肥皂水（敌百虫除外）或清水冲洗；强酸可用3%～5%碳酸氢钠或淡肥皂水冲洗；强碱可用3%～5%醋酸或食用醋稀释后冲洗。皮肤、黏膜糜烂溃疡者遵医嘱用药，防止感染。

3. 吸入中毒　立即将患儿撤离现场，吸入新鲜空气或氧气，保持呼吸道通畅，必要时进行人工呼吸。

（三）促进毒物排泄和阻滞毒物吸收

鼓励患儿多饮水，静脉滴注10%葡萄糖以稀释毒物在体内的浓度和增加尿量，必要时可使用利尿剂以加速毒物的排泄。危重急性中毒伴有肾功能不全者，可采用腹透或血透疗法，加速毒物排泄。牛乳、豆浆、蛋清、浓茶等能与毒物发生沉淀作用，延缓毒物吸收。活性炭也能吸附毒物。

（四）使用特效解毒剂

一旦毒物明确，应立即应用特效解毒剂，如有机磷中毒应用解磷定、阿托品或氯解磷定；亚硝酸盐中毒可用亚甲蓝。应用解毒剂后，注意观察患儿用药后的反应及其可能产生的副作用，以决定药物的增减。

（五）详细记录出入量

由于催吐、洗胃、导泻、利尿等措，可造成患儿脱水、酸中毒，必须保证出入量平衡，维持有效循环血量。对于惊厥、昏迷时间较长者应注意保暖，定时翻身，并做好皮肤、口腔、眼、耳、鼻及臀部的护理，以预防感染。

（六）心理支持

急救处理后应作好心理护理，减轻或消除患儿及家长紧张和恐惧心理。对自杀的患儿应指导家长随时了解患儿的心理状态和情绪变化，及时发现问题及时疏导，防止再次自杀。

（七）健康教育

1. 向家长讲解预防中毒的有关知识，如勿擅自给幼儿用药；不食变质或有毒的食物。

2. 告知家长对一切毒物和药品应妥善保管，以防幼儿误食而致中毒。预防煤气中毒。

3. 向家长讲解中毒时的急救知识。

（八）护理评价

1. 患儿体内毒素是否清除，生命体征是否维持稳定。

2. 患儿及家长情绪是否稳定。自杀患儿无自杀倾向。

3. 患儿及家长是否掌握安全防护知识和急救知识。

第五章　中枢神经系统感染性疾病

第一节　头皮炎症

一、定义

头皮炎症包括疖、痈、脓肿，多由金黄色葡萄球菌及链球菌等感染所致。如处理不当，可造成颅内感染

二、诊断依据

（一）临床表现

1. 疖　为毛囊或皮脂腺的急性化脓性感染；多见小儿患者，局部出现圆锥状硬结、红肿、疼痛、中心可出现脓栓。

2. 痈　为相邻的毛囊和皮脂腺的急性化脓性感染，见于各种年龄患者，多见于颅枕部位、红色肿块、质硬、周围肿胀。可见多头疖肿形成、似蜂窝、脓头间皮肤有坏死、中央可有溃烂。

3. 蜂窝织炎　为头皮及帽状腱膜下层急性化脓性感染。局部红肿、热、痛、边不清。有头痛、高热、寒战等全身反应。

4. 脓肿　头皮感染及头皮血肿继发感染形成。局部红肿、疼痛、触之有波动感，可破溃流脓。头痛、发热、寒战。可并发颅骨炎症。

（二）辅助检查

1. 实验室检查
（1）周围血象：白细胞数增高；
（2）脓液培养：有致病细菌。
2. 影像学检查　头颅X线片有颅骨病变时，可见骨结构破坏。

三、治疗原则

（1）抗感染治疗选用敏感抗生素。
（2）手术治疗脓肿切开引流。

第二节　颅骨感染性疾病

一、颅骨结核

（一）定义

颅骨结核是结核杆菌侵入颅骨引发的一种特异性炎症。主要是通过血行、淋巴播散及邻近病灶直接侵入。

（二）诊断依据

1. 临床表现

（1）有结核病史；有低热、消短乏力，食欲不振、夜间盗汗。

（2）见于青少年；起病缓慢、病程长，病变可在额骨、顶骨部位。

（3）病灶可单发、多发，局部肿胀，可出现无痛性寒性胺脚。脓肿破溃后可形成突道，有灰白色干酪样脓液排出，有时有破骨片。

2. 辅助检查

（1）实验室检查

周围血象：白细胞数增多，以淋巴细胞为主，血沉加快。

脓液培养：有结核菌。

（2）影像学检查

1）头颅拍片：颅骨单发或多发病灶；边缘整齐的或穿凿样的圆形或椭圆形骨缺损，可有大小不一的游离高密度。

2）CT或MRL：可见病灶区骨缺损和游离死骨。同时可发现硬膜外、硬膜下及脑内的病变。

（三）鉴别诊断

与颅骨骨髓炎鉴别，前者结核菌培养为阳性。

（四）治疗原则

（1）药物治疗应用抗结核药物

（2）手术治疗清除病灶。

二、颅骨骨髓炎

颅骨骨髓炎为细菌感染所致，多见于金黄色葡萄球菌及其他菌感染，常见于颅脑外伤及术后直接原因所致，也可由血行感染及邻近组织感染所致。

（一）诊断依据

1. 临床表现

（1）有头颅外伤史或手术史。

（2）有邻近组织炎性病灶，如额窦炎。

（3）可见急性发病症状，如发热，局部肿胀，压痛，红斑。

（4）慢性骨髓炎：患者为无痛性头皮肿胀，可有多发窦道的疼痛区，有皮下积脓、破溃、流脓，脓液中可杂有坏死颅骨。

2. 辅助检查

（1）实验室检查：①周围白细胞数升高；②脓液培养可查到致病菌。

（2）影像学检查

1）头颅X线片：可表现为地图样骨破坏区，界限较模糊，不规则，呈斑点状骨破坏区，有骨硬化带，界限较清晰。多数有游离死骨；大小不一、形态不整。

2）CT及MRI：可见病灶区骨缺损及游离死骨。同时可见硬膜外、硬膜下的病灶改变。

（二）治疗原则

1. 一般治疗　抗生素治疗，选用敏感抗生素。
2. 手术治疗　切除感染的骨组织，清除周围感染的组织。

第三节　颅内脓肿

化脓性细菌侵入颅内，引起局限性化脓性炎症，继而形成脓肿者称为颅内脓肿。脓肿的细菌来源可来自邻近结构的感染灶、远隔部位的感染病灶或通过开放性颅脑损伤直接进入颅内，颅内脓肿形成的病理学分几个阶段，临床上各个阶段相互衔接，难以明确划分。一般来说患者具有三类症状：急性感染性症状、颅内压增高症状和脑局灶性症状。由于脓肿发生的部位不同，临床上称之不同部位的脓肿。

一、硬膜外脓肿

（一）定义

脓液积聚在硬膜与颅骨之间的潜在间隙内，多由邻近组织的感染直接侵入而形成。见于颅骨骨髓炎、黄色肉芽肿、中耳炎及头皮外伤。病原菌常见于金黄色葡萄球菌及溶血性链球菌及需氧性链球菌。

（二）诊断依据

1. 临床表现

（1）临床上多有较明确的局部炎症病灶。

（2）有头痛、发热及轻度全身感染症状。

（3）出现局部症状：如神经功能障碍；癫痫发作，感觉、运动障碍等。

2. 辅助检查

（1）实验室检查：周围白细胞数升高或正常，血沉常常增快。

（2）影像学检查：

1）头颅X线片：可见部分原发性疾病，颅骨骨质破坏。

2）CT：脓肿表现为凸透镜样的肿块，肿块内为等密度影，而周围相对增强。

3）MRI：脓肿为梭形异常信号区：在T_1加权像上病变信号介于脑组织与脑脊液之间。在T_2加权像上病变信号高于脑组织。

（三）鉴别诊断

急性硬膜外血肿：有明确的头部外伤史、病情发展快、出现相应的颅内压增高和局灶性症状、体征明确。X线拍片多可发现骨骨折。CT示肿瘤为高密度影像。

（四）治疗原则

1. 抗感染治疗　选择敏感的抗生素。
2. 手术治疗　开颅切除脓肿；清除脓液、炎症肿块及部分炎症颅骨。

二、硬膜下脓肿

（一）定义

化脓性感染发生在硬膜下间隙，脓液呈局限性积聚，多由鼻窦炎、中耳炎、感染逆性扩散及开颅手术后、外伤后感染引起，也可由血行播散感染引起，最多见的微生物是需氧或厌氧链球菌，也有金黄色葡萄球菌、肺炎球菌、流感嗜血杆菌、大肠杆菌等。多数合并有硬膜外脓肿。

（二）诊断依据

1. 临床表现

（1）有明确的炎症病史。

（2）表现为头痛、恶心、呕吐、发热、脑膜刺激症状，严重者可有嗜睡；昏迷。

（3）局灶性症状：痫发作，一侧肢体瘫痪，言语障碍，颈部强直，布鲁津斯基征或克氏征阳性。

2. 辅助检查

（1）实验室检查：①血周围的白细胞数增高；②血培养可呈阳性结果。

（2）影像学检查：头部CT显示低密度半月形或凸透镜状的液体聚集，增强后脓肿内膜呈增高信号，灰、白质交界发生了移位。MRI显示T_1加权像上典型的硬膜下脓肿表现为低信号，T_2加权像上则表现为高信号。

（3）腰椎穿刺：因颅内压高，多不主张做。

（三）鉴别诊断

与慢性硬膜下血肿相鉴别，该例多有头部外伤史、老年人多见、病史长、有局灶性症状和体征、无炎症病史及感染中毒症状。

（四）治疗原则

1. 对症治疗　对于出现神志障碍者及癫痫发作患者，应保持呼吸道通畅及抗癫痫治疗。

2. 手术治疗

（1）脓肿穿刺，引流。

（2）开颅脓肿清除。

3. 抗感染治疗　应用敏感抗生素治疗6周以上。

三、脑脓肿

化脓性细菌侵入脑组织内，引起局限性炎症，脓液积聚在脑实质内。临床上出现颅内压增高及局灶性症状。多见于头部外伤、邻近组织感染及远隔部位的感染直接或血性播散，进入脑组织内。

病原菌多为厌氧菌所致，如厌氧链球菌（消化道链球菌）、拟杆菌、消化道球菌及需氧的葡萄球菌、链球菌、肠杆菌、嗜血杆菌、肺炎球菌等。因感染源不同，脑脓肿发生的位置各有不同。

（一）额叶脑脓肿

发生在额叶，位于额叶底前部脑组织内脓肿。多见于额窦及筛窦部的炎症、外伤，直接播散或远隔感染部位的血性播散。病原菌见于链球菌、肺炎球菌及原发病灶菌等。

1. 诊断依据

（1）临床表现

①有原发性感染病史或局灶性感染病史。

②近期有发热、头痛、全身不适的症状.

③颅内压增高症状：头痛，持续性，阵发性加重，伴恶心，呕吐，视神经盘水肿。

④局灶性体征：性格改变、表情淡漠、记忆力减退、对侧肢体偏瘫、运动性失语，局限性或全身性痫发作。

（2）辅助检查

1）实验室检查：①周围血象，白细胞数增高；②血培养，有时可呈阳性。

2）影像学检查：

①头颅CT可见脑组织内大片低密度区，可有不全环形增高区，中线移位。注药后，肿物中心低密度，环状增强。周边大片低密度区，中线移位。

②MRI显示T_1加权像上脓肿周围高信号环行带和中心低信号区，外周低信号区。T_2加权像上水肿区域信号显著增强，病灶中心与脑灰质相同或稍有增高；脓肿壁显示清晰、低信号。

2. 鉴别诊断

（1）脑胶质细胞瘤：有局灶性症状及颅内压增高症状；无感染病史。CT显示肿物呈不规则的低密度或混杂密度影，边缘不清，增强后肿物实质内或有或无强化改变。

（2）脑转移见于肿瘤：晚期患者或高龄患者，未找到原发病灶者。CT显示颅内单发或多发性占位病灶，组织水肿明显，注药后瘤体增强。

3. 治疗原则

（1）一般治疗

1）抗感染治疗：选择一些病原菌敏感药物。

2）降颅内压治疗。

（2）手术治疗

1）脑脓肿穿刺：抽吸脓液或引流，对于单房性、深部、病重及老年人较好。

2）脑脓肿切除术：脓肿完整切除术；用于脓肿反复穿刺未治愈者，外伤后脑脓肿内有异物者，脓肿破溃造成脑疝者应急诊手术。

（二）颞叶脑脓肿

发生于颞叶脑组织内炎症，脓液在脑实质内积聚形成脓肿。见于口腔、中耳等头面部的炎症，直接或逆行性感染，也可见于远隔部位的血播散性感染。其中，变形杆菌或链球菌多为致病菌，也可见其他菌类。

1. 诊断依据

（1）临床表现

1）有局部感染病灶或有炎症感染病史。

2）近期有发热，头痛，全身不适症状。

3）颅内压增高症状：头痛、持续性，阵发性加重现象，伴恶心、呕吐、视盘水肿。

4）局灶性症状：①癫发作，叶钩回发作性癫痫；②位于主半球者有语言障碍：感觉性，命名性或混合性失语；③一侧肢体无力或不完全性瘫痪；④视野障碍：同向性偏盲。

（2）辅助检查

①实验室检查：同额叶脑脓肿。

②影像学检查：同额叶脑脓肿。

2. 鉴别诊断 同额叶脑脓肿。

3. 治疗原则

（1）一般治疗

①抗感染治疗：选择病原菌敏感药物。

②降颅压治疗。

（2）手术治疗

①脑脓肿穿刺：抽吸脓液或引流，对于单房性、深部、病重及老年人较好。

②脑脓肿切除术：脓肿完整切除术；用于脓肿反复穿刺未治愈者，外伤后脑脓肿内有异物者，脓肿破溃造成脑疝者应急诊手术。

（三）顶叶脑脓

发生于顶叶脑组织内的炎症，脓液积聚在脑内。多因脓毒血症或远处感染经血行播散到脑内、致病菌多和原发病菌相同或为混合菌致病。

1. 诊断依据

（1）临床表现

①有原发病灶感染史。

②近期出现头痛、发热、恶心、全身不适症状。

③有颅内压增高症状：头痛，持续性、阵发性加重，伴恶心、呕吐、视神经盘水肿。

④局灶性症状：对侧肢体不全瘫，有深／浅感觉障碍。失读、失写、失认，计算不能。可出现感觉性癫痫发作。

（2）辅助检查

①实验室检查：同额叶脑脓肿。

②影像学检查：同额叶脑脓肿。

2. 鉴别诊断 同额叶脑脓肿。

3. 治疗原则

（1）一般治疗

①抗感染治疗：选择一些针对病原菌敏感药物。

②降颅压治疗。

（2）手术治疗

①脑脓肿穿刺：抽吸脓液或引流，对于单房性、深部、病重及老年人较好。

②脑脓肿切除术：脓肿完整切除术；用于脓肿反复穿刺未治愈者，外伤后脑脓肿

内有异物者，脓肿破溃造成脑疝者应急诊手术。

（四）小脑脓肿

化脓性细菌侵入小脑内，引起局限性化脓性炎症，继而形成脓肿。多见于中耳炎，直接侵入或血性播散所致，致病菌多为变形杆菌或链球菌或混合感染

1. 诊断依据

（1）临床表现

①有原发性感染病灶（中耳炎、乳突炎）或远隔部位的感染病史。

②近期有发热，头痛、恶心及全身不适病史。

③颅内压增高：患者头痛，持续性伴阵发性加重，恶心、呕吐、视神经盘水肿，颈部僵硬。

④局灶性症状：两眼球有水平性震颤。肢体共济失调。强迫头位，脑膜刺激征阳性。严重者出现枕大孔疝。

（2）辅助检查

①实验室检查

周围血象：血细胞数增高。

血培养：有时可呈阳性。

②影像学检查

a. 头颅CT可见小脑内大片低密度区，可有不完全环形增高区。中线移位。增强扫描显示肿物中心低密度，环状增强。周边大片低密度区，中线移位。

b. MRI：T_1加权像上脓肿周围高信号环行带和中心低信号区，外周低信号区。T_2加权像上水肿区域信号显著增强，病灶中心与脑灰质相同或稍有增高；脓肿壁显示清晰、低信号。

2. 鉴别诊断　同额叶脑脓肿。

3. 治疗原则

（1）一般治疗

1）抗感染治疗：选择一些针对病原菌敏感药物。

2）降颅压治疗。

（2）手术治疗

1）脑脓肿弃刺：抽吸脓液或引流，对于单房性、深部、病重及老年人较好

2）脑脓肿切除术。

第四节　脑结核球

一、定义

结核球是形成于脑实质内的结核性肉芽肿性肿块，表现为占位性病变，及周围伴发水肿的表现。

二、诊断依据

（一）临床表现

1. 有明确的结核病感染史或身体其他部位患有结核病。
2. 活动性结核病灶　出现发热、盗汗、乏力、消瘦等。
3. 颅内压增高症状　头痛、恶心、呕吐、视神经盘水肿。
4. 局灶性症状　病灶所在部位不同，症状不同。

幕上病灶：出现癫痫，肢体感觉，运动障碍，语言障碍，视觉障碍。

幕下病灶：出现眼球震颤，肢体共济活动失调。

（二）辅助检查

1. 实验室检查

（1）周围血象：可无异常，血沉可以加快。

（2）腰椎穿刺：脑脊液压力高，脑脊液细胞数有时增高。蛋白增高，糖、氯化物正常或低下。

2. 影像学检查

（1）胸部X线片：可有结核病灶。

（2）头部X线片：有时可见颅内有多灶钙化点。小儿可见颅内压增高征象。

（3）CT：可有三型。

①小盘型和环型（小于3cm）有明显的增强和周围水肿

②大环型，具有典型的脑脓肿特征性中央低密度区。

③大的形状不规则的结节团块

（4）MRI：结核球在T_1加权像上为低或略低信号。在T_2加权像上大多数信号不均匀。

三、鉴别诊断

1. 脑脓肿　从病史难鉴别、钙化少见。
2. 脑转移癌　从病史上可鉴别，CT示脑组织水肿范围大，增强扫描显示后瘤体有强化。

四、治疗原则

（一）抗结核治疗

首选异烟肼、链霉素、利福平联合用药。

（二）手术治疗

1. 开颅病灶切除　对于大的结核球，引发颅内增高者
2. 立体定向手术　对深部诊断不清，治疗4周无效者，可行病灶活检。
3. 脑室-腹腔分流术　对于脑积水的治疗。

第五节　隐球菌性脑膜炎

一、定义

隐球菌性脑膜炎是由新型隐球菌引起的。它是一种有鞘的类酵母真菌，分布很广，这种微生物在鸟类柄息地常见，吸入空气传播的病原体。首先引起肺部感染，也可经皮肤黏膜侵入，但少见。约50%的感染者有易患因素，如淋巴瘤、白血病、艾滋病、结节病及长期应用皮质类激素治疗的患者等。

二、诊断依据

（一）临床表现

临床变化较多，通常慢性或亚急性起病。

1. 一般表现　发热、头痛、全身不适感，部分出现恶心、呕吐及精神状态政变可出现脑膜刺激征。

2. 局灶性神经症状　出现脑神经损害，表现为展神经和面神经麻痹，也可有言语不利，肢体运动障碍，肢体抽搐，共济失调等症状，在疾病晚期出现。

（二）辅助检查

1. 实验室检查

（1）腰椎穿刺：脑脊液压力增高。

（2）脑脊液检查：蛋白略高、葡萄糖减少。血细胞数增高，以淋巴细胞为主，多核白细胞也可见到。

（3）脑脊液涂片：墨汁涂片可找到隐球菌。

（4）脑脊液乳胶隐球菌凝集实验：效价超过1∶8即可诊断。

（5）脑脊液、血培养：可查出隐球菌，约3周时间。

2. 影像学检查

（1）CT：脑基底池模糊变形，不对称，强化明显。有时可见脑室扩大，硬脑膜下囊肿。

（2）MRI：脑基底池T1和T2弛豫时间略缩短，而脑池的信号增强。增强扫描显示基底池明显强化.

三、鉴别诊断

与结核性脑膜炎相似，应反复作脑脊液检查、涂片，检查真菌以鉴别。

四、治疗原则

1. 药物治疗　应用两性霉素B及氟胞嘧啶，两性霉素B0.3mg／（kg·d）与氟胞嘧啶55mg／（kg·d）配合用药。脑脊液进行监测；每周查找隐球菌或培养找隐球菌以及乳胶凝集实验。

2. 手术治疗　采用脑室分流术治疗脑积水患者。

第六节　脑真菌性肉芽肿

一、定义

脑真菌性肉芽肿是由引起深部组织的真菌侵入脑内而形成。引起发病的真菌很多，包括隐球菌、念珠菌、放线菌、曲霉菌、新型隐球菌、球孢子菌、诺卡放线菌等，多为血行播散进入颅内，脑组织内。感染后临床上可出现脑膜炎、脑炎、脑脓肿、脑肉芽肿。

二、诊断依据

（一）临床表现

1. 见于任何年龄，30～50岁多见。病史长或亚急性起病。有低热、头痛、恶心、呕吐，腑膜刺激征明显。

2. 内压增高，出现头痛、恶心、呕吐、视神经盘水肿。

3. 局灶性症状　颅底神经损害，如展神经麻痹，面神经麻痹。肢体感觉，运动障碍，癫痫发作。

（二）辅助检查

1. 实验室检查

（1）腰椎穿刺：脑脊液压力增高，脑脊液无色透明或浑浊，白细胞增多，以淋巴细胞为主。

（2）脑脊液涂片：墨汁染色可找到隐球菌。

（3）脑脊液补体试验或乳胶凝集实验：呈阳性反应。

2. 影像学检查

（1）CT：显示脑基底池模糊变形、不对称，强化明显。脑室扩大，硬膜下水肿形成；脑实质内肉芽肿呈等密度或高密度；强化后可见大小不一、多发、边界清晰的强化结节，或呈不均匀强化环形。

（2）MRI：显示基底池及脑白质区单发或多发类圆形结节，呈长T1、长T2信号。注药后结节呈明显强化。

三、鉴别诊断

与结核性脑膜炎相似，脑脊液反复查找真菌，可与其他病鉴别。

四、治疗原则

1. 药物治疗有两性霉素B、氟康唑、氟胞略啶等。对不同真菌应用不同药物，可合并用药。

2. 立体定向穿刺取活检。

3. 手术治疗切除病灶组织。

第七节　脑囊虫病

一、定义

脑囊虫病是猪绦虫的幼虫出生于脑内所致的最常见的脑寄生虫病。多发生于青壮年。在中枢神经系统内可寄生于脑膜、脑实质内、脑室内，也可见椎管内，出现多种病理形式，有4种分类：脑膜型、脑实质型、脑室内型和混合型。

二、诊断依据

（一）临床表现

1. 癫痫发作　出现反复发作的各种类型的癫痫，癫痫发作形式多样性及易转换性为其特点。

2. 颅内压增高　以急性起病，进行性加重为特点。头痛为突发性，常伴有呕吐，复视、视神经盘水肿。有视力障碍及听力减退。

3. 局灶性症状

（1）脑膜型：颅底的蛛网膜出现多个结节粘连致颅庆脑神经损害，神经麻痹。致脑脊液循环障碍，出现脑积水。

（2）脑实质型：病变在脑实质内，单发或多发的病灶，以精神障碍为主，症状可以复杂多变。主要表现为：记忆障碍：记忆力差，健忘。思维和判断力障碍：工作能力减退，精神疲劳，言语、动作迟缓，判断力差。性格和情感障碍：精神抑郁，淡漠、呆滞、少言寡语，易激动，神动。可有失写、失认、失用、幻听、幻视现象。可有肢体感觉、运动障碍。

（3）脑室内型：侧脑室、第三脑室、第四脑室内病变影响脑脊液循环，出现脑积水。

（4）混合型：同时出现以上症状

（二）辅助检查

1. 实验室检查

（1）血常规检查：嗜酸性粒细胞高达30%。

（2）便常规检查：大便可发现虫卵。

（3）皮肤或肌肉结节活检：可发现囊虫幼体。

（4）脑脊液检查：细胞数增高，有嗜酸性粒细胞。蛋白增高，葡萄糖降低。

（5）血、脑脊液囊虫补体试验：为阳性。

2. 影像学检查

（1）头颅拍片可见1～2mm大小不等，散在的小钙化点。

（2）头颅CT显示单个、多个小圆形低密度小囊，0.5～1cm大小，有的可见到偏心头节，脑组织不同程度水肿。有时表现为多个不规则低密度影，增强后低密度影中出现结节状强化或环状强化。有时表现为多个钙化斑或钙化点，圆形、直径2～4mm、边缘清晰、增强检查无强化。

（3）MRI：早期T_1加权像囊虫呈圆形低信号，头节呈点状高信号；T_2低信号。晚期T_1加权像脑水肿区呈低信号，内有高信号环、高信号结节。

三、鉴别诊断

与脑转移瘤相鉴别，转移瘤见于肿瘤晚期，高龄患者，CT显示脑实质内单发或多发占位病灶，组织水肿明显，增强后瘤体增强。

四、治疗原则

（一）一般治疗

1. 采用药物吡喹酮、阿苯达唑，对各种囊虫病有效。
2. 激素治疗　应用皮质醇激素。
3. 降颅压。
4. 抗痫治疗。

（二）手术治疗

1. 病灶切除术　用于单发病灶，有局灶性体征，颅内压增高者。
2. 脑室-腹腔分流术　用于脑积水患者。
3. 立体定向穿刺术　用于深部组织病变活检或囊虫去除。

第八节　脑棘球蚴病

一、定义

脑棘球蚴病又称脑棘球幼虫病，是细粒棘球绦虫（狗绦虫）的幼虫，侵入人体脑部所致的疾病。棘球蚴病是自然疫源性疾病，分布广泛，主要流行畜牧区，主要寄生部位在肝、肺。脑包虫约占1%～1.54%，儿童发病高，男多于女，单发囊肿多见。

二、诊断依据

（一）临床表现

1. 多来自流行病的畜牧区或与狗羊接触密切。
2. 有肝、肺棘球蚴病史。
3. 内压增高表现为头痛、恶心、呕吐，视物不清、视神经盘水肿。
4. 局灶性体征表现为侵犯额顶叶出现癫痫，语言障碍，一侧肢体感觉，运动障碍，共济运动失调。

（二）辅助检查

1. 实验室检查

（1）周围血象：嗜酸性粒细胞增高达12%～59%。

（2）腰椎穿刺：脑脊液压力升高，脑脊液内嗜酸性粒细胞增高。

（3）免疫学检查：间接血凝试验（IHA）、颗粒凝集试验（胶乳LA）、免疫电泳（IFA）、双扩散试验（D）、间接免疫荧光试验（IIF）、酶联免疫吸附试验（EL.

ISA）等可阳性反应。

2. 影像学检查

（1）头颅CT

①原发性包虫：脑内边界清楚的类圆形巨大囊性病灶。密度相当或稍高于脑脊液。有占位效应。周围水肿较轻。边缘几乎没有增强、囊壁本身可有钙化。

②继发性包虫：可见脑内多发性圆形囊肿，较小。有相互融合倾向。

（2）MRI：可见脑内囊肿，囊内物在T1、T2加权像上同脑脊液信号。可显示子鬟和头节，呈高信号。

三、鉴别诊断

与其他脑部的寄生虫相鉴别。

四、治疗原则

1. 手术治疗　包虫囊肿切除，应完整摘除，不要切破使囊液外流。包虫囊肿穿刺，囊液抽吸术等

2. 药物治疗　服用阿苯达唑或甲苯达唑30天为一疗程，中间间隔2周后继续下一疗程。

第九节　脑弓形虫病

一、定义

脑弓形虫病是由刚地弓形虫引起的。它是一种寄生于细胞内的原生生物，通过污染过的食物进入人体内。大多数感染无症状，但在免疫功能下降的人体内，弓形虫会侵犯、破坏细胞，在中枢神经系统表现为：弥散性脑病、脑膜脑炎、脑实质内脓肿。

二、诊断依据

（一）临床表现

1. 患者有低烧、头痛和感觉迟钝，病史长。

2. 有局灶性神经症状　癫痫，一侧感觉、运动障碍，共济活动障碍。

（二）辅助检查

1. 实验室检查

（1）血清学试验：血清抗弓形虫IgG抗体可呈阳性结果。

（2）活组织检查。

2. 影像学检查

（1）CT：显示脑实质内脓肿，位于皮质下，基底核区常见，呈低密度改变，可出现环状增强，可为多发，两侧大脑半球都可以存在。

（2）MRI：两侧大脑半球可见多发性病灶。

三、鉴别诊断

与脑内肿瘤鉴别有难度，应行活组织检查鉴别。

四、治疗原则

1. 一般治疗　采用乙胺嘧啶和磺胺嘧啶联合用药。
2. 手术治疗　采用脑脓肿穿刺术清除脓肿。行立体定向脑脓肿穿刺活检。

第十节　梅毒性肉芽肿

一、定义

梅毒性肉芽肿系梅毒侵犯软脑膜形成颅内局限性肿块。其中如果形成比较大的肉芽肿，可以呈现纤维性包膜，外周极为坚韧，与脑组织分界明显。

二、诊断依据

1. 有梅毒病史。
2. 临床表现　起病缓慢，常有痴呆、癫痫发作、颅内压升高及局限性脑病灶所引起的相应的体征。
3. 辅助检查

（1）血清和脑脊液检查：康氏、华氏反应呈阳性。

（2）影像学检查：头部CT或MRI显示脑部占位性病灶。

三、治疗原则

1. 药物治疗　大剂量青霉素，必要时辅以砷剂和铋剂治疗。
2. 手术治疗　大的占位性肉芽肿可以行手术切除。

第六章 脑血管疾病

第一节 颅内动脉瘤

颅内动脉瘤是脑动脉的局限性异常扩大，以囊性动脉最为常见，其他还有梭形动脉瘤、夹层动脉瘤等。颅内动脉瘤是自发性蛛网膜下腔出血（subarachnoid hemorrhage，SAH）最常见的原因。

一、诊断标准

（一）临床表现

1. 出血症状 动脉瘤破裂引起蛛网膜下腔出血、脑内出血、脑室内出血或硬脑膜下腔出血。突发剧烈头痛是最常见的症状，见于97％的患者。通常伴呕吐、意识障碍，甚至呼吸骤停、晕厥、颈部及腰部疼痛（脑膜刺激征）、畏光。如果有意识丧失，患者可能很快恢复神志。可伴发局灶性脑神经功能障碍，如动眼神经麻痹而导致复视和（或）上睑下垂，出血随脑脊液沿蛛网膜下隙向下流动的刺激腰神经根引起腰背部疼痛。

2. 体征

（1）脑膜刺激征：颈强直（特别是屈曲时）常发生于出血后6～24小时。

（2）高血压。

（3）局灶性神经功能丧失：如动眼神经麻痹、偏瘫等。

（4）意识状态变差。

（5）眼底出血。

目前已有许多种关于SAI分级标准，临床常用的是 Hunt和Hes分级。

表6-1 SAH的Hunt和Hess分级

分级	临床症状与体征
I	无症状或轻度头痛和轻度颈强直
II	脑神经麻痹（如Ⅲ、Ⅵ），中、重度头痛颈强直
III	轻度局灶性神经功能缺失，嗜睡或意识模糊

分级	临床症状与体征
Ⅳ	木僵，中至重度偏侧不全麻痹，早期去脑强直
Ⅴ	深昏迷，去脑强直，濒死状态

注：若有严重的全身疾患如高血压、糖尿病、严重的动脉硬化、慢性梗阻性肺病及动脉
造影上显示有严重的血管痉挛则加1级修订的分级增加以下内容：0级：未破裂动脉瘤；
Ⅰa级：无急性脑膜/脑反应，但有固定的神经功能缺失。

3. 局灶症状　即非出血症状，如动脉瘤体积缓慢增大，压迫邻近神经，也可出现
相应的神经功能缺损症状。

（1）视神经定状：如视力下降、视野缺损和视神经萎缩等。

（2）动眼神经麻痹：常见的为一侧动眼神经麻痹。

（3）海绵窦综合征。

（4）癫痫。

4. 脑血管痉挛　脑血管痉挛分为早期和迟发性血管痉挛。早期血管痉挛，发生于
出血数小时之内，也称即刻脑血管痉挛，多因机械性反应性因素引起，表现为出现后
意识障碍、出血量不大，但呼吸突然停止、四肢瘫痪或截瘫。迟发性脑血管痉挛发生
于SAH的4～5天以后，也称为退发性缺血性神经功能缺失（delayed ischemic neurologic
deficits，DIND）或症状性血管痉挛，是SAI后病情加重的原因之一。临床特征表现为精
神混乱或意识障碍加深，伴局灶性神经功能缺损（语言或运动）。症状通常缓慢发生，
包括头痛加重，昏睡、脑膜刺激征和局灶性神经体征，可出现以下临床综合征

（1）大脑前动脉综合征：额叶症状为主，可表现为意识丧失、握持/吸吮反射、
尿失禁、嗜睡、迟缓、精神错乱、低语等。双侧大脑前动脉分布区梗死通常由于大脑前
动脉瘤破裂后血管痉挛引起。

（2）大脑中动脉综合征：表现为偏瘫、单瘫、失语（或非优势半球失认）等"迟
发性血管痉挛"诊断是在排除其他原因的基础上建立的，单凭临床较难确诊，可行TCD
或TCI检查协助诊断；必要时可行3DCTA和DSA明确诊断。

（二）辅助检查

包括SAH和脑动脉瘤两个方面的评估诊断。

1. 头部CT　头部CT检查是诊断SAH的首选检查，也可对脑动脉瘤的某些方面作初
步评估。通过颅脑CT扫描还可评定以下方面。

（1）脑室大小：21%动脉瘤破裂患者立即发生脑积水。

（2）颅内血肿：有占位效应的脑内血脚或大量硬脑膜下血肿。

（3）脑梗死。

（4）出血量：脑池、脑沟中出血量多少是预测血管痉挛严重程度的因素。

（5）部分患者可以通过头部CT检查初步预测动脉的位置。

此外，CTA，尤其是3DCTA对诊断脑动脉瘤有较大参考价值，在急诊情况下可作为首选。

2. 腰椎穿刺　SAH最敏感的检查方法，但目前已不常用。可发生假阳性，例如穿刺损伤。脑脊液检验阳性表现包括压力升高，脑脊液为无血凝块的血性液体，连续几管不变清。

3. 数字减影脑血管造影　数字减影脑血管造影（digital subtraction angiography，DSA）是诊断颅内动脉瘤的"金标准"，大部分患者可显示出动脉瘤的部位、大小、形态、有无多发动脉瘤，脑血管造影还可以显示是否存在血管痉挛及其程度。

脑血管造影的一般原则如下。

（1）首先检查高度怀疑的血管，以防患者病情改变，而不得不停止操作。

（2）即使动脉瘤已经显现，建议继续完成全脑血管（4根血管：双侧颈内动脉和双侧椎动脉）造影，以确诊有无多发动脉瘤并且评价侧支循环状况。

（3）如确诊有动脉瘤或者怀疑有动脉瘤，应摄取更多的位像以帮助判断和描述动脉瘤颈的指向。

（4）如果未发现动脉瘤，在确定血管造影阴性之前，建议如下：

使双侧小脑后下动脉起始部显影：1%～2%动脉瘤发生在PICA起始部。如果有足够的血流返流到对侧椎动脉，通过一侧椎动脉注射双侧PCA通常可以显影，偶尔除了观察对侧PICA的反流外，还需要观察对侧椎动脉情况。

颈内动脉交叉造影，了解脑内前后交通动脉及侧支循环情况，即在照汤氏位相时，可通过一侧颈内动脉注入造影剂，压迫对侧颈内动脉，使造影剂通过前交通动脉使对侧颈内动脉显影；在照侧位相时，通过一侧椎动脉注入造影剂，压迫任一侧内动脉，使颈内动脉系统显影。

4. 头部MRI　最初24～48小时内不敏感（正铁血红蛋白含量少），尤其是薄层出血。约4～7日后敏感性提高（对于亚急性到远期SAH，10～20日以上，效果极佳）。对于确定多发动脉瘤中的出血来源有一定帮助，并可发现以前陈旧出血的迹象。MRI作为无创检查对诊断脑动脉瘤有一定参考价值，可作为辅助诊断方法之一。

二、治疗原则

（一）病因治疗

颅内动脉瘤的治疗关键是病因治疗，即针对烦内动脉瘤的手术或血管内栓塞的病因治疗，治病必求其本，而其次为SAH及其并发症的对症治疗。动脉瘤的治疗取决于患者的身体状况、动脉瘤的大小及其解剖位置、外科医师的手术处理能力，以及手术室的设备水平等。对于大多破裂的动脉瘤而言，最佳的治疗是手术夹闭动脉瘤颈或行血管内栓塞动脉瘤腔，使之排除于循环外而不闭塞正常血管，从而阻止动脉瘤再出血和增大。

对于因蛛网膜下腔出血急诊入院的患者，应及时向家属交代，患者在住院期间随时可能因动脉瘤再次破裂出血而死亡的危险性。

（二）术前处理

1. 患者绝对卧床，有条件者在ICU观察。

2. 观察神志、血压、脉搏、呼吸。

3. 给予镇静（地西泮等）、止血（6-氨基己酸等）、脱水、激素、通便（果导、番泻叶）药物等；同时预防性给予抗癫痫药物，并保持有效血药浓度；钙离子描抗剂（尼莫地平等）。对于高血压患者应用降压药。

（三）手术适应证

对无明显手术禁忌证的患者均可开颅手术夹闭动脉瘤。某些病例也可采用血管内介入治疗。

颅内动脉瘤手术依据手术时间可分为"早期手术"（SAH后6～96小时内）和"晚期手术"（SAH后10～14日以上）。在SAH后的4～10日（血管痉挛期）手术效果较差，不如早期或晚期手术效果好。

（四）手术方式

1. 夹闭（切除）术　开颅手术中利用动脉瘤夹直接夹闭动脉瘤的颈部，使其与脑循环隔离，是最为理想的治疗方法。前循环和基底动脉顶端的动脉瘤，一般采用翼点入路，经侧裂暴露、夹闭动脉瘤。

2. 包裹或加固动脉瘤　对于无法夹闭的脑动脉瘤，可以考虑使用一定的材料加固动脉瘤壁，尽可能地阻止动脉瘤再出血的发生。目前临床常用的加固材料是自体肌肉，其他还包括棉花或棉布、可塑性树脂或其他多聚物、Teflon和纤维蛋白胶等。

3. 孤立术　通过手术（结扎或用动脉瘤夹闭塞）或结合球囊栓塞的方法有效阻析动脉瘤的近端和远端动脉，使其孤立。

4. 近端结扎　是指夹闭或结扎动脉瘤的输入动脉，是一种间接的手术方法。分急性和慢性结扎两种。可能增加血栓栓塞和对侧动脉瘤形成的危险。仅作为直接手术的一种替代方法。

（五）血管内栓塞治疗动脉瘤

通过微导管技术将一定的栓塞材料放置在颅内动脉瘤腔内，达到闭塞动脉瘤的目的。

1. 主要方法

（1）各种类型的可脱性弹簧圈：通过向动脉瘤腔内放置电解、水解可脱性铂金弹簧圈，闭塞动脉瘤囊腔，从而达到闭塞动脉瘤和防止动脉瘤破裂（或再破裂）出血的目的。对于宽颈动脉可采用支架十弹簧困或球囊辅助技术（R-T技术）来达到闭塞动脉瘤的目的。

（2）球囊：通过导管将球囊送入载瘤动脉来闭塞载瘤动脉，来孤立动脉瘤，使其血栓形成而达到治疗目的。

（3）非黏附性液体栓塞剂：适用于颈内动脉虹吸部巨大动脉瘤的治疗。

（4）带膜支架：适用于眼动脉起点近端颈内动脉动脉瘤。

2. 适应证　一般脑动脉前、后循环，尤其是后循环任何部位的动脉瘤均是血管内治疗的适应证，但对巨大动脉瘤其完全闭塞率较低。尤其适用于手术夹闭困难或夹闭失败的动脉瘤、老年患者或身体状况不能很好耐受手术者、宽颈的动脉瘤，复杂动脉瘤（如后循环动脉瘤、梭形动脉瘤和巨大动脉溜等）、夹层动脉瘤及假性动脉瘤。

3. 并发症　术中动脉瘤破裂出血；材料脱落导致远端栓塞；血管痉挛；血栓形成；动脉瘤闭塞不全，术后动脉瘤可能再生、增大和再出血等。

（六）术中及术后处理

1. 开颅前30分钟应用抗生素、激素和抗痫药物。手术后当日注意控制血压。防止脑血管痉挛及脑梗死，可应用尼莫地平等药物，一般用药7～10天。

2. 手术后均应复查脑血管造影，确定动脉瘤夹闭情况。

3. 出院医嘱　一般出院休息3个月后门诊复查。手术前有癫痫发作的患者，术后服用抗癫痫药，监测血药浓度来指导用药。无癫痫发作6～12个月后，可逐渐减（停）药。

（七）SAH的治疗

1. 一般性治疗

（1）卧床休息：床头抬高15°，减少外界刺激，限制探视，禁止噪音。

（2）神志和生命体征（包括心律）监测。

（3）24小时尿量监测：留置尿管的指征包括： Hunt-hess分级Ⅲ级和Ⅲ级以上除外情况好的Ⅲ级患者；可能有脑性耗盐（cerebral salt wasting syndrome，CSW）或抗利尿激素分泌不当（syndrome of inappropriate antidiuretic hormone secretion，SIADE）患者；血流动力学不稳定患者。

（4）昏迷或呼吸道不通畅的患者（如哮喘）应进行气管内插管或气管切开；同时监测血气分析，必要时给予呼吸机辅助通气。

（5）饮食：如果准备早期手术应禁食水；如果不考虑早期手术，对于清醒患者建议清淡饮食，而伴有意识障碍者早期可禁食，后期给予静脉营养或鼻饲饮食。

（6）预防深静脉血栓和肺梗死：可给予弹力袜等。

（7）补液。

（8）吸氧。

（9）血压和容量控制：应进行动脉压监测，必须避免血压过高以减少再出血的危险。但低血压会加重缺血，也应该避免。理想的血压控制水平仍存在争议。必须考虑到患者的基础血压水平，袖带测量收缩压120~15mmHg可作为临床的一个指导标准。应用血管扩张剂降低血压时，理论上可以增加未夹闭动脉瘤破裂的危险。对于不安全（未夹闭）的动脉瘤，轻度扩容和血液稀释，以及略微升高血压有助于防止或减少血管痉挛及脑性耗盐。对于夹闭的动脉瘤，可应用积极的扩容和提高血流动力的治疗（"3H"治疗）。

第二节　脑动静脉畸形

脑动静脉畸形（arteriovenous malformation，AVM）是脑血管畸形中的一个主要类型，其产生是由于胚胎期脑原始动脉及静脉并行，紧密相连，中间隔以两层血管内皮细胞。如两者之间发生瘘道，血液就直接从动脉流入静脉，形成血流短路，而引起脑血流动力学改变。显微镜下畸形组织呈一大堆较成熟的大小不等的血管结构，其间夹杂有硬化的脑组织。

一、诊断标准

（一）临床表现

1. 头痛　多数患者主要症状为长期头痛，常为偏头痛样，但部位并不固定而且与病变的定位无关。当畸形出血时，头痛加刚，且伴有呕吐。

2. 癫痫　约1/3以上的患者以癫痫发作起病，多呈局限性抽搐。

3. 出血　可为蛛网膜下腔出血、脑内血肿、脑室内出血和硬脑膜下出血。常因体力活动、情绪激动等因素诱发，亦可无任何原因。表现为突发剧烈头痛、呕吐、意识障碍和脑膜刺激征

4. 局限性神经功能障碍及智力减退　由于脑窃血现象，病变远端和邻近脑组织缺血，久之对侧肢体可出现进行性肌力减弱，并发生萎缩。在儿童期发病，病变大而累及脑组织广泛者可导致智力减退。

5. 颅内杂音　当畸形体积大、部位表浅时可听到。

6. 临床分级　一般用Spetzler分级法分成1~5级，不能治疗的病变归类为6级。

（二）辅助检查

1. 脑血管造影是本病确诊的主要手段。可以发现畸形血管团、扩张的供应动脉、扩张的引流静脉、可伴有动静脉、可伴有动脉瘤与静脉瘤等。

2. 头部CT、MRI及MRA检查对了解有无出血、病变定位及病变与周围脑组织的关系有很大帮助。

3. 脑电图检查可表现为局限性慢波、棘－慢综合波等。

二、治疗原则

（一）手术切除

根治性治疗方法，大多数的AVM需手术治疗。对于中、小型AVM，显微手术治疗的风险较小，所以是首选的治疗方法。对于大型和巨大型AVM，多主张采用血管内栓塞再手术的联合治疗方案

（二）血管内治疗

其治愈率日渐提高，对于大型与巨大型AVM常先采用血管内栓塞，使其血流变慢，体积变小后再手术，或立体定向放射治疗。在病变未完全消除或闭塞前，患者有再出血的危险。

（三）立体定向放射治疗（γ刀，X刀）

适用于小的病灶（小于或等于2.5～3cm）及深部AVM，或手术与栓塞后对残余的AVM进行治疗。一般放射性治疗需要2年后起效。在病变未完全消除或闭塞前，患者有再出血的危险。

（四）联合治疗

即上述3种方法中任意2种方法或3种方法联合应用，适用于大或巨大深部的AVM。

（五）手术适应证

1. 单侧大脑半球血管畸形。
2. 反复出血的血管畸形。
3. 有顽固性癫痫或顽固性头痛。
4. 颅后窝血管畸形。
5. 栓塞后未完全闭塞的血管畸形。
6. 局限性神经功能障碍进行性发展。

（六）手术前处理

1. 一般处理　避免过度用力及情绪激动，保持大便通畅。
2. 控制癫痫。
3. 预防动静脉畸形破裂出血。
4. 向患者和家属交代病情及可能出现的危险，交代目前该种疾病适合的治疗方法、手术治疗的危险、手术中可能出现的情况、手术后可能出现的并发症和后遗症，以及对患者生活工作的影响。

5. 栓塞后未完全闭塞的血管畸形。

6. 局限性神经功能障碍进行性发展。

7. 无明显手术禁忌证者。

（七）手术后处理

1. 对于巨大脑血管畸形手术后注意控制血压，防止正常灌注压突破（normal perfusion pressure breakthrough，NPPB）的发生。

2. 手术后5～7天应复查脑血管造影，了解畸形血管治疗结果。

3. 出院医：休息3个月后门诊复查，必要时随时就诊。

4. 抗痫药物

（1）手术前无癫痫发作的患者，术后仍建议预防性服用抗痫药3～6个月，然后建议逐渐减量至停药。

（2）手术前有癫痫发作的或手术后出现癫痫发作的患者，至少术后用药6～12个月，如无癫痫发作再逐渐减量至停药，必要时监测血药浓度来指导用药。

第三节　巨大动静脉畸形

动静脉畸形血管团尺寸大于等于6cm的动静脉畸形属于巨大动静脉畸形（giant AVM）。巨大动静脉畸形血管丰富、血流量高，传统外科手术切除难度大，治疗术后并发症多。

手术切除巨大动静脉畸形仍有不可替代的作用，是终结出血风险、治愈巨大动静脉畸形的确切和有效方法。近年多数作者推荐手术切除、栓塞和放射治疗联合治疗巨大动静脉畸形，被认为可以降低治疗的并发症及死亡率。

巨大动静脉畸形自然病史尚不完全清楚。巨大动静脉琦形以癫痫和头痛为首发症状者常见，出血率相对较低。

巨大动静脉畸形的灌注压较低、引流静脉多，因而不易发生出血。

一、诊断标准

1. 数字减影血管造影（DSA）　双侧颈动脉和椎动脉4支脑血管造影仍是明确内动脉和静脉血管解剖金标准，可以描述动、静脉畸形供血动脉和引流静脉形态学特征，以及是否合并动脉瘤。术前脑血管造影后栓塞供血动脉，为手术切除做准备。

颈外动脉或椎动脉硬脑膜分支供血的动静脉畸形需要行双侧颈外动脉造影。

2. 三维CT脑血管造影（3D-CTA）　可与DSA相互补充，显示供血动脉数目、直径、走行方向，以及畸形血管团部位、尺寸、形态和引流静脉数量。

3. 头部共振（MRD）和磁共振血管造影（MRA）　MRI无创并能多层面成像，昆示畸形血管和脑解剖学细节，测量病灶的尺寸。功能磁共振（fMRI）定位脑动静脉畸形毗邻功能区。

MRA显示病变血管结构，静脉引流形态，但不能描述血管闭内伴发动脉瘤等局部细节。

二、治疗原则

（一）手术前评价

1. 患者严重头痛、难治性癫痫或神经功能障碍都是手术治疗适应证。

2. 病变紧凑、边界清楚、且未累及重要功能区。

3. 脑血管造影显示畸形血管团"紧"，其中脑组织少，手术损伤脑组织少，反之如果畸形血管团"松散"，病灶中脑组织多手术造成损伤大。

4. 病变累及范围极广，尤其丘脑、基底节、脑干等部位，术后造成重度残疾甚至死亡，此类病变一般不推荐直接行手术治疗。

5. 除非患者出现危及生命的颅内血肿，动静脉畸形应择期手术。未经脑血管造影急诊手术，应仅限于清除脑内血肿，待二期手术切除畸形血管。

（二）手术治疗

1. 手术设备

（1）神经导航：手术前定位畸形血管团、主要供血动脉和引流静脉。剪开硬脑膜后确定畸形血管在脑皮层投影。功能磁共振导航可标明肢体运动和语言等重要脑功能区，降低手术造成神经功能损伤。

（2）手术中超声波监测辅助导航，确定畸形血管团、判断供血动脉并证实是否全切畸形血管团。

（3）自体血回收机：自体输血机是手术切除巨大动、静脉畸形不可缺少的设备。积极收集切除动静脉畸形时术野患者血液，经过自体输血机回吸收处理后，将红细胞重新给患者输回，可以减少输入异体血。

（4）电生理监测：皮层诱发电和脑十诱发电监测有利于手术切除畸形血管时保护脑皮层神经功能。

患者有癫痫史，手术中应用皮层脑电图监测确定痫灶位置，切除畸形血管后皮层痫灶烧灼处理。

（5）微型动脉瘤夹：巨大动静脉畸形的供血动脉和引流静脉多，由于血管内压力高，采用双极电凝很难阻断供血，应用微型动脉瘤夹夹闭细小动脉或静脉。

2. 麻醉　全麻。密切监控血压、凝血功能和颅内压变化，需要以下设备。

（1）放置各种监测管道和仪器。

（2）开放2条外周静脉，保证输液通畅。

（3）放置中心静脉导管，监测CVP。

（4）动脉置管监测血压和取血化验。

（5）留置尿管监测尿量。

（6）必要时放置漂浮导管监测PCWP和心排血量，也可采用无创法测定心排血量。

（7）监测鼻咽温度。

（8）监测凝血功能。

（9）肾上腺皮质激素能提高患者应激能力，减轻脑水肿，手术中给予地塞米松40mg静脉滴注。

3. 输血

（1）控制性降低血压平均动脉压降低7.3～8kPa（55～60mmHg），血管内张力降低可减少出血，术野清晰利于手术操作。

（2）补充新鲜冷冻血浆和血小板。回收浓缩红细胞和新鲜冷冻血浆的比例要达到2∶1。血小板低于50×10^9／L时应输血小板。手术止血时给予新鲜冷冻血浆和血小板。

（3）合理应用促凝血药物。纤维蛋白原可以直接补充促进凝血功能，在手术切除畸形血管团后使用。

（4）自体血回收将手术中和手术后创面流的血液回收、滤过、清洗、浓缩等处理，然后将浓缩的红细胞回输给患者。失血量达1000ml可以进行血液回收。

下列情况禁忌术野血液回收：血液流出血管外超过6小时；流出的血被细菌或消毒液污染；大量溶血。

术毕要给予呋塞米20～40mg脱水。术后3天内至少每天检查2次血常规和血分析，必要时复查凝血功能，及时治疗异常情况。

4. 手术方法　栓塞是手术切除巨大动静脉畸形辅助手段，手术切除畸形血管前栓塞部分畸形血管，或闭塞手术不易达到深部血管，从而减少动静脉畸形内部血流，巨大高流量动静脉琦形部分栓塞后可预防手术中发生正常灌注压突破。

（1）体位：头位抬高15°有利于脑血液回流。

（2）切口设计：骨瓣一定要覆盖巨大动静脉畸形。头皮切口局部含1／200000肾上腺素的盐水或局麻药浸润，患有高血压、心律失常或对肾上腺素禁忌者不用。

（3）神经导航或超声波引导下切除畸形血管团。采用术中栓塞、夹闭主要供血动脉，沿畸形血管团周固分离，最后结扎引流静脉。

（4）术前痫患者行术中皮层脑电监测（electrocorticography monitoring，EcoA），根据提示切除或电灼异常病灶。

5. 手术后治疗

（1）患者送入神经监护病房（neurological intensive care unit，NICU），保持患者头高位。必要时可给予巴比妥类药物。

（2）预防术后NPPB，保持收缩压控制于90～100 mmHg，维持1～3日。

（3）术后使用甘露醇、地塞米松、苯巴比妥。

（4）抗癫痫治疗。手术前有痫发作，手术后继续抗癫痫治疗3～6个月，无癫痫发作可逐渐减药。手术前无癫痫发作，手术后抗癫痫治疗1～3个月，逐渐停用。

（5）术后2天复查头部CT，术后2周复查脑血管造影（DSA）。

6. 手术并发症

（1）残存畸形血管，需要再次手术切除或放射治疗。

（2）手术后再出血：可能原因残存血管畸形，如血肿比较大应手术清除。

第四节　烟雾病

烟雾病病因不明，以儿童发病多见。其病理解剖基础为大脑基底异常纤细的网状新生血管网形成，表现为颈内动脉末端进行性狭窄或闭塞，以及广泛的颅内之间和颅内外之间的血管吻合为特征的脑血管病。

一、诊断标准

（一）临床表现

1. 脑缺血　一般儿童以脑缺血表现常见，严重者可出现脑梗死，个别患者伴有癫痫、感觉障碍、智力迟钝和头痛。

2. 脑出血　成人多表现为脑室内出血、蛛网膜下腔出血、卒中样发作、癫痫发作和不自主动作。

（二）辅助检查

1. 神经影像学检查

（1）全脑血管造影确诊需全脑血管造影。

（2）SPECT或ECT了解脑缺血程度。

（3）头部CT和MRI了解全脑情况。

2. 脑电图。

3. 颈内动脉超声波检查。

（三）实验室检查

血和脑脊液免疫球蛋白。

二、治疗原则

（一）非手术治疗

1. 脑室内出血

（1）患者如意识不清，及时行脑室穿刺外引流。

（2）止血（6-氨基己酸等）、脱水等对症治疗。

2. 脑梗死的治疗　主要是扩张血管和其他对症治疗。

（二）手术治疗

1. 手术适应证　脑缺血临床症状明显，可以考虑手术治疗。

2. 治疗方法　有下述方法可供选择。

（1）脑-题浅动脉贴敷术、脑-肌贴敷术，脑-硬脑膜动脉贴敷术（EDAS）、大网膜颅内移植术等。

（2）浅动脉与大脑中动脉吻合术。

（3）对于ECT检查有双额缺血的患者，可行双额钻孔，蛛网膜剥脱术。

（4）双侧颈内动脉外膜剥脱术。

3. 术后处理　贴敷术及血管吻合术的患者术后应用血管扩张药物。

（三）出院医嘱

出院后需门诊长期随诊复查。6个月及12个月后复查脑血管造影或ECT。出院后继续应用扩张血管及神经营养药物。

第五节　海绵状血管畸形

海绵状血管畸形（cavernous vascular malformation，CM）也称海绵状血管瘤，是一种边界清楚的良性血管性错构瘤。它由形状不规则、厚薄不一的窦状血管性腔道组成，占中枢神经系统血管畸形的5%～13%，尸解中占0.02%～0.13%。其多位于脑内，但不包含神经实质、大的供血动脉或大的引流静脉。大多数位于幕上，10%～23%位于颅后窝，多见于脑桥。通常直径约1～5cm。半数多发，可有出血、钙化或栓塞。偶见于脊髓。可分为两型：散发型和遗传型。后者的遗传方式是孟德尔常染色体显性方式，并有多种表现型。

一、诊断标准

（二）临床表现

1. 癫痫发作　约占60%。

2. 进行神经功能缺损　约占50%。

3. 颅内出血　约占20%，通常为脑实质内出血。此类病灶倾向于反复发作的少量出血，极少出现灾难性大出血。

4. 脑积水。

5. 无症状偶然发现。

（二）辅助检查

脑内海绵状血管畸形的诊断主要依靠头部CT和MRI检查。DSA检查通常为阴性。

1. 头部CT　可清楚地显示病变的出血和钙化。可能遗漏很多小的病灶。

2. 头部MRI　对于本病的诊断具有特异性，在T_1和T_2相上病变呈类圆形混杂信号，MRI的T_2加权相是最敏感的，可见病变周边被一低信号环完全或不完全地包绕（含铁血黄素沉积环）。若发现同样特点的多发病灶或患者存在家族史，则强烈支持该诊断。

有1个以上家庭成员有海绵状血管畸形的患者的第一级亲属，应做增强CT或MRI检查及适当的遗传咨询。

二、治疗原则

脑海绵状血管畸形的治疗方法主要分为保守治疗和手术治疗。

（一）保守治疗

对于无症状、较小的海绵状血管畸形，可采取CT和MRI随访下保守治疗，包括药物控制癫痫发作等。

（二）手术治疗

手术切除病变是根本的治疗方法，它的治疗指征仍没有统一。微创手术治疗是目前手术治疗脑海绵状血管畸形的最佳选择。对于非功能区的表浅病变，如果病灶反复出血而逐渐增大或癫痫反复发作而药物控制不满意，可采取手术治疗。位于功能区和脑深部（如脑干）的病变，若术前已有神经功能障碍，可考虑手术治疗。未出血或偶然发现的病变，应根据病变的部位和大小权衡手术治疗是否会带来新的并发症或功能缺陷，然后再决定是否手术。

（三）放射治疗（包括立体定向放射外科）

放射治疗对本病的效果仍存在争议，目前多数意见认为本病对放射治疗不敏感。

第六节　颈动脉–海绵窦瘘

颈动脉–海绵窦瘘（carotid cavernous fistula，CCF）是常见的动静脉瘘之一，可分为外伤性（tramatic carotid–cavernous fistula，TCCF）和自发性（spontaneous carotid–cavernous fistula，SCCF）两种。外科手术治疗效果不满意，血管内栓塞技术是目前的首选的治疗方法。外伤性（包括医源性）：占颅脑外伤患者的0.2％。也见于经皮三叉神经根切断术。自发性：颈内动脉与海绵窦间直接沟通的高流量分流，常由于海绵窦内颈内动脉动脉瘤的破裂。

一、诊断标准

（一）临床表现

其典型表现为单或双侧搏动性突眼、颅内杂音和球睑结膜充血水肿外翻、眼球运动障碍三联征，有时伴眼眶、眶后疼痛、视力下降、复视等，SAH少见。

（二）辅助检查

1. 头部CT　对TCCF帮助较大，可发现突眼和相关外伤表现，如颅骨（颅底）骨折、颅面部损伤、颅眶损伤、血肿、脑挫伤等；注射对比剂后可见眼静脉增粗，海绵窦增强等。

2. 头部MRI　增强后可见引流静脉走行。

3. 脑血管造影　最为主要的检查方法。可借以显示瘘和脑循环的信息，为诊断和治疗提供参考。

（1）瘘口：大小、部位、单双侧等。

（2）脑循环状况：颈内动脉破裂、侧支循环吻合、是否伴有假性动脉瘤、脑盗血等。

（3）引流静脉及其走行。

二、治疗原则

（一）一般原则

力争达到"闭塞瘘口、保留颈内动脉通畅、改变脑部循环、消除眼部症状"的最佳目的。目前国内外均选用血管内栓塞治疗，栓塞材料均首选可脱性球囊。

（二）经动脉可脱性球囊栓塞术

用球囊闭塞海绵窦腔及瘘口，80％可达到既闭塞瘘，又保留颈内动脉通畅，而将瘘治愈。仅20%需要同时闭塞颈内动脉治疗瘘。

第七节　颈动脉粥样硬化

动脉粥样硬化是颈动脉狭窄或闭塞的主要原因。作为主要的脑供血动脉，颈动脉狭窄或闭塞可引起缺血性脑卒中，严重者还可导致死亡。颈动脉狭窄到一定程度便需要手术治疗切除硬化斑块，或行支架置入，扩张狭窄的血管，恢复动脉血流。

一、诊断标准

（一）临床表现

动脉粥样硬化斑块可造成动脉管腔狭窄及脑动脉栓塞，从而引起脑缺血表现。根据脑缺血后脑损害的程度，其临床表现可分为两类，一类是由于轻度或短暂的供血不足引起暂时性神经功能缺失，但无明显脑梗死存在，临床上表现为短暂性脑缺血发作（transient ischemic attack，TIA）；另一类缺血程度较重，持续时间较长，造成脑梗死，临床上表现为可逆性缺血性功能缺失（reversible ischemic neurologic deficit，RIND）、进行性卒中（progressive stroke，PS）和完全性卒中。

1. 颈动脉系统TIA　病变对侧肢体常出现突然发作的麻木、感觉减退和感觉异常、上肢和（或）下肢无力、面肌麻痹（中枢性）或病变同侧单眼突发黑矇。如病变在优势半球常伴有语言障碍。症状在24小时内完全消失。

2. 脑梗死

（1）可逆性缺血性神经功能缺失：发病似卒中，出现神经功能障碍较轻，24小时以后逐渐恢复，一般在1~3周内功能完全恢复，脑内可有小范围的梗死灶。

（2）进行性卒中：卒中症状逐渐发展，常于6小时至数日内达高峰，脑内有梗死灶存在，脑血管造影常显示颈内动脉或大脑中动脉闭塞。

（3）完全性卒中：卒中症状发展迅速，在发病后数分钟至1小时内达高峰，并且稳定而持续的存在，其症状和体征随闭塞动脉的不同而异。

（二）辅助检查

颈动脉狭窄或闭塞的诊断主要依靠颈部超声波检查、CTA、MRA、高分辨率MRI和动脉数字减影血管造影（digital subtraction angiography，DSA）。后者属于创伤性检查，但仍是目前确定颈动脉狭窄的主要检查方法。通过辅助检查可以了解颈动脉狭窄的部位、程度，以及侧支循环的代偿情况。

二、治疗原则

（一）保守治疗

包括扩血管、改善脑血流和脑代谢的药物治疗等。

（二）外科手术治疗

颈动脉内膜剥脱术（carotid endarterectomy，CEA）是目前有效的治疗方法。

1. CEA的手术指征　仍未统一，公认的主要如下。

（1）颈内动脉颅外段严重狭窄：对于症状性狭窄患者（TIA或卒中），目前认为当狭窄大于50％时，CEA的疗效肯定；对于无症状患者来讲，当狭容大于60％或动脉粥样硬化斑块不稳定时建议手术治疗。

（2）狭窄部位在下颌角以下，手术可及。

（3）完全闭塞24小时以内，也可考虑手术；闭塞超过24～48小时，已发生脑软化者，不宜手术。

2. CEA麻醉　可分为全身麻醉和局部麻醉两种。

（1）全身麻醉其优点包括：全程气道控制和动脉二氧化碳浓度控制；巴比妥类药物提供脑保护。

术中调控血压，其缺点包括术中脑灌注监测：包括TCD、近红外分光镜、脑电图和体感诱发电位等技术的敏感性和特异性均较差，以致缺乏准确的参数来决定分流技术的实施与否。异氟烷潜在的"偷盗"现象；脑保护所需要的高浓度异氟烷及术后恶心、呕吐等。心血管系统的反应也较常见，例如麻醉诱导的交感反应、气管插管、手术切口及拔管等均可导致冠脉循环和脑循环的损害。

（2）局部麻醉优点包括：术中脑灌注监测敏感性高；分流使用率减少；心血管系统并发症减少；ICU和住院天数减少；费用少；对于COPD患者可避免插管；避免盲目升高血压对心脏的有害作用等。

（3）其缺点包括：各种局麻技术的并发症；急诊术中气道控制差；心肌缺血的发生率高；术中对患者与医师间的相互合作及交流能力要求较高。

（三）颈动脉扩张支架成形术

近年，颈动脉支架成形术（carotid angioplasty and stent，CAS）的临床应用日渐增多，其创伤小且疗效肯定，可达到手术不能到达的部位，如颈内动脉颅底段及虹吸部，其技术已越来越成熟，除支架的种类增多和新的支架不断问世外，还研制成了防止颈动脉斑块脱落而导致脑栓塞的保护伞。但大规模的前瞻性研究正在进行中，远期疗效有待进一步研究。

第七章 肿瘤内科治疗

第一节 恶性肿瘤姑息治疗

一、关于姑息医学和姑息治疗

患者包括肿瘤患者需要的是生物、社会、心理、人文的整体关怀，它包括医学和非医学两大部分内容。早在20世纪80年代，英国专家对姑息医学就给出了定义：姑息医学是对生存期有限的患者的管理和研究，其关怀的焦点是生命质量（或生活质量）。

WHO对姑息治疗的定义是：针对那些伴有致命性疾病的患者及其家属，全面提高他们的生活质量，通过早期认识，准确地评估以及对疾病及其躯体、社会、心理及精神等各种问题的治疗来达到预防和缓解这些痛苦的目的。

姑息治疗是以患者为核心的一种治疗，而不是以疾病为中心。做好姑息治疗，不仅是针对疾病本身（如恶性肿瘤），同时更注重使患者感到痛苦的症状得到控制，改善患者的生活质量，并给患者以心理支持，关心他们的生命尊严。可见，姑息治疗不是试图延缓患者的死亡，也不会刻意加速死亡的过程。

姑息治疗涉及多个学科的内容，因此并不是一个肿瘤内科能够完成所有的姑息治疗的工作（中国的现状是主要由肿瘤内科医师完成姑息治疗工作，放疗科、疼痛科可能会接收一部分需要专科治疗的患者），除肿瘤内科医师，还需要其他内科专科医师协助，护士、心理医学科专科人员、疼痛科、放疗科、营养师等的工作都是不可缺少的。

从NCCN姑息治疗指南中可以看出，患者的家属也是我们关心的对象，在我国这方面的工作做得很有限，这也是将来我们工作需要弥补的一方面内容。

二、姑息治疗的内容和意义

1. 姑息治疗的内容　姑息治疗与肿瘤的治疗是密不可分的，是整个医疗行为整体的一部分，只是它更侧重于从一个整体去关怀一个人，而不仅仅是只看到了"肺癌""脑转移癌"这些"病"。症状处理是姑息治疗的重要内容，疼痛、厌食、恶病质、便秘、肠梗阻、呼吸困难、咳嗽、呃逆、尿频、皮肤瘙痒、谵妄、焦虑、抑郁等症状的处理是内科医师工作的重点，同时还需要对患者心灵的关怀，对家属的关心。

2. 实施姑息治疗的意义　为患者缓解疼痛和其他痛苦症状，如憋气、咳嗽、腹胀、抑郁等，改善患者生活质量；维护患者的生命尊严；从身、心两个方面整体的关怀患者；不延缓死亡，也不加速死亡。

三、NCCN姑息治疗指南

NCCN是美国针对恶性肿瘤治疗发布指南的一个非营利性的、非政府性的机构，其中有针对姑息治疗的指南。在这一指南中明确指出：医疗机构应该确保所有患者在首次就诊的时候就能够接触到姑息治疗。对所有肿瘤患者在初次就诊的时候就应该开始筛查评估他们对姑息治疗的需求，并按照一定的间隔期或者根据临床需要不断进行评估。应告知患者及其家属：姑息治疗是整个肿瘤治疗的不可分割的一部分。应对医务工作者或受培训人员进行姑息治疗方面的知识传播，从而使他们能够掌握有效进行姑息治疗的技巧、方法和态度。在患者或者家属需要姑息治疗服务或者会诊的时候能够有有经验的姑息治疗专家或者多学科治疗团队。在进行临床结局评估的时候，应该包括对姑息治疗部分的评估。机构质控应该对姑息治疗的质量进行监控管理。

该指南对临床常见症状，如疼痛、恶心、呕吐、肠梗阻、谵妄、抑郁、厌食、恶病质等都给出了具体的治疗路径，针对主要内容会在下面给予具体阐述。

第二节　癌　痛

一、疼痛与癌痛

疼痛是组织损伤或潜在组织损伤所引起的一种不愉快的感觉和情绪感受。疼痛是主观的，由此可以理解：疼痛的判断是要依靠患者本人的，任何其他的人（家属或者医生）都不能代替患者判断。

疼痛按照病程长短可以分为急性疼痛和慢性疼痛，急性疼痛只作为一种症状，而慢性疼痛就已经上升到"疾病"的范畴了。慢性疼痛又根据疼痛是否是由癌症引起的分为癌性疼痛（癌痛）和非癌性疼痛。癌性疼痛在处理用药时与非癌性疼痛是有区别的。

二、癌痛评估

控制癌痛要从认识癌痛开始。认识癌痛也就是癌痛评估，要从癌痛的程度、病因、性质几个方面着手。

1. 评估癌痛的程度　因为癌痛是主观的，因此没有仪器可以测量癌痛。目前评估癌痛常用的方法有"文字描述法""脸谱法"和"数字评估法"。数字评估法将疼痛量化，更有利于临床记录和应用。设定一个从0~10分的尺，0分是无痛，10分是患者能够想象的最大疼痛，问询患者目前的疼痛分值。

1~3分为轻度疼痛。

4~6分为中度疼痛。

7~10分为重度疼痛。

了解疼痛的评分是选择止痛药物和调整止痛药物用量、评判止痛效果非常必要的手段。

2. 评估疼痛的病因　对疼痛患者，我们必须回答的一个问题是"什么原因引起的疼痛?"。单单说"肿瘤引起的疼痛"还不够确切。例如一个腰背痛的患者，我们要分析是腰椎转移、腰大肌占位还是腹膜后神经丛受刺激引起疼痛。寻找病因并针对病因进行治疗是治疗疼痛的最有效方法：腹膜后淋巴结压迫神经用阿片类药物治疗效果欠佳，可以考虑介入止痛治疗；腰椎骨转移引起的疼痛要考虑放疗，用药时要联合非甾体抗炎药。

3. 评估疼痛的性质　在评估疼痛病因的时候，我们要关注疼痛的性质，是内脏痛、软组织疼痛、肌肉痉挛痛、神经病理性疼痛还是几个原因综合所致的疼痛，针对不同性质的疼痛用药是不同的。

三、癌痛治疗的主要手段

癌痛是一个复杂的疾病，需要多学科综合治疗来解决问题。控制癌痛，要从病因治疗和对症治疗两个大方面努力。病因方面包括手术、放疗、化疗或者其他如抗感染等，对症治疗方面则包括止痛药物治疗、非药物治疗和介入止痛治疗。

需要认识到的是：癌痛控制绝不仅仅是"止痛药物"这一种手段，止痛药物效果不好往往要求我们在病因治疗和其他的止痛治疗手段上多考虑出路，而不是药物无效就没有办法了。

四、癌痛治疗常用药物介绍

目前临床常见的止痛药物分为三大类：一是非阿片类，是以NSAIDs为主的一类抗炎镇痛药；二是以可待因为代表的弱阿片类；三是以吗啡为代表的强阿片类。

五、WHO癌痛三阶梯止痛治疗原则

1986年，WHO提出了癌痛三阶梯止痛治疗的原则，这是一个指导药物治疗的重要原则。其主要有以下五个内容：口服给药、按时给药、按阶梯给药、用药个体化、注意具体细节。

1. 口服给药　口服给药是为了使患者有最好的依从性。只要能够口服的应尽量口服，不能口服的患者（肠道梗阻，不能吞咽或者口服药物不良反应不能耐受者）则考虑其他的无创给药方式，如贴皮、置肛等。

2. 按时给药　为了保证稳定的血药浓度以最好地持续控制疼痛，一定要按时给药，而不是疼痛时再给药（按需给药），只有这样才能保证疼痛稳定持续地控制。

3. 按阶梯给药　根据疼痛强度选择止痛药物。如轻度、中度、重度疼痛分别选择

一、二、三阶梯药物。但这种选择并非固定的，阶梯是人为划分的，目前建议轻度疼痛可以选择一或二阶梯药物，中度以上疼痛都可以选择强阿片类药物治疗。

4. 用药个体化　用药时要根据患者年龄、脏器功能的耐受情况、疗效和不良反应的情况进行选择。

5. 注意具体细节　一些患者可以考虑片剂置肛或者阴道给药。对少部分患者可能需要每日3次给药。不良反应在一周内较重，一周后一般能够逐渐产生耐受，便秘是不会产生耐受的。

六、强阿片类药物的用法

（一）强阿片类药物的初始用量

最好先用短效吗啡控制疼痛，然后再转换为控缓释强阿片类药物。对尚未控制的重度疼痛，不建议立即采用贴剂。贴剂更适合于疼痛稳定控制的患者。初始用量要根据疼痛强度进行确定：

1. 中度疼痛

（1）吗啡即释片5～10mg，口服，每4小时1次。

（2）吗啡缓释片10mg，口服，每12小时1次。

（3）羟考酮缓释片5mg，口服，每12小时1次。

（4）芬太尼透皮贴剂12.5μg贴皮，每72小时1次。

2. 重度疼痛

（1）吗啡即释片10～30mg，口服，每4小时1次。

（2）吗啡缓释片30mg，口服，每12小时1次。

（3）羟考酮缓释片10mg口服，每12小时1次。

（4）芬太尼透皮贴剂25μg贴皮，每72小时1次。

（二）如何增量

用药后残余疼痛的强度决定了加量的幅度，残余疼痛越重，加量幅度越大。

（三）如何减量

吗啡30～60mg/d，一般不需减量，可直接停药；长期大剂量，突然停药可能出现戒断综合征；最初两天内减量25%～50%，之后每两天减量25%，直至日用量减至30～60mg时停药；疼痛>4分或出现戒断症状，应暂缓减量。

七、强阿片类药物的不良反应

任何药物都有不良反应，正确预处理和对症处理，强阿片药物是安全、易于使用的。强阿片类药物的常见不良反应是胃肠道反应：便秘、恶心、呕吐。还有嗜睡、镇静过度、呼吸抑制、尿潴留、瘙痒、精神错乱等。

不良反应处理不当直接影响药物的耐受性。大部分不良反应都会逐渐产生耐受性

（便秘除外）。

（一）胃肠道反应的预处理

1. 恶心、呕吐　发生率可达30％以上。因此在首次使用强阿片类药物时，同时给予甲氧氯普胺10mg Tid口服来预防。

2. 便秘　发生率高达80％。凡使用强阿片类药物都要关注大便情况，建议同时给予麻仁或者芦荟制剂等作用较为柔和的中药长期口服对抗便秘。

（二）呼吸抑制

呼吸抑制并不是突然出现的。对使用强阿片类药物的患者要密切关注患者的呼吸次数，尤其对于用药后嗜睡的患者。如果患者呼吸次数<8次／分则应该给予积极的解救。

（三）呼吸抑制的解救方法

纳洛酮0.4mg+NS 20ml缓慢静推，过程中如果呼吸次数恢复到12次／分以上则暂停推注，但由于吗啡的半衰期长于纳洛酮，因此初次治疗成功后要继续注意呼吸次数，有可能再次出现呼吸变慢的情况，如果再次变慢则再次给予纳洛酮推注。必要时可以将纳洛酮5支加入生理盐水500ml中缓慢静滴。

八、癌痛辅助用药简介

根据疼痛性质的不同，很多时候需要联合辅助用药才能更加有效地控制疼痛。

例如，对神经病理性疼痛，则单纯强阿片类药物效果欠佳，加用抗惊厥药、抗抑郁药物可能会得到更好的止痛效果。再如，骨转移的疼痛治疗时加用一阶段药物能够与强阿片类药物发生协同作用，从而减少强阿片类药物用量。常用的辅助用药包括非甾体镇痛药物、皮质类固醇、抗惊厥药物、抗抑郁药物、苯二氮卓类药物等。

九、爆发痛的处理

在规律使用止痛药物并使疼痛得到控制后再次疼痛的突然出现或者加重称为爆发痛。如果24小时内爆发痛次数超过3次，则说明全天规律止痛治疗方案需要调整，而非一味地临时用药处理爆发痛。

十、吗啡成瘾性

"吗啡成瘾"是患者、患者家属、医生们都担心的一个问题，也常常因此影响了止痛药物的规范使用。

强阿片类药物确实能够产生依赖性。这种依赖性分为躯体依赖性和精神依赖性，躯体依赖性是在患者突然减量或者停药后出现的身体不适，如流涎、出汗、困倦等，称"戒断症状"；而精神依赖性才是我们所担心的成瘾，它是指患者对毒品产生强烈渴求，追求"欣快"效应，出现觅药行为和频繁使用毒品。

十一、哌替啶（杜冷丁）不能用于癌痛控制

哌替啶已经不再用于癌症镇痛。原因有二：

1. 哌替啶的代谢产物在体内蓄积，会导致神经系统毒性，产生抽搐、癫痫大发作等；

2. 哌替啶肌注产生高血药浓度，从而导致其成瘾。使用哌替啶治疗癌痛是错误的。

第三节 乏 力

一、临床概述

美国NCCN针对肿瘤相关乏力有专门的指南。其中对乏力的定义，肿瘤相关乏力在成人和儿童治疗的标准，肿瘤相关乏力的筛查，初始评估，积极治疗阶段的干预措施，治疗后的干预措施以及生命终末期的干预措施分别给予了详尽的介绍。

二、定义和临床表现

乏力（fatigue，也称疲乏）是一个在肿瘤患者中非常常见的症状。乏力是指一种持续存在的、主观的身体、精神、认知方面的疲劳或衰竭的感觉，它可能与肿瘤或肿瘤的治疗有关，但其严重程度与目前的体力活动强度不成比例，而且其存在影响了患者的正常功能。

三、乏力的评估

首先采用数字评估的方法对患者的乏力程度进行评估。

不同年龄段的患者采用的测量尺有所不同，12岁以上患者采用0～10刻度尺，7～12岁采用1～5刻度尺，5～6岁则是用"累"或者"不累"来描述。采用数字量化乏力程度之后，不同年龄段的患者又根据其严重程度进行进一步处理。

对中度及以上乏力的患者要进行全面的评估：肿瘤病史、系统回顾、乏力的具体细节（发生时间、持续时间、变化规律、缓解因素等）、社会／家庭支持情况、对可治疗的因素的评估：①药物不良反应。②疼痛。③心理疾病：焦虑／抑郁。④贫血。⑤睡眠障碍。⑥营养问题。⑦并发症：心脏、内分泌、消化道的并发症，感染，神经系统疾病，呼吸功能不全，肾功能不全等。

四、乏力的治疗

在完善评估的基础上，根据患者目前所处阶段给予干预。

1. 判断患者身处哪个阶段

（1）肿瘤积极治疗阶段。

（2）治疗后随访阶段。

（3）生命终末阶段。

2. 依次给予以下三种处理。首先，针对乏力的一般性策略；其次，非药物治疗；最后，再考虑药物治疗。

3. 关于运动　对缺乏运动和健康恶化者，进行可耐受的活动，亦可进行理疗或职业的锻炼。在我国，绝大部分患者还是认为"累了就要休息"，因此需要针对"患者适当运动能够减轻乏力症状"这一理念进行宣教。

4. 药物治疗　醋酸甲地孕酮160mg Bid-Tid或地塞米松4~8mg Bid；精神刺激剂：哌醋甲脂、哌甲酯；应用药物治疗时注意上述药物不良反应。

第四节　厌食和恶病质

一、临床概述

厌食、恶病质综合征在晚期肿瘤患者是非常常见的。厌食和恶病质的患者主要表现为体质量下降、厌食、虚弱、乏力、水肿、压疮等，同时存在躯体和心理的一种无能、无力、失落、恐惧和孤独，而后一部分心理精神方面的感受被绝大多数医生所忽视，或者说即便是有所感觉也不考虑干预，理由是我们不是心理科医师，我们不会处理。

二、厌食和恶病质产生原因

肿瘤本身；癌症伴发症状；继发于放化疗；抑郁及（或）焦虑。

三、针对厌食／恶病质进行营养支持的原则

1. 对预期生存在数月或者数年的患者，需要对早饱和影响进食的症状进行干预，使用刺激食欲的药物（例如醋酸甲地孕酮、醋酸甲羟孕酮或者糖皮质激素），进行内分泌方面异常情况的评估。如果疾病或者治疗影响进食，可以考虑营养支持方面的会诊或者参加营养支持方面的临床研究。

2. 对接受肿瘤终末期姑息性治疗或临终患者，营养支持的力度和目标就发生了变化。患者家属应该清楚患者的现状并找到照料正在死亡的患者的最佳方法。主要以治疗患者不适症状，治疗抑郁为主。

四、治疗方法

1. 药物治疗　醋酸甲地孕酮：促进食欲，增加体质量。沙利度胺（反应停）：促

进食欲，改善睡眠。

2. 非药物治疗　精心护理，不常规称体重；帮助患者生活独立；少量多餐；防止孤独。

五、对患者及家属教育

这一点尤为重要，这方面工作做好了，家属和患者都会减少很多身体和心理的痛苦。让患者及家属了解病情的严重性。临终患者不饥饿和口渴是正常过程。营养支持不能被患者吸收，可能造成液体负荷太重，导管感染。不采用静脉或非肠道营养符合伦理原则。口干可局部处理。

第五节　恶心、呕吐

大约50％的晚期肿瘤患者会出现恶心、呕吐。

一、病因不同，处理不同

化疗／放疗所致：根据化疗药物致吐性的强度选择糖皮质激素，5-HT$_3$受体拮抗剂、甲氧氯普安、劳拉西泮、H$_2$受体阻断剂、质子泵抑制剂等进行处理。

（1）严重便秘／粪便嵌塞：通便治疗。

（2）胃瘫：甲氧氯普胺10～20mg，每6小时1次。

（3）肠梗阻：治疗肠梗阻。

（4）中枢神经受累：糖皮质激素／姑息性放疗。

（5）胃出口梗阻：如无禁忌，使用糖皮质激素、质子泵抑制剂、甲氧氯普胺，可以考虑支架。

（6）代谢异常：纠正高钙血症，治疗脱水。

（7）药物引起：停药，监测血药浓度，如果是吗啡引起的要考虑减少药物剂量或者进行阿片轮替（用阿片类药物前要给予防止呕吐的预处理，一般这种恶心、呕吐在一周左右会因产生耐受而逐渐减轻或消失）。

（8）心因性：考虑心理咨询。

（9）焦虑：心理科会诊治疗。

（10）原因未明的恶心、呕吐：采用多巴胺受体拮抗剂治疗（氟哌啶醇、甲氧氯普安等）；如考虑跟焦虑有关，可加用劳拉西泮；如果不能口服，可以考虑塞肛、皮下、静脉等途径给予止吐治疗。

二、常用止吐药物分类：

1. 动力型止吐药　甲氧氯普胺。

2. 化学感受器相关的止吐药。用于化学原因（如药物，高钙血症等）引起的呕吐。

（1）氟哌啶醇：1.5～3.0mg立即口服。

（2）甲氧氯普胺。

（3）东莨菪碱：用于伴有肠绞痛或需要减少肠道分泌的患者。

3. 作用于呕吐中枢的止吐药　赛克利嗪50mg口服。

4. 广谱止吐药　左美丙嗪6.25～12.5mg口服，若过度敏感，可以用奥氮平替代，1.25～2.50mg。

5. 其他药物　对常用止吐药物无反应的患者，可以考虑以下药物处理：

（1）地塞米松，8～16mg口服，1天1次，7天后酌情减量；

（2）5-HT_3受体拮抗剂；

（3）生长激素释放抑制因子类似物：

（4）奥曲肽100μg皮下st。

第六节　便　秘

便秘在晚期肿瘤患者非常常见。纤维素摄入减少，缺乏运动和药物等都是引起便秘的原因。处理便秘，应按照以下步骤：预防，治疗，再评估。

一、预防

预防性用药：刺激性泻药+粪便软化剂或增加现用泻药剂量+粪便软化剂。

（1）增加液体摄入。

（2）如果患者已经有足够液体摄入和运动，则增加膳食纤维摄入。

（3）如果可能，做运动。

二、治疗

（1）评估便秘的原因和严重程度。

（2）排除粪便嵌塞，尤其是腹泻伴便秘。

（3）排除梗阻（体格检查，腹部X射线片）。

（4）治疗其他引起便秘的原因：高钙血症、低钾血症、甲状腺功能减低、糖尿病、各种用药。

（5）加用比沙可啶，目标是每1~2天有不费力的大便至少一次。

（6）如果大便已经嵌塞，给予甘油灌肠剂+液状石蜡。

（7）如便秘持续，要再次评估便秘原因，检查有无嵌顿或梗阻的情况，考虑加用其他的通便药物：乳果糖30~60ml一天2次~一天3次，山梨醇30ml，每2小时1次，氢氧化镁或柠檬酸镁。对吗啡引起的便秘可以考虑纳洛酮0.15mg／kg皮下注射，隔天，最高频率不超过每日一次。

（8）考虑加用动力药物，如甲氧氯普胺10~20mg，一天4次。

三、再评估

处理后要评价疗效，对疗效不满意的可能需要进一步分析便秘的原因，或者改用其他类型的通便药物。必要时请专科会诊。

第七节 谵 妄

一、临床概述

谵妄，也称急性精神错乱状态，是精神恍惚的结果，会导致患者出现理解障碍和迷惑状态。谵妄是一种可逆性的精神障碍状态。最常见的病因是感染和药物。50%的晚期肿瘤患者会出现谵妄。

二、临床表现

谵妄的核心临床表现：注意力不集中、近记忆力受损、定向力障碍、误解、偏执狂样妄想、幻觉、杂乱无章的无条理的演讲、激越性躁动不安、吵闹／攻击性行为。

1. 谵妄的病因 多种原因都会引发谵妄：

（1）环境过冷、过热的刺激。

（2）全身衰竭；疲劳。

（3）焦虑，抑郁。

（4）疼痛。

（5）便秘。

（6）尿潴留。

（7）脱水。

（8）脑肿瘤。

（9）高钙血症，低钠血症。

（10）药物：阿片类，糖皮质激素，抗毒蕈碱类药物，化疗药物：顺铂、5-Fu、异环磷酰胺、氨甲蝶呤等，干扰素。

2. 如何面对谵妄患者　对非精神科医师来说，最重要的是识别谵妄的存在。接触患者的医生，应该熟悉谵妄的核心症状和常见原因，在患者出现情况时可以第一时间识别并对引起谵妄的原因进行及时的评估和分析，从而争取及早治疗。当临床医师疑诊患者出现谵妄时，应该请神经内科或者心理医学科会诊处理。

三、治疗原则

很多时候谵妄的出现会使临床医师认为"患者疯了!""他是不是有精神病?"，处理上由于患者躁动，会容易首先使用苯二氮卓类（如安定）。实际上，苯二氮卓类由于能够加重谵妄而不应该单独应用。常用药物是氟哌啶醇。

（一）预计生存在数周以上的患者

1. 严重（有激越）的谵妄　药物治疗：氟哌啶醇0.5～10.0mg静推Q1～4h pm最常用。其他常用药物：奥氮平2.5～7.5mg Qd肌注q2～4h pm，最大剂量每天30mg；Chlorpromazine 25～100mg肌注或静推q4h prn；如果激越症状对上述高剂量药物无效，考虑加用劳拉西泮0.5～2.0mg静推Q4h。无论选择哪种药物，都应该通过剂量调整达到最佳治疗效果。

2. 轻中度谵妄　氟哌啶醇0.5～2.0mg PO Bid～Tid；或其他药物：利哌立酮0.5～1.0mg PO Bid；奥氮平5～20mg PO Qd；喹硫平25～200mg PO Bid。调整药物剂量达最佳疗效，家庭关爱极其重要。

（二）预计生存在数周以内的患者

1. 对有可逆性原因的，处理原因并给予对症治疗。

2. 疾病进展者。

（1）判断有没有因为疼痛加重而加大吗啡的剂量从而加重谵妄症状的情况，必要时考虑阿片轮替。

（2）以症状控制为主。

（3）家庭支持和合作是一个重要内容。

（4）谨慎调整氟哌啶醇、利哌立酮、奥氮平、喹硫平、劳拉西泮的剂量。

（5）根据肝肾功能的情况减低那些依赖于肝肾功能药物的剂量。

（6）考虑经直肠或静脉给予氟哌啶醇或给予氯丙嗪+劳拉西泮。

（7）停止不必要的药物、导管等；

（8）对患者家属及照顾者给予宣教。

第八节　抑郁症

一、临床概述

抑郁和焦虑是肿瘤患者中出现的最常见的两个心理问题。在晚期肿瘤患者中有较高的发病率。抑郁症的存在可以加重其他的症状，引起患者与社会的隔离，阻碍患者完成其本有可能完成的工作，而针对这些抑郁症进行治疗，绝大多数患者可以收到很好的效果。但抑郁往往被医护人员乃至家属忽视，被认为是"可以理解的""反应性的，过一段接受了就好了"，从而不予关注，更想不到要给予干预。

二、临床特征

1. 抑郁心境。
2. 对几乎所有事情都明显丧失兴趣或没有乐趣。
3. 明显的体重下降或者增加。
4. 失眠或者睡眠过度。
5. 精神运动性激越或迟滞。
6. 注意力受损。
7. 疲劳。
8. 无价值感。
9. 自杀意念。

三、治疗目标

1. 减轻症状。
2. 维护患者尊严，给予其希望。
3. 改善患者生活质量。

四、治疗方法

1. 非药物治疗　社会交流、精神心理支持。
2. 药物治疗。
（1）精神兴奋剂：如哌甲酯。
（2）三环类抗抑郁药：如去甲替林。
（3）再摄取抑制剂：如帕罗西汀、舍曲林。

第九节 焦 虑

焦虑是一种不愉快的情绪。

一、临床特征

持续的紧张状态，不能放松、忧虑、情绪多变的心境、注意力不集中、不能从苦恼中解脱。

二、焦虑的主要症状

失眠、烦躁、易怒，多种躯体征状：心悸、呼吸困难、口干、厌食、腹泻、乏力等，优柔不能决断、可以有惊恐发作。

三、焦虑的治疗

1. 纠正导致焦虑的可以逆转的原因　如缓解症状，纠正错误观念，利用技巧分担忧虑。

2. 非药物治疗　认知行为治疗、艺术治疗、音乐疗法、催眠疗法等。

3. 药物治疗　苯二氮䓬类、三环类抗抑郁药、再摄取抑制剂、抗精神病药物。

四、非心理医学科医师的职责

与抑郁相似，作为接触患者的医生应该有识别"焦虑"的初步能力。我们首先应该初步认识或者疑诊焦虑，然后请专科（心理医学科）会诊，协助采用药物或者非药物的方法对患者进行治疗。

第八章　危重症患者评估与系统功能监测

危重症患者的系统功能评估与监测是指应用评估技术与监测手段，针对危重症患者心血管系统、呼吸系统、神经系统、消化系统、泌尿系统等状况进行动态评估，以便及时有效地反映患者全身功能状态、精神心理反应与疾病严重程度，及时发现病情变化与预测转归等。

第一节　危重症患者的评估

对危重症患者的护理评估通常包含病情危重程度评估、潜在并发症评估、治疗护理效果评估、护理风险评估等方面。由于危重症患者病情复杂、变化快、涉及多个系统，故临床上除传统的评估方法外，常借助评估工具来提高评估的准确性。本节主要介绍目前ICU常用的护理评估工具。

一、病情危重程度的评估

目前针对危重患者病情危重程度的评估工具有很多，如急性生理与慢性健康评分Ⅱ（acute physiology and chronic health evaluation Ⅱ，APACHE–Ⅱ）、治疗干预评分系统（therapeutic intervention scormg system，TISS）、改良早期预警评分（modified early warning score，MEWS）等。APACHE–Ⅱ是重症患者病情危重程度分级的评估工具，由急性生理评分（acute physiology score，APS）（表8–1）、慢性健康状况评分（chronic health score，CHS）（表8–2）及年龄评分（表8–3）三部分组成，评分范围为0～71分，得分越高，患者病情危重程度越重。APACHE–Ⅱ评估指标客观，适于动态观察患者病情发展。

二、意识障碍的评估

ICU患者常因各种原因存在不同程度的意识障碍，意识改变往往提示患者病情发生了变化，医护人员需要对患者的意识状态进行评估。现主要针对ICU常见的昏迷及谵妄两种意识障碍评估方法进行介绍。

表8-1 急性生理评分（APS）

监测指标	异常升高值				0分	异常降低值			
	4分	3分	2分	1分	0分	1分	2分	3分	4分
肛温（℃）	≥41	39.0~40.9		38.5~38.9	36.0~38.4	34.0~35.9	32.0~33.9	30.0~31.9	≤29.9
MAP（mmHg）	≥160	130~159	110~129		70~109		50~69		≤49
HR（次/分）	≥180	140~179	110~139		70~109		55~69	40~54	≤39
RR（次/分）	≥50	35~49		25~34	12~24	10~11	6~9		≤5
PaO$_2$（mmHg）（FiO$_2$<0.5）					>70	61~70		55~60	<55
（A-a）DO$_2$（mmHg）（FiO$_2$>0.5）	≥500	350~499	200~349		<200				
pH	≥7.7	7.6~7.69		7.5~7.59	7.33~7.49		7.25~7.32	7.15~7.24	<7.15
HCO$_3^-$（mmol/L）	≥52	41~51.9		32~40.9	22~31.9		18~21.9	15~17.9	<15
Na$^+$（mmol/L）	≥180	160~179	155~159	150~154	130~149		120~129	111~119	≤110
K$^+$（mmol/L）	≥7	6.0~6.9		5.5~5.9	3.5~5.4	3~3.4	2.5~2.9		<2.5
Cr（mg/dL）	≥3.5	2.0~3.4	1.5~1.9		0.6~1.4		<0.6		
Hct（%）	≥60		50~59.9	46~49.9	30~45.9		20~29.9		<20
WBC（×10^9/L）	≥40		20~39.9	15~19.9	3~14.9		1~2.9		<1
GCS评分	分值等于15减去实际GCS分值								

注：当FiO$_2$<0.5时用PaO0$_2$，当FiO$_2$≥0.5时用（A-a）DO$_2$；（A-a）DO$_2$（mmHg）=（713×FiO$_2$）-（PaO$_2$/0.8777）-PaO$_2$

表8-2 慢性健康状况评分（CHS）

慢性健康评估要点	无器官衰竭	常规手术前存在器官衰竭或免疫抑制	急诊手术前或不能手术但存在器官衰竭或免疫抑制
分数	0	2	5

注：只有当患者存在以下慢性病时才进行CHS评分：①肝硬化及明确的门静脉高压；②美国纽约心脏病学会心功能Ⅳ级；⑨慢性阻塞性、梗阻性或血管性肺疾病导致活动重度受限；④接受长期透析治疗；⑤因治疗影响机体对感染的抵抗力

表8-3 年龄评分

年龄（岁）	≤44	45～54	55～64	65～74	≥75
分数	0	2	3	5	6

（一）昏迷的评估

ICU最常使用的昏迷评估方法为格拉斯哥昏迷评分（Glasgow coma scale，GCS）（表8-4）。其评估内容包括运动能力、语言能力与睁眼能力，通过三方面的完成状况来判断患者的昏迷程度。总分为15分，分值越高，提示意识状态越好。13～14分为轻度障碍，9～12分为中度障碍，3～8分为重度障碍（昏迷状态）。

表8-4 格拉斯哥昏迷评分法（GCS）

睁眼反应	得分	语言反应	得分	运动反应	得分
自主睁眼	4	正常交谈	5	遵嘱运动	6
呼唤睁眼	3	回答错误	4	刺痛定位	5
刺痛睁眼	2	胡言乱语	3	刺痛躲避	4
刺痛无反应	1	只能发声	2	刺痛屈曲	3
		不能发声	1	刺痛伸直	2
				刺痛无反应	1

（二）谵妄的评估

目前ICU常用的谵妄评估量表为ICU意识模糊评估法（confusion assessment method for the ICU， CAM-ICU），CAM-ICU是ICU成年患者谵妄监测最有效和可靠的评估工具（表8-5）。

表8-5 ICU意识模糊评估表（CAM-ICU）

CAM-ICU	
特征1：意识状态急性改变或波动	阳性标准
患者的意识状态是否与其基线状况不同？或在过去的24小时内，患者的意识状态是否有任何波动？表现为镇静量表（如RASS）、GCS或既往谵妄评估得分的波动。	任何问题答案为"是"
特征2：注意力障碍	
数字法检查注意力	
指导语：跟患者说："我要给您读10个数字，任何时候当您听到数字'8'，就捏一下我的手表示。"然后用正常的语调朗读下列数字，每个数字间隔3秒。	错误数>2
6 8 5 9 8 3 8 8 4 7	
当读到数字"8"患者没有捏手或读到其他数字时患者做出捏手动作，均计为错误。	
特征3：意识水平改变	
如果RASS的实际得分不是0分（清醒且平静）为阳性。	RASS不为"0"
特征4：思维混乱	
是非题	
（1）石头是否能浮在水面上？	
（2）海里是否有鱼？	
（3）1斤是否比2斤重？	
（4）您是否能用榔头钉钉子？	
当患者回答错误时记录错误的个数	错误总数>1
执行指令	
跟患者说："伸出这几根手指"（检查者在患者面前伸出2根手指），然后说："现在用另一只手伸出同样多的手指"（这次检查者不做示范）。	
如果患者只有一只手能动，第二个指令改为要求患者"再增加一个手指"。如果患者不能成功执行全部指令，记录1个错误。	
CAM-ICU总体评估：特征1和特征2同时为阳性，再加上特征3或特征4其中一项为阳性即为CAM-ICU阳性	
符合标准：阳性（谵妄存在）不符合标准：阴性（谵妄不存在）	

三、疼痛的评估

疼痛评估是疼痛管理的第一步，患者的主诉是疼痛评估的"金标准"。通过患者主诉进行的疼痛评估方法有脸谱法、数字评分法等。ICU患者由于意识障碍或镇静等原因，不能对疼痛进行主观表达，可用重症监护疼痛观察工具（critical care pain observation toll，CPOT）（表8-6）来进行疼痛评估。该量表对气管插管和非气管插管患者均适用，共有4个测量条目，前3个条目两类患者共用；第4个条目，对于气管插管患者观察其通气依从性，对于非气管插管患者观察其发声。每个条目计分为0~2分，总分为0（无痛）~8分（最痛）。分值越高，患者的疼痛程度越高。

表8-6 重症监护疼痛观察工具（CPOT）

指标	条目	描述	得分
面部表情	放松、自然	无肌肉紧张表现	0
	表情紧张	皱眉、眉毛下垂、眼窝紧缩、轻微的面肌收缩，或其他改变（如侵入性操作中睁眼或流泪）	1
	脸部扭曲、表情痛苦	出现上述所有面部运动，并有眼睑紧闭（可以表现出张口或紧咬气管插管）	2
身体活动	没有活动或正常体位	根本不动或正常体位	0
	防卫活动	缓慢、小心的活动，触摸或摩擦痛处，通过活动寻求关注	1
	躁动不安	拔管，试图坐起，肢体乱动／翻滚，不听指令，攻击医务人员，试图爬离床	2
肌肉紧张度	放松	被动运动时无抵抗	0
	紧张、僵硬	被动运动时有抵抗	1
	非常紧张或僵硬	强烈抵抗，无法完成被动运动	2
机械通气顺应性（插管患者）或发声（无插管患者）	耐受呼吸机或活动	无报警，通气顺畅	0
	咳嗽但可耐受	咳嗽，可触发报警但自动停止报警	1
	人机对抗	不同步：人机对抗，频繁引起报警	2
	言语正常或不发声	说话音调正常或不发声	0
	叹息，呻吟	叹息，呻吟	1
	喊叫，哭泣	喊叫，哭泣	2

四、营养风险的评估

对入住ICU且预计摄入营养不足的患者应进行营养风险评估。常用的营养风险评估工具有营养风险评分（nutritional risk screening，NRS-2002）及危重症营养风险评分（NUTRIC评分）。

NUTRIC评分（表8-7）是目前最佳的危重症患者营养评分系统。当NUTRIC评分≥5分时，说明患者存在营养风险。

表8-7危重症营养风险评分（NUTRIC评分）

参数	范围	评分值
年龄（岁）	<50	0
	50～74	1
	≥75	2
APACHE Ⅱ评分（分）	<15	0
	15～19	1
	20～27	2
	≥28	3
SOFA评分（分）	<6	0
	6～9	1
	≥10	2
引发器官功能不全（个）	0～1	0
	≥2	1
入ICU前的住院天数（天）	0	0
	≥1	1
白细胞介素-6（IF-6）（pg/ml）	<400	0
	≥400	1

五、镇静的评估

合理的镇静治疗能改善机械通气患者的舒适度和人一机同步性，提高特殊疾病的诊断和治疗效果。通过镇静程度的评估掌握患者的镇静状态，指导镇静药物的调整，实现最佳的镇静目标。目前ICU常用的镇静评估工具有Ramsay评分、Richmond烦躁-镇静评分（Richmond agitation sedation scale，RASS）等。RASS（表8-8）是目前评估ICU成年患者镇静深度最可靠的评估工具。 RASS的评分范围为-5～+4分，最佳镇静目标为-2~0分，即浅镇静。

表8-8 Richmond烦躁-镇静评分（RASS）

分 数		状态描述
+4	有攻击性	有暴力行为
+3	非常躁动	试着拔除呼吸管、鼻胃管或静脉点滴
+2	躁动焦虑	身体激烈移动，无法配合呼吸机
+1	不安焦虑	焦虑紧张，但身体只有轻微的移动
0	清醒平静	清醒自然状态
-1	昏昏欲睡	没有完全清醒，唤醒后可维持清醒状态超过10s
-2	轻度镇静	没有完全清醒，唤醒后无法维持清醒状态超过10s
-3	中度镇静	对声音有反应
-4	重度镇静	对身体刺激有反应
-5	昏迷	对声音及身体刺激都没有反应

六、护理风险的评估

重症患者由于病情复杂多变，涉及的护理风险评估工具很多，本节主要介绍深静脉血栓和压疮两项风险评估工具。

（一）深静脉血栓风险的评估

近年来，深静脉血栓发病率呈逐年上升趋势，发生后往往给患者带来严重后果，已经成为患者术后猝死的重要原因之一。静脉血栓栓塞症（venous thromboembolism，VTE）风险评估工具为患者的VTE危险分层提供评估标准。针对不同危险分层采取相应预防措施，不仅能够降低VTE发生率，并且可减少资源浪费。目前，我国普遍使用的是VTE风险评估（Caprini模型）及预防方案（表8-9）。

表8-9 VTE风险评估（Caprini模型）及预防方案

高危评分	病 史	实验室检查	手 术
5分／项	脑卒中（1个月内） 急性脊髓损伤（瘫痪）（1个月内） 多发性创伤（1个月内）		选择性下肢关节置换术 髋关节、骨盆或下肢骨折 大手术（超过3小时）*
3分／项	年龄≥75（岁） 浅静脉、深静脉血栓或肺栓塞病史 血栓家族史	抗心磷脂抗体阳性 蛋白C阳性 蛋白S阳性	大手术持续2～3小时*

高危评分	病 史	实验室检查	手 术
3分/项	肝素引起的血小板减少 现患恶性肿瘤或化疗 未列出的先天或后天血栓形成	YJJ 狼疮抗凝物阳性 血清同型半胱氨酸酶升高	
2分/项	年龄60～74（岁） 既往恶性肿瘤		关节镜手术（>60min）* 腹腔镜手术（>60min）* 大手术（<60min）*
1分/项	年龄40～59（岁） 肥胖（BMI>25kg/m²） 口服避孕药或激素替代治疗 妊娠期或者产后（1个月内） 原因不明的死胎史，复发性自然流产（≥3次），有毒血症或发育受限 原因早产 卧床的内科患者 炎症性肠病史 下肢水肿 静脉曲张 严重的肺部疾病、含肺炎（1个月内） 肺功能异常（慢性阻塞性肺疾病） 急性心肌梗死（1个月内） 充血性心力衰竭（1个月内） 败血症（1个月内） 输血（1个月内） 其他高危因素		计划小手术 近期大手术（1～3个月） 下肢石膏或肢具固定 中心静脉置管

注：①每个危险因素的权重取决于引起血栓事件的可能性。如癌症的评分是3分，卧床的评分是1分，前者比后者更容易引起血栓。②8只能选择一个手术因素。③干预方案：0～1分：低危，尽早活动+物理预防；2分：中危，药物预防+物理预防；3～4分：高危，药物预防+物理预防；≥5分：极高危，药物预防+物理预防，不能单用物理预防；>9分：有肺栓塞危险；>11分：有易栓症危险

（二）压疮风险评估

评估患者压疮风险是预防压疮的关键，常采用评估工具对压疮发生的相关因素进行量化，筛选高危人群。目前ICU常用的压疮风险评估工具有：Braden量表、Cubbin和Jackson量表、Norton量表、Waterlow压疮危险因素评估表。

Waterlow压疮危险因素评估表（表8-10）对危重患者的压疮风险评估特异性最高，适用于危重患者的压疮风险评估。当评分>10分，则说明患者存在压疮风险，应采取压疮预防措施。

表8-10　Waterlow压疮危险因素评估表

体重指数BMI		皮肤类型		性别和年龄		营养状况评估工具	
中等（BMI=20~24.9）	0	健康	0	男	1	A–近期体重下降	B–体重下降评分
高于中等（BMI=25~29.9）	1	薄如纸	1	女	2	是 到B	0.5~5kg　=1
肥胖（BMI≥30）	2	干燥	1	14~49岁	1	否 到C	5.1~10kg　=2
		水肿	1	50~64岁	2	不确定到C并计2分	10.1~15kg　=3
低于中等（BMI≤20）	3	潮湿	2	65~74岁	3	C–患者进食少或食欲差	>15kg　=4
		颜色异常	2	75~80岁	4	否=0 是=1	不确定　=2
		破溃	3	>81岁	5		

失禁		运动能力		特殊因素			
完全控制/导尿	0	完全	0	组织营养状况		神经系统缺陷	大手术或创伤
偶尔失禁	1	躁动不安	1	恶病质	8	糖尿病　4~6	骨/脊柱手术　5
大/小便失禁	2	冷漠的	2	多器官衰竭	8	运动/感觉异常　4~6	手术时间>2小时　5
		限制的	3	单器官衰竭	5		
大小便失禁	3	卧床	4	外周血管病	5	截瘫　4~6	手术时间>6小时　8
		轮椅	5	贫血（Hb<80g/L）	2		

评分结果	吸烟	1
总分10~15分：危险	药物	
总分15~20分：高度危险		
总分>20分：非常危险	长期应用细胞毒性药物/大剂量类固醇、抗生素	4

313

第二节　心血管系统功能监测

心血管系统功能监测（function monitoring ofcardiovascular system）反映心血管系统的功能状况，包括心脏、血管、血液、组织氧的供应与消耗及心脏电生理等方面的功能指标，为临床危重患者的病情观察、救治与护理工作提供重要依据。

一、无创监测

无创监测（nomnvasive monitoring）是应用非机械性损伤的方法来获得各种心血管系统的功能指标，使用安全方便，并发症少，目前已被广泛应用于各种急危重症或生命体征不平稳的患者。

（一）无创血流动力学监测

血流动力学监测（hemodynamic monitoring）是指根据物理学定律，结合病理和生理学概念，对循环系统中血液运动的规律进行定量、动态、连续的测量和分析，得到的数据不仅为危重患者提供诊断资料，而且能及时反映患者的治疗效果，从而使患者得到及时、正确而合理的救治。常用的无创血流动力学监测有无创动脉血压监测与心排血量监测。

1. 无创动脉血压监测　手动测压法不能连续监测动脉血压及设定报警限，且可因听诊等因素而产生误差，在急危重症患者监测中并不适宜。目前，在急诊与ICU广泛应用的是自动测压法。自动测压法分为：

（1）自动间断测压法：又称自动无创伤性测压（automated noninvasive blood pressure，ANIBP或NIBP），是临床应用最为广泛的一种动脉血压监测方法，主要采用振荡技术，通过充气泵定时地使袖带充气和放气来测定血压，能自动定时显示出收缩压、舒张压、平均动脉压和脉率，且当血压超过预设的报警上限或低于报警下限时能自动报警，其对伪差的检出较可靠，如肢体抖动时袖带充气即暂停，继而自动重新开始进行充气测压。

（2）自动连续测压法：主要是通过红外线、微型压力换能器或光度测量传感器等实现对瞬时血压的测量，可以反映每个心动周期动脉血压的变化，但因需要与标准的NIBP法校对，因而尚未在临床得到广泛应用。

2. 无创心排血量监测　心排血量（cardiac output，CO）是指一侧心室每分钟射出的血液总量。正常人左右心室的射血量基本相等。CO是反映心脏泵血功能的重要指标，对评价心功能、补液与药物治疗均具有重要意义。依据测压原理可分为：

（1）胸腔生物阻抗法（thoraac electrical bioimpedance，TEB）：采用生物电阻抗技

术测量每个心动周期胸腔电阻抗值的变化，其改变主要与心脏、大血管血流的容积密切相关。通过公式计算可以得出CO值。该方法操作简单，使用安全，可长时间连续监测，但其抗干扰能力较差，易受患者呼吸、心律失常、血流动力学不稳定等因素影响，有时测量误差较大，很难进行鉴别，因而在一定程度上限制了其在临床的广泛应用。

（2）多普勒心排血量监测：通过多普勒超声技术测量红细胞的移动速度来计算主动脉血流，进而计算出CO，实现连续性的CO监测。根据超声探头置放位置不同可分为经食管和经气管两种途径。此法测定CO的前提是升主动脉与降主动脉的血流分配比例恒定。为保证测量的准确性，探头的声波方向与血流方向的夹角不能超过20°，对探头的置放位置要求较高，躁动及不合作的患者不适宜采用此法。此外，有严重出血倾向及气管或食管疾患者亦不适合。

（二）心电图监测

心电图（electrocardiography，ECG）监测是各种危重患者的常规监测手段。

1. 心电图监测的意义

（1）持续观察心电活动。

（2）持续监测心率、心律变化，监测有无心律失常。

（3）观察心电波形变化，诊断心肌损害、心肌缺血及电解质紊乱。

（4）监测药物对心脏的影响，并作为指导用药的依据。

（5）判断起搏器的功能。

2. 心电图监测的分类

（1）12导联或18导联心电图：是用心电图机进行描记而获得的即时心电图，12导联心电图包括3个标准肢体导联，即Ⅰ、Ⅱ和Ⅲ导联；3个加压肢体导联，即aVR、aVL和aVF导联；6个胸导联，即V_1、V_2、V_3、V_4、V_5、V_6导联。18导联心电图是在12导联心电图基础上增加了6个胸导联，即V_{3R}、V_{4R}、V_{5R}、V_7、V_8、V_9导联。

（2）动态心电图：可进行24～48小时的动态心电图监测，常用于心律失常及心肌缺血患者，尤其是无症状性心肌缺血的诊断与评估。但由于心电异常只能通过回顾性分析，不能反映出即时的心电图变化，因此，不能用于危重症患者连续、实时的心电图监测。

（3）心电示波监测：是通过心电监护仪连续、动态反映心电图的变化，对及时发现心电图异常起非常重要的作用，是ICU最常用的心电图监测方法。由多台床旁心电监护仪、计算机、打印机及心电图分析仪等构成心电监护系统。

3. 标准心电导联电极置放位置

（1）标准肢体导联：属于双电极导联，Ⅰ导联为左上肢（＋），右上肢（－）；Ⅱ导联为左下肢（＋），右上肢（－）；Ⅲ导联为左下肢（＋），左上肢（－）。

（2）加压肢体导联：属于单极导联，aVR、aVL与aVF导联探查电极分别置于右腕部、左腕部及左足部。

（3）胸导联：属于单极导联，导联V. 电极置放于胸骨右缘第4肋间，V_2置放于胸骨左缘第4肋间，V_4置放于左侧锁骨中线与第5肋间相交处，V_3导联电极位于V_2与V_4的中点，V_5位于左侧腋前线与V_4同一水平，V_6位于左腋中线与V_4、V_5同一水平，V_7位于左腋后线与第5肋间相交处，V_8位于左肩胛线与第5肋间相交处，V_9位于第5肋间同水平脊柱左缘，V_{4R}位于右锁骨中线与第5肋间相交处，V_{3R}在V_1与V_{4R}的中点，V_{5R}位于右腋后线与第5肋间相交处。

4. 监护仪导联电极置放位置　相对于标准心电图导联而言，监护导联是一种模拟的、综合的导联形式。常用的心电监护仪有3个电极、4个电极和5个电极三种类型。每种监护仪器都标有电极放置示意图，可具体参照执行。常用的综合监护导联：

（1）综合Ⅰ导联：左锁骨中点下缘（＋），右锁骨中点下缘（－），无关电极置于剑突右侧，其心电图波形近似标准I导联。

（2）综合Ⅱ导联：左腋前线第4肋间（＋），右锁骨中点下缘（－），无关电极置于剑突右侧，其心电图振幅较大，波形近似V_5导联。

（3）综合Ⅲ导联：左腋前线第5肋间（＋），左锁骨中点下缘（－），无关电极置于剑突右侧，其心电图波形近似于标准Ⅲ导联。

（4）改良的胸导联（CM导联）：为双电极导联，是临床监护中常选用的导联连接方法。正极置于胸导联（$V_1 \sim V_6$）位置，负极置于胸骨上缘或右锁骨附近。CM_5、CM_6因其不影响手术切口消毒，成为手术患者监护的理想导联选择，同时也是监测左心室壁心肌缺血的理想监护导联。除上述的导联外，还有食管心电图导联、气管心电图导联、心内心电图导联、希氏束心电图导联等方法。新型心电监护仪安置7个胸部电极，可获得与标准12导联心电图极为近似的心电图曲线。

二、有创监测

有创血流动力学监测（invasive hemodynamic monitoring）是指经体表插入导管或监测探头至心脏或血管腔内，以精准测定心血管系统的各项生理功能，操作相对复杂，有发生并发症的危险，临床应用时需掌握好适应证。

（一）有创动脉血压监测

有创动脉血压监测（invasive arterial blood pressure monitoring）是动脉穿刺置管后通过压力测量仪进行实时的动脉内测压，能够准确反映每个心动周期动脉收缩压、舒张压和平均动脉压的变化数值与波形，是一种常用的有创血流动力学监测方法，其抗干扰能力较无创动脉血压监测好，测量结果可靠，尤其适于严重低血压、休克、周围血管收缩或痉挛等患者的动脉血压监测。

1. 测压途径　桡动脉因其表浅、易于固定及穿刺成功率高而为首选途径，但穿刺前需做Allen实验以判断尺动脉的循环是否良好，若Allen实验阳性则不宜选用桡动脉穿刺。除桡动脉外还可选择肱动脉、腋动脉、尺动脉、足背动脉或股动脉途径。

2. 测压方法

（1）测压器材与仪器准备：包括动脉穿刺针、换能器、测压管道系统、肝素稀释液、加压袋及压力测量仪或多功能监测仪等。

（2）动脉穿刺置管与测压：动脉穿刺成功后连接已经排气及肝素化的测压管道系统，并通过换能器与压力测量仪相连（图8-1），即可显示出动脉压的波形与数值。测压前应对压力测量仪进行校零，换能器应置于第4肋间腋中线水平，位置相当于右心房水平。

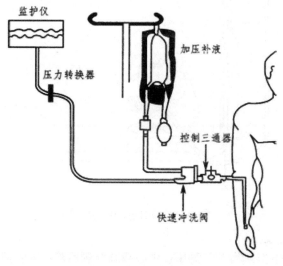

图8-1 测压系统示意图

3. 并发症的防治　最常见的并发症是血栓形成或栓塞，严重时可引起肢体缺血、坏死。除此之外，还可能发生出血、感染和动静脉瘘等。预防并发症的措施有：选择的动脉穿刺针不宜太粗，操作时注意严格无菌技术，尽可能减少动脉损伤；穿刺置管时间不宜过长，一般不超过7天；定时用肝素稀释液加压冲洗测压管道系统。

（二）中心静脉压监测

中心静脉压（central venous pressure，CVP）监测是指监测胸腔内上、下腔静脉的压力，严格地说是指腔静脉与右心房交界处的压力，反映右心收缩前负荷，主要适于各种严重创伤、休克、急性循环衰竭等危重患者的监测。

1. 正常值　$5 \sim 12 cmH_2O$（$0.49 \sim 1.18 kPa$）。

2. 临床意义　小于$2 \sim 5 cmH_2O$表示右心房充盈不良或血容量不足；大于$15 \sim 20 cmH_2O$表示右心功能不良或血容量超负荷。CVP监测对了解循环血量和右心功能具有十分重要的意义，可作为指导临床治疗的重要参考。但当患者出现左心功能不全时，单纯监测CVP则失去意义。

3. 测压途径　常用的途径有右颈内静脉、锁骨下静脉、颈外静脉和股静脉等。

4. 测压方法

（1）测压器材与仪器准备：包括中心静脉穿刺用物、压力测量仪或多功能监测仪，也可用简易的测压装置（图8-2）。

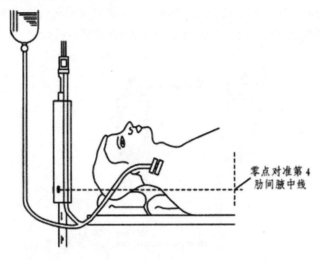

零点对准第4
肋间腋中线

图8-2 简易的CVP测压方法

（2）中心静脉穿刺置管与测压：中心静脉穿刺后静脉导管通过三通一端与测压装置连接进行测压，另一端可连接静脉输液。注意换能器或简易测压装置的零点应置于第4肋间腋中线水平。

5. 并发症的防治　熟悉解剖结构及严格遵守操作规程可避免出现气栓、血栓、气胸、血胸、神经损伤等并发症；穿刺时注意无菌操作，置管期间加强观察与护理，以减少感染；穿刺时若误入动脉应局部压迫止血，防止发生出血和血肿。

（1）Swan-Ganz导管监测：又称漂浮导管监测或肺动脉压监测（pulmonary arterial pressure monitoring），是能够提供较多生理参数的循环系统监测方法。左心室舒张末压（LVEDP）代表左心室收缩前负荷，但直接测量较为困难，而中心静脉穿刺置入Swan-Ganz导管，监测肺动脉楔压（PAWP）可间接反映左心功能状况。利用原理是心室舒张期末，主动脉瓣和肺动脉瓣均关闭，而二尖瓣开放，在肺动脉瓣与主动脉瓣间可视为一个密闭的液体腔，如血管阻力正常，则LVEDP≈左心房压（LAP）≈肺动脉舒张压（PADP）≈PAWP，除测量PAWP外，还可测得 RAP（右心房压）、RVP（右心室压）和PAP（肺动脉压）等参数指标，并可采用热稀释法进行有创心排血量（CO）监测。

（2）脉搏指示连续心排血量（pulse-indicated continuous cardiac output，PiCCO）监测：是一种微创血流动力学监测技术，通过动脉穿刺置管和中心静脉穿刺置管，使用PiCCO监测仪，利用经肺温度稀释法与动脉搏动曲线分析技术结合对心排血量进行连续测量，并监测胸腔内血容量（ITBV）、血管外肺水（EVLW）、脉搏连续心排血量（PiCCO）、每搏量（SV）及动脉压力（AP）等指标。与Swan-Ganz导管监测相比，PiCCO无需置管到肺动脉及肺小动脉，可以减少Swan-Ganz导管的一系列并发症，能够更准确地反映心脏前负荷和肺水肿类型。

第三节 呼吸系统功能监测

呼吸系统功能监测的主要目的是对患者的呼吸运动、呼吸容量状态、呼吸力学、呼出气体分析及动脉血气分析等方面进行评估，了解危重症患者通气与换气功能的动态变化，便于病情观察和调整治疗方案及对呼吸治疗的有效性做出合理评价等。

一、呼吸运动监测

（一）呼吸频率

呼吸频率（respiratory rate，RR）是指每分钟的呼吸次数，反映患者通气功能及呼吸中枢的兴奋性，是呼吸功能监测中最简单的、最基本的监测项目。正常成人RR为10~18次/分，小儿随年龄减小而增快，8岁儿童约为18次/分，1岁为2s次/分，新生儿为40次/分左右，如成人RR<6次/分或>35次/分均提示呼吸功能障碍。

（二）呼吸幅度

一般男性及儿童以腹式呼吸为主，女性以胸式呼吸为主。正常胸式呼吸时两侧胸廓同时起伏，幅度一致。呼吸幅度可以大致反映潮气量的大小。胸式呼吸不对称时常提示一侧胸腔积液、气胸、血胸或肺不张等；胸式呼吸增强常因腹部病变或疼痛限制膈肌运动而引起；胸式呼吸减弱或消失可见于两侧胸部均有损伤或病变，亦可见于高位截瘫或肌松剂作用所致；胸式呼吸与腹式呼吸不能同步常提示有肋间肌麻痹。

（三）呼吸节律

正常呼吸节律自然而均匀。观察呼吸节律的变化可及时发现异常呼吸类型，提示病变部位，如伴有喘鸣和呼气延长的呼吸状态多由慢性阻塞性肺疾病所致；呼吸频率快、潮气量小、无气道狭窄和阻塞却有呼吸急促表现可见于肺、胸廓限制性通气障碍、急性呼吸窘迫综合征、心脏疾病和其他心肺以外疾病。

（四）呼吸周期的吸呼比率

即吸呼比，是一个呼吸周期中吸气时间与呼气时间之比。正常吸呼比为1/1.5~2，吸呼比的变化反映肺的通气与换气功能。可通过直接目测或使用人工呼吸机

（非控制呼吸时）呼吸活瓣的运动情况进行评估，精确测量时需通过呼吸功能监测仪来测定。

（五）常见的异常呼吸类型

1. **哮喘性呼吸** 发生在哮喘、肺气肿及其他喉部以下有阻塞者，其呼气时间较吸气时间明显延长，并有哮鸣。心源性哮喘是哮喘性呼吸困难的一种，以左心室病变引起者为多，表现为阵发性端坐呼吸，呼吸困难常在夜间及劳累后出现，可持续数分钟到数小时之久。

2. **紧促式呼吸** 呼吸运动浅促而带有弹性，多见于胸膜炎，胸腔肿瘤、肋骨骨折、胸背部剧烈扭伤，颈胸椎疾病引起疼痛者。

3. **深浅不规则呼吸** 常以深浅不规则的方式进行呼吸，多见于周围循环衰竭、脑膜炎或各种因素引起的意识丧失。

4. **叹息式呼吸** 呼吸呈叹息状，多见于神经质、过度疲劳等患者，有时亦可见于周围循环衰竭者。

5. **蝉鸣样呼吸** 因会厌部发生部分阻塞，空气吸入发生困难使患者在吸气时发生高音调啼鸣声。吸气时患者的肋间及上腹部软组织内陷。

6. **鼾音呼吸** 在患者呼吸期间可闻及大水泡音，主要是上呼吸道有大量分泌物潴留，当空气进出气管时形成。多见于昏迷或咳嗽反射无力者。

7. **点头式呼吸** 因胸锁乳突肌收缩所致，在吸气时下颌向上移动，而在呼气时下颌重返原位，类似点头样，多见于垂危患者。

8. **潮式呼吸** 是一种交替出现的阵发性的急促深呼吸及此后出现的一段呼吸暂停。

二、呼吸容量监测

（一）潮气量（V_T）

潮气量（tidal volume，V_T）是平静呼吸时一次吸入或呼出的气体量。VT可用肺功能监测仪或肺量仪直接测定，是呼吸容量中最常用的测定项目之一。正常值为8~12ml／kg体重，平均约为10ml／kg，男性略大子女性。V_T反映人体静息状态下的通气功能，在使用人工呼吸机时还可通过测定吸气与呼气V_T的差值反映出呼吸管道的漏气状况。

（二）分钟通气量（MV或V_E）

分钟通气量（minute ventilation，MV或V_E）是静息状态下每分钟呼出或吸入的气体量，是肺通气功能最常用的测定指标之一。$V_E=V_T \times RR$。正常值为6~8L／min，成人VE>10~12L／min常提示通气过度，V_E<3~4L／min则提示通气不足。

（三）生理无效腔容积（V_D）

生理无效腔容积（volume ofphysiological dead space，V_D）是解剖无效腔与肺泡无效腔的容积之和。解剖无效腔（anatomical dead space）指从口、鼻、气管到细支气管之间的呼吸道所占空间；肺泡无效腔（alveolar dead space）是指肺泡中未参与气体交换的空间。健康人平卧时解剖无效腔与生理无效腔容积近似相等，疾病时生理无效腔容积可增大。V_D / V_T的比值反映通气的效率，正常值为0.2～0.35，主要用于评价无效腔对患者通气功能的影响，可帮助寻找无效腔增加的原因。

（四）肺泡通气量（V_A）

肺泡通气量（alveolar ventilation，V_A）是静息状态下每分钟吸入气量中能到达肺泡进行气体交换的有效通气量。$V_A = (V_T - V_D) \times RR$。正常值为4.2L／min，它反映真正的气体交换量。

三、呼气末二氧化碳监测

呼气末二氧化碳（end-tidalcarbon dioxide，ETCO₂）监测包括呼气末二氧化碳分压（pressure of end-tidalCO₂，$P_{ET}CO_2$）、呼气末二氧化碳浓度（concentration of end tidal CO₂，$C_{ET}CO_2$）、呼出气体二氧化碳波形及其趋势图监测，属于无创监测，可反映肺通气功能状态和计算二氧化碳的产生量，另外，也可反映循环功能、肺血流情况等。$P_{ET}CO_2$监测现已成为临床常用的监测方法，在手术室、ICU和急诊科均有广泛的应用，可用于监测气管插管的位置是否正确、自主呼吸是否恢复、机械通气时参数设置是否合理及心肺复苏是否有效等。

（一）PETCO₂监测的原理

根据红外线光谱原理、质谱原理或分光原理来测定呼气末部分气体中的CO₂分压，其中红外线光谱法应用最广泛，主要利用CO₂能吸收波长为4.3μm的红外线，使红外线光束量衰减，其衰减程度与CO₂浓度成正比。

（二）PETCO₂监测的临床意义

1. 判断通气功能　$P_{ET}CO_2$正常值是35～45mmHg，在无明显心肺疾病的患者，$P_{ET}CO_2$高低常与PaCO₂数值相近，因此，可以根据$P_{ET}CO_2$的监测结果来判断患者的通气功能状况，并可据此调节通气量，避免通气过度或通气不足。

2. 反映循环功能　低血压、低血容量、休克及心力衰竭时，随着肺血流量减少$P_{ET}CO_2$也降低，呼吸心跳停止时$P_{ET}CO_2$迅速降为零，复苏后逐步回升。

3. 判断人工气道的位置与通畅情况　通过$P_{ET}CO_2$监测可以帮助判断气管插管是否在气管内及判断气管-食管导管（esophageal tracheal combitube，ETC）的正确位置。气管插管移位误入食管时$P_{ET}CO_2$会突然降低接近于零；ETC双腔导管中随呼吸$P_{ET}CO_2$有明显变化的应为气管腔开口。另外，通过$P_{ET}CO_2$监测可了解气管与气管内导管的通畅情况，当发生阻塞时，$P_{ET}CO_2$与气道压力均升高。

四、脉搏血氧饱和度监测

脉搏血氧饱和度（pulse oxygen saturation，SpO₂）监测是通过动脉脉搏波动分析来测定血液在一定氧分压下氧合血红蛋白占全部血红蛋白的百分比，属于无创监测。

（一）SpO_2监测原理

血红蛋白具有光吸收的特性，但氧合血红蛋白与游离血红蛋白吸收不同波长的光线，利用分光光度计比色的原理，可以测得随着动脉搏动血液中氧合血红蛋白对不同波长光线的吸收光量，从而间接了解患者PO_2的高低，判断氧供情况。

（二）SpO_2监测方法

小儿监测时多采用耳夹法，成人多用指夹法，如果患者指甲较厚或末梢循环较差时应选用耳夹法。

（三）SpO_2监测的临床意义

SpO_2的正常值为96%~100%，临床上SpO_2与SaO_2有显著的相关性，常用于监测呼吸暂停、发绀和缺氧的严重程度。$SpO_2<90\%$时常提示有低氧血症。但一氧化碳中毒时由于碳氧血红蛋白与氧合血红蛋白的吸收光谱非常近似，可能会因正常的SpO_2监测结果而掩盖严重的低氧血症，因此，一氧化碳中毒时不能以SpO_2监测结果来判断是否存在低氧血症。

经皮CO_2分压监测是呼气末CO_2监测以外对CO_2分压进行监测的一种无创方法，主要通过运用固态CO_2电极或结合O_2电极测定渗逸到皮肤表面的CO_2来预测$PaCO_2$，该方法不受肺部疾病的影响。存在的主要缺点：一是可能导致皮肤烫伤；二是当通气突然改变时，测得的CO_2分压变化较$P_{ET}CO_2$有较长的滞后；三是经皮CO_2分压监测技术复杂且价格昂贵，因而，在临床的应用受到一定限制。

五、呼吸力学监测

呼吸力学监测包括与呼吸相关的压力、阻力、顺应性及呼吸做功等参数的监测，是诊断与确定呼吸治疗的重要手段。

（一）呼吸压力监测

1. 经肺压　是指气道开口压与胸膜腔压之间的差值，反映了在相应的肺容量时需要克服肺的阻力大小，也是产生相应的肺容量变化消耗于肺的驱动压力。胸膜腔压力一般通过食管气囊导管法测量食管中下三分之一交界处的压力。

2. 经胸壁压　是指胸膜腔压与体表压力的差值，反映了在相应的容量时胸廓的阻力，也是产生相应的胸廓容量变化所需消耗的驱动力。当呼吸肌肉完全放松时，由于体表压力为标准大气压（参照零点），胸膜腔压能反映出经胸壁压。

3. 经呼吸系统压　是指呼吸运动过程中所需要克服的整体压力，是经肺压与经胸壁压的总和。

4. 气道压　是指气道开口处的压力。在呼吸运动的动态变化过程中，常用峰压、平台压与平均气道压等指标来描述气道压力变化，是机械通气时最常用的监测指标。

（1）峰压：是整个呼吸周期中气道内压力的最高值，在吸气末测定，正常值为9～16cmH$_2$O。

（2）平台压：是指吸气后屏气时的压力，正常值为5～13cmH$_2$O。

（3）平均气道压：是指连续数个呼吸周期中气道内压力的平均值，它反映了对循环功能的影响程度。平均气道压越高，对循环的抑制就越重。一般平均气道压小于7cmH$_2$O时对循环功能无明显影响。

5. 最大吸气压力　是反映呼吸肌吸气力量的指标，正常男性< –75cmH$_2$O，女性<–50cmH$_2$O。

6. 最大呼气压力　是反映呼吸肌呼气力量的指标，正常男性>100cmH$_2$O，女性>80cmH$_2$O。

7. 呼气末正压（PEEP）　正常情况下呼气末肺容量处于功能残气量时，肺和胸壁的弹性回缩力大小相等，而力的方向相反。因此，呼吸系统的弹性回缩压为零，肺泡压也为零。但病理情况下，呼气末肺容量可高于功能残气量，使呼吸系统的静态弹性回缩压与肺泡压均升高，会产生内源性PEEP，机械通气时还可以人为地设置外源性PEEP。

（二）气道阻力监测

气道阻力监测是指气流通过气道进出肺泡所消耗的压力，用单位流量所需的压力差来表示，通常分为：

1. 吸气阻力　正常值为5～15cmH$_2$O／（L·sec）。

计算公式：吸气阻力=（峰压–平台压）／吸气末流量。

2. 呼气阻力　正常值为3～12cmHz0／（L·sec）。

计算公式：呼气阻力=（平台压–呼气早期压）／呼气早期流量。

（三）顺应性监测

顺应性是指单位压力改变所产生的容量变化，是反映弹性回缩力大小的指标，根据测量方法不同可分为：

1. 静态顺应性（static compliance，Cst）　是指在呼吸周期中阻断气流的条件下测得的顺应性，正常值100ml／cmH$_2$O，计算公式：Cst=潮气量／（平台压–P$_{PEEP}$）。

2. 动态顺应性（dynamic compliance，Cdyn）　是指在呼吸周期中不阻断气流的条件下通过寻找吸气末与呼气末的零流量点而测得的顺应性，正常值50～800ml／cmH$_2$O，其结果不仅与呼吸系统的弹性有关，还受气道阻力影响，故Cdyn<Cst，计算公式：Cdyn=潮气量／（峰压–P$_{PEEP}$）。

六、动脉血气分析监测

动脉血气分析反映肺泡与肺循环之间的气体交换情况，是危重患者呼吸功能监测的常用指标之一。

（一）动脉血氧分压（PaO_2）

PaO_2是指溶解在血浆中的氧产生的压力。正常人PaO_2约为80～100mmHg，并随着年龄的增加而下降。血氧分压与组织供氧有直接关系，氧向组织释放主要取决于PaO_2的高低，弥散动力是二者的氧分压差。因此，在临床上主要用PaO_2衡量有无缺氧及缺氧的程度。$PaO_2$60～80mmHg提示轻度缺氧，$PaO_2$40～60mmHg提示中度缺氧，$PaO_2$20～40mmHg提示重度缺氧。此外，PaO_2还作为诊断呼吸衰竭的重要指标和诊断酸碱失衡的间接指标，具有重要的临床意义。

（二）动脉血氧饱和度（SaO_2）

SaO_2是指血红蛋白被氧饱和的程度，以百分比表示，即血红蛋白的氧含量与氧容量之比乘以100%。正常值为96%～100%。血氧饱和度与血红蛋白的多少没有关系，而与血红蛋白和氧的结合能力有关。氧与血红蛋白的结合与氧分压有关，受温度、CO_2分压、H^+浓度等影响，也与血红蛋白的功能状态有关，如碳氧血红蛋白、变性血红蛋白就不再具有携氧能力。

（三）动脉血氧含量（CTO_2）

CTO_2是指100ml动脉血中所含氧的量，除了溶解于动脉血中的氧量以外，还包括与血红蛋白结合的氧量。1g血红蛋白完全与氧结合，可结合氧1.34ml。CTO_2正常值为16～20ml／dl。CTO_2与氧分压之间存在一定的关系，但是当血氧分压超过100mmHg时，随氧分压的增高血红蛋白的携氧量将不再继续增加，而呈平行的比例关系。

（四）动脉血CO_2分压（$PaCO_2$）

$PaCO_2$是指溶解在动脉血中的CO_2所产生的压力，是反映通气状态和酸碱平衡的重要指标。正常值为35～45mmHg。$PaCO_2$降低表示肺泡通气过度；$PaCO_2$增高表示肺泡通气不足，出现高碳酸血症。$PaCO_2$增高是诊断Ⅱ型呼吸衰竭必备的条件。

（五）二氧化碳总量（$T-CO_2$）

$T-CO_2$是指存在于血浆中一切形式CO_2的总和。正常值为28～35mmol／L。一般在$PaCO_2$增高时$T-CO_2$增高；而血中HCO_3^-增高时$T-CO_2$亦增高。

第四节　神经系统功能监测

对危重患者，尤其是颅脑损伤或颅脑疾病患者，监测神经系统功能非常重要，一般为避免单一指标的局限性，常需结合临床表现、神经系统检查、仪器监测结果进行综合分析，做出及时有效的判断。

一、神经系统体征动态检查

神经系统的体征主要包括意识状态、眼部体征、神经反射、肌张力及运动功能等。

（1）意识状态：是神经系统功能监测时最常用、最简单、最直观的观察项目，可直接反映大脑皮层及其联络系统的功能状况。正常人意识清醒，当神经系统损伤或发生病变时，将可能引发意识障碍。一般将意识障碍分为嗜睡、昏睡、浅昏迷与深昏迷四个级别。

（2）眼部体征：主要观察瞳孔变化及眼球位置的变化。正常人瞳孔等大同圆，对光反射灵敏。一侧瞳孔散大，常提示可能发生脑疝。瞳孔对光反射的灵敏程度与昏迷程度成反比。观察眼球位置时应注意有无斜视、偏视或自发性眼颤。通过观察眼球的运动情况可以进一步帮助判断脑干的功能状况。

（3）神经反射：主要包括正常的生理性反射及异常的病理性反射两部分。生理性反射的减弱或消失及病理性反射的出现均提示神经系统功能发生改变。通过检查神经反射可以帮助判断疾病的性质、严重程度及预后。

（4）体位与肌张力：去大脑强直时四肢可呈现伸展体位，有时可呈角弓反张姿势。两侧大脑皮层受累时可见去皮质强直状态。肌张力的变化在一定程度上可反映出病情的转归。

（5）运动功能：主要观察患者的自主活动能力，判断是否存在瘫痪及瘫痪的类型。

二、颅内压监测

颅内压（intracranial pressure，ICP）是指颅内容物对颅腔壁产生的压力。ICP监测是诊断颅内高压最迅速、客观与准确的方法，同时，也是观察危重患者病情变化、指导临床治疗与预后判断等的重要手段。

（一）监测方法

1. 脑室内测压　在无菌条件下进行颅骨钻孔，将头端多孔的硅胶管插入侧脑室，经三通管连接传感器和监护仪进行ICP监测。

主要优点是：

（1）测压准确可靠。

（2）可经导管放出适量脑脊液以降低ICP。

（3）可经导管取少量脑脊液进行化验检查或注入药物。

（4）根据脑室容量压力反应了解脑室的顺应性。

缺点是：

（1）当颅内病变使中线移位或脑室塌陷时穿刺难度较大。

（2）有颅内感染的危险，一般置管不超过一周。

2. 脑膜下测压　在无菌条件下颅骨钻孔，打开硬膜，拧入特制的中空螺栓与蛛网膜紧贴，螺栓内注入液体，外接监护仪进行ICP监测。

优点：可多处选择测压点，不穿透脑组织。

缺点：硬膜开放增加了感染的机会，并且影响因素较多，不易保证测压的准确性。

3. 硬膜外测压　是将传感器直接置于硬膜与颅骨之间进行ICP监测的方法。该法保持了硬膜的完整性，颅内感染的机会较少，可用于长期监测。通常此法测压的结果较脑室内测压略高2～3mmHg。

（二）ICP分级

ICP超过15mmHg称为颅内压增高。一般将ICP分为四级：

ICP<15mmHg为正常ICP；

15～20mmHg时为ICP轻度升高；

21～40mmHg时为ICP中度升高；

>40mmHg为ICP重度升高。

（三）影响ICP的因素

1. $PaCO_2$　下降时导致pH值上升，脑血流和脑血容量减少，ICP下降；增高时pH值下降，脑血流和脑血容量增加，ICP升高。

2. PaO_2　在60～300mmHg范围内波动时，脑血流量和ICP基本不变。当PaO_2低于50mmHg时，脑血流量明显增加，ICP增高。但当低氧血症持续时间较长，形成脑水肿时，即使PaO_2改善，ICP也不能很快恢复。

3. 血压　平均动脉压在50～150mmHg波动时，由于脑血管的自动调节机制，ICP可维持不变，超过一定的限度，ICP将随血压的升高或降低而呈平行改变。

4. CVP　升高可使静脉回流障碍，ICP升高。反之，CVP降低，ICP降低。

5. 其他　使脑血流增加的药物可导致ICP增高；渗透性利尿药使脑细胞脱水，可起到降低ICP的作用；体温每下降1℃，ICP可降低5.5%～6.7%。

三、脑电图监测

（一）脑电图波形

脑电图（electroencephalography，EEG）显示的是脑细胞群自发而有节律的生物电活动，是皮质锥体细胞群及其树突突触后电位的总和。正常人的脑电图波形根据振幅和频率不同可分为四类：

（1）α波：频率为8～13Hz，振幅平均为25～75μV，是成人安静闭眼时的主要脑电波，睁眼时α波减弱或消失。

（2）β波：频率为18～30Hz，振幅平均为25μV，情绪紧张、激动和服用巴比妥类药时增加。

（3）θ波：频率为4～7Hz，振幅平均为20～50μV，见于浅睡眠时。

（4）δ波：频率低于4Hz，振幅小于75μV，见于麻醉和深睡眠状态。

（二）在危重症监护中的应用

1. 脑缺血　缺氧的监测EEG对脑缺血缺氧十分敏感。缺血缺氧早期，出现短阵的EEG快波，当脑血流继续减少，EEG波幅开始逐渐降低，频率逐渐减慢，最后呈等电位线。

2. 昏迷患者的监测　EEG是昏迷患者脑功能监测的重要指标，可协助判断病情及预后。昏迷时EEG一般常呈现δ波，若恢复到θ波或α波，表明病情有所改善；反之，若病情恶化，δ波将逐渐转为平坦波形。

四、脑血流监测

脑是对缺血缺氧十分敏感的器官，脑血流供应状况对维持脑功能极为重要。脑的某些病理状态，如ICP增高，直接影响脑的血液供应。因此，脑血流的监测有重要的临床意义。常用的脑血流监测方法主要有经颅多普勒超声、激光多普勒流量计、正电子发射断层扫描及同位素清除法等。

五、脑氧供需平衡监测

ICP、脑电图、脑血流的监测可间接反映脑的供氧情况，而脑氧供需平衡监测更为直接地反映脑的供氧情况，它主要是进行脑氧饱和度测定。监测方法有两种：

（1）颈内静脉血氧饱和度监测，主要反映整个脑组织的氧供需平衡状况；

（2）近红外线脑氧饱和度仪监测，主要反映局部脑组织氧供需平衡状况。

第五节　泌尿系统功能监测

泌尿系统功能监测是危重症患者系统功能监测的一项重要内容，临床上主要通过尿液监测及血液生化指标监测来反映患者的病情状态与病程进展状况。

一、尿液监测

（一）尿量

尿量是反映机体重要脏器血液灌注状态的敏感指标之一。尿量异常是肾功能改变最直接和最常见的指标。24小时尿量<400ml为少尿，<100ml为无尿，>4000～5000ml为多尿。危重患者病情变化快，观察每小时尿量的变化更具意义。正常成年人每小时尿量>0.5～1ml/kg体重，当每小时尿量<17ml时即为少尿。

（二）尿比重

危重患者肾功能不全时最常见于肾小管受损，因此，与尿量相比测量尿比重有时更有意义，临床常结合24小时尿量综合判断和分析患者的血容量及肾脏的浓缩功能。尿比重的正常值为1.001～1.022，尿比重>1.025为高比重尿，提示尿液浓缩，肾脏本身功能尚好；尿比重<1.010为低比重尿，提示肾脏浓缩功能降低，见于肾功能不全恢复期、尿崩症、利尿药治疗后、慢性肾炎及肾小管浓缩功能障碍等情况。

（三）尿渗透压

测量的意义同尿比重，主要用于评估患者的血容量及肾脏的浓缩功能。临床上血、尿渗透压常同时监测，计算两者的比值，用以反映肾小管的浓缩功能。尿渗透压的正常值为600～1000mOsm/L，血渗透压的正常值为280～310mOsm/L，尿／血渗透压的比值为2.5±0.8。急性肾衰时尿渗透压接近于血浆渗透压，两者的比值降低，可小于1.1。

（四）尿常规检查

尿常规主要检查尿中是否出现红、白细胞、管型及蛋白等，可有助于评估患者泌尿系统感染或肾损害情况。

二、血液生化监测

（一）血肌酐（serum creatinine，Scr）

血中肌酐来自外源性和内源性两种。外源性肌酐是肉类食物在体内代谢后的产物；内源性肌酐是体内肌肉组织代谢的产物。在肉类食物摄入量及身体的肌肉代谢稳定的情况下，肌酐的生成比较恒定。肌酐由肾小球滤过而排出体外。全血肌酐的正常值是88.4～176.8μmol／L，肌酐浓度升高可反映肾小球的滤过率降低。肾功能不全时血清肌酐水平明显增高。

（二）血尿素氮（blood urea nitrogen，BUN）

BUN是体内蛋白质的代谢产物，正常情况经肾小球滤过而随尿液排出体外。成人BUN的正常值为3.2～7.lmmol／L。BUN增加程度与肾功能损害程度成正比，通过BUN的检测可有助于诊断肾功能不全，尤其对尿毒症的诊断更有价值。肾前性和肾后性因素引起尿量减少或尿闭时可使BUN增高，体内蛋白质分解过多时也可引起BUN增高。

（三）内生肌酐清除率（endogenous creatinine clearance rate，Ccr）

Ccr是反映肾小球滤过功能的重要指标。正常成人Ccr的正常值为80～120ml／min。当Ca降低至正常值的80%以下时提示肾小球功能减退，如Ccr降至5l～70ml／min为轻度，降至31～50ml／min为中度，降至30ml／min为重度。多数急性和慢性肾小球肾炎患者可发生Ccr降低。

第六节　消化系统功能监测

消化系统功能监测主要包括肝功能监测与胃肠功能监测。肝脏与胃肠功能障碍时会引发机体环境与全身功能状态的改变。因此，危重患者消化系统功能状态的监测不容忽视。

一、肝功能监测

肝脏是人体重要的代谢器官，除涉及营养物质代谢外，还排泄胆红素，通过体内氧化、还原、分解、结合等反应实现解毒，同时参与生成主要凝血与纤溶因子等。肝功能监测是重症监护的基本内容之一。

（一）临床症状监测

1. 精神症状与意识状态监测　肝功能失代偿时因代谢异常引发肝性脑病，患者会有精神症状及意识障碍的表现。监测精神症状与意识状态成为监测肝功能的一项简单而方便的内容。

2. 黄疸监测　黄疸是肝功能障碍的主要表现之一，具有症状出现早、进展快等特点。

（二）实验室检查指标监测

1. 血清酶学监测　当肝脏功能受损时，某些酶从肝细胞或细胞器内逸出并进入血液中，导致所检测血清相应的酶水平升高，故监测血清酶学的变化对于了解和评估肝功能具有重要的临床价值。常用的血清酶学监测指标主要有丙氨酸氨基转移酶（alanine aminotransferase，ALT）、天门冬氨酸氨基转移酶（aspartate transaminase，AST）及碱性磷酸酶（alkaline phosphatase，ALP）等；前两项指标升高是肝细胞损伤的敏感标识，后两项指标升高主要见于肝内外胆汁淤积。

2. 血清胆红素监测　高胆红素血症主要反映肝代谢功能障碍，与血清总胆红素（serum total bilirubin，STB）升高直接相关，常见于肝细胞损伤及胆汁淤积等。血清总胆红素的正常范围为3.4～17.1μmol／L。肝细胞性黄疸时直接胆红素增加占30%以上，多伴有转氨酶升高；梗阻性黄疸时总胆红素可高达510μmol／L以上，其中直接胆红素增加占35%以上，甚至可达60%，尿中胆红素呈阳性，伴有碱性磷酸酶及丫谷氨酰转移酶明显升高。

3. 血氨监测　体内蛋白代谢产生具有毒性的氨，肝脏能够将氨代谢为尿素，经肾脏排泄。血氨正常值为18～72μmol／L，肝代谢功能严重受损时，血氨升高，易引发肝性脑病。

4. 凝血功能监测　肝功能受损时检查凝血功能异常的常用指标有凝血酶原时间（prothrombin tim，PT）及国际标准化比值（international normalized ratio，INR）、活化部分凝血酶原时间（activated partial prothrombin time，APTT）、凝血酶时间（thrombin time，TT）及纤维蛋白原（fibrinogen，FIB）等，临床上PT的延长及INR升高可反映肝脏合成功能减低。

5. 血清蛋白监测　血清总蛋白（total protein，TP）主要包括人血白蛋白（serum albumin，ALB）与血清球蛋白（serum globulin，GLB）。血清总蛋白的正常值是60～80g／L；人血白蛋白的正常值是40～50g／L。人血白蛋白的含量与正常功能肝细胞的数量成正相关，亦可反映肝脏合成功能，白蛋白进行性下降时预后不佳。人血白蛋白主要参与形成血浆胶体渗透压，低于28g／L时肝硬化患者可出现腹腔积液。

二、胃肠黏膜内pH监测

胃肠道缺血引起胃肠黏膜屏障受损是胃肠功能障碍发生的重要启动因素，常是多器官功能障碍综合征（multiple organ dysfunction syndrome，MODS）早期表现之一。胃肠黏膜内pH（intramucosal pH，pHi）能够早期敏感反映MODS发生过程中胃肠黏膜缺氧及患者病情的变化情况，成为判断危重患者复苏的一项重要监测指标。

（一）监测方法

1. 直接法　采用pH微电极直接进行监测，是一种有创性的精确监测方法，但操作过程复杂，因而在临床应用较少。

2. 间接法

（1）生理盐水张力法：通过置入特殊的葡萄糖盐水导管至胃腔，向其前端半透膜球囊内注入一定量的生理盐水，30~90分钟后抽出囊内生理盐水，弃去前1.5ml无效腔内液体，保留余下的2.5ml作血气分析，同时抽取动脉血进行血气分析，利用Henderson-Hasselbalch公式：pHi值=6.1+log（HCO_3^-／PCO_2×0.03×k），可以计算出pHi。公式中0.03为CO_2解离常数，k为不同平衡时间对应的校正系数。

（2）空气张力法：将胃黏膜CO_2张力计插入胃腔并连接至胃张力监测仪，通过对张力仪气囊内空气进行自动采样，可直接测出PCO_2，同样要求抽取动脉血进行血气分析，利用Henderson-Hasselbalch公式计算出pHi。

（二）pHi监测的临床意义

pHi值的正常范围为7.35~7.45。

1. 休克患者器官灌注状态评估　当机体遭受创伤、失血及感染等因素发生休克后，组织细胞氧供应不足，ATP的合成小于其分解而产生大量的H^+，存在于胃黏膜内，引起pHi值下降，严重时可引发胃肠功能障碍直至并发MODS。组织细胞缺氧程度越严重，pHi值下降越明显。因此，pHi监测提供了部分器官组织氧合充分与否的判定依据。胃肠道是休克时缺血发生最早、最明显的脏器，同时也是复苏后逆转最晚的脏器。休克早期单纯从临床表现与全身性的氧输送指标等常难以发现局部或隐藏的器官低灌注状态。通过pHi监测能够早期预警，指导治疗，纠正缺血缺氧状态，预防MODS发生。

2. 危重患者预后评估　pHi监测被认为是更为敏感和可靠评估危重患者预后的重要指标之一。全身监测指标已完全恢复正常，而pHi仍低的状态称为"隐性代偿性休克"，是导致胃肠黏膜屏障受损害、造成细菌和内毒素移位，进而诱发严重的脓毒症和MODS的主要原因。通过对循环衰竭的危重患者的研究表明，pHi低值患者较pHi正常者的死亡率明显增高。纠正pHi可以改善复苏的预后，因此，监测复苏患者pHi的变化，并及时纠正pHi具有重要临床意义。

第九章 生命体征的评估与护理

生命体征是体温、脉搏、呼吸和血压的总称。生命体征是机体内在活动的客观反映，是生命维持的基本征候，是衡量机体生存质量的可靠指标。

正常情况下，人的生命体征在一定范围内相对稳定，相互之间保持内在联系。生命体征能反映身心的微小变异。护理人员通过观察生命体征，采集有关的资料，不仅可协助临床做出诊断和治疗，还可从中发现患者现存或潜在的护理问题，为制定护理措施提供依据。因此，生命体征的评估与护理是临床护理工作的重要内容之一，也是护士应掌握的基本技能。

第一节 体温的评估与护理

广义的体温分体核温度和体表温度两种。体核温度（core temperature）是指身体内部胸腔、腹腔和中枢神经的温度，也就是狭义上的体温，特点是比皮肤温度高而且相对稳定。体表温度（shell temperature），即皮肤温度，也称体壳温度，其低于体核温度，可随环境温度和衣着薄厚而变化。体温是由糖、脂肪、蛋白质三大营养物质氧化分解产生。正常人体温受大脑和下丘脑体温调节中枢和神经体液的作用来调节，使产热和散热保持动态平衡，所以机体体温保持相对恒定。相对恒定的体温是机体进行新陈代谢和生命活动的重要条件。当体温调节中枢受到致热原（如细菌、病毒等）的侵害、内分泌功能紊乱等因素影响时，体温可发生异常变化。

一、正常体温及其生理变化

（一）正常体温

温度以摄氏温度（℃）和华氏温度（°F）来表示。我国常用摄氏温度（℃）表示体温的数值。摄氏与华氏温度的换算公式为：

$$℃=（°F-32）\times 5／9$$
$$°F=℃\times 9／5+32$$

体核温度不易测试，临床上常以口腔、直肠、腋下等部位的温度来代表体温。三个测量方法中，直肠温度最接近于人体深部温度，受外界环境影响小，日常工作中采用口腔、腋下测量体温更为常用。正常体温并不是一个固定的数值，而是在正常范围内有一定的波动。正常成人安静状态下三个部位测出的体温值（表9-1）。

表9-1　成人正常体温平均值及波动范围

部位	正常范围	
	摄氏温度（℃）	平均温度（℃）
腋温	36.0~37.0	36.5
口温	36.3~37.2	37.0
肛温	36.5~37.7	37.5

（二）生理性变化

人体体温可受多种因素影响而发生变化，但波动范围很小，且基本在正常范围内。常见因素有以下几种：

1. 昼夜　正常人体温在24小时内呈节律性波动，清晨2~6时最低，午后2~8时最高。这种周期性的变化与机体昼夜活动的生物节律有关，但波动范围不超过平均数上下0.5℃。

2. 年龄　儿童由于新陈代谢率高，体温略高于成人，随着年龄的增长，体温有下降的趋势，到14~16岁的青春期，体温与成人接近。老人由于新陈代谢率低，体温在正常范围内的低值。新生儿尤其是早产儿，由于体温调节功能尚未发育完善，调节功能差，因而易受环境温度的影响而变化，所以对新生儿或早产儿应加强护理，做好防寒保暖。

3. 性别　女性平均体温比男性略高。成年女性的基础体温随月经周期出现规律性的变化，即排卵后体温上升。这与体内孕激素水平周期性变化有关，孕激素具有升高体温的作用。

4. 环境　受外界环境温度的影响，体温可略高或略低。另外，个体暴露的范围大小亦影响个体的体温。

5. 活动　任何需要耗力的活动，都使肌肉代谢增强，产热增加，可使体温暂时性升高1℃~2℃。安静、睡眠时，机体代谢率低，体温可略降低。

6. 饮食　饥饿、禁食时，体温会下降；进食的冷热可以暂时性地影响口腔温度。进食后，由于食物的特殊动力作用，可以使体温暂时性升高。

此外，日常生活中情绪激动、精神紧张、冷热的应用等因素均可使体温一过性的发生变化。

二、异常体温的评估与护理

（一）体温过高

1. 定义　体温过高（hyperthermia）又称发热（pyrexia），由于致热原作用于体温调节中枢或体温调节功能障碍等原因导致体温超出正常范围，称为发热。

2. 发热程度　见表9-2。

表9-2 发热程度

分度	温度（℃）
低热	37.5 ~ 37.9
中等热	38.0 ~ 38.9
高热	39.0 ~ 40.9
超高热	> 41.0

3. 发热过程　见表9-3。

表9-3 发热过程

分期	热代谢特点	临床症状
体温上升期	产热大于散热，体温升高	皮肤苍白、无汗，有时伴有寒战。体温上升的方式为： ①骤升：指体温在数小时内升至高峰 ②渐升：体温在数小时内逐渐上升，数日内高峰
体温持续期	产热和散热在较高水平上保持平衡，持续高热	颜面潮红、皮肤灼热、口唇干燥、呼吸加深加快、脉搏加快、头痛、头晕甚至惊厥、谵妄、昏迷、食欲不振、恶心、呕吐腹胀、便秘、尿量减少
体温下降期	散热大于产热，体温降低	大量出汗、皮肤潮湿、皮肤温度降低，有时可出现脱水甚至休克现象。体温下降的方式为： ①骤退：体温急剧下降，在数小时内降至正常 ②渐退：体温逐渐下降，在数天内降至正常

4. 热型（fever type）　将所测体温数值绘制在体温单上，各点相互连接，构成了体温曲线的形态，称为热型。某些疾病的热型具有独特性，对协助疾病诊断和了解疾病转归有重要意义，但由于目前抗生素的滥用或由于不适当使用解热药等原因，使热型变

得不典型。常见的热型有稽留热、弛张热、间歇热和不规则热（图9-1）。

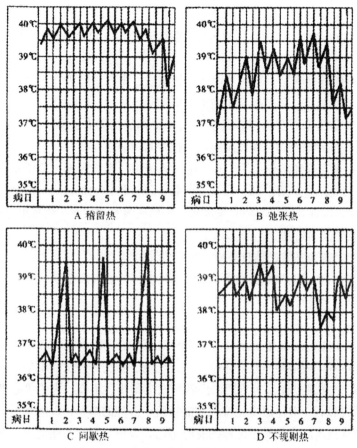

图9-1 常见热型

（1）稽留热（continuous fever）：体温持续在39℃～40℃之间，达数日或数周，24小时波动范围不超过1.0℃。常见于伤寒、肺炎等。

（2）弛张热（remittent fever）：体温在39.0℃以上，但波动幅度大，24小时体温相差在1.0℃以上，且最低体温仍高于正常水平。常见于败血症、风湿热等。

（3）间歇热（intermittent fever）：高热与正常体温交替有规律地反复出现，间歇数小时或数天。常见于症疾、成人肺结核等。

（4）不规则热（irregular fever）：体温在24小时中变化不规则，持续时间不定。常见于流行性行性感冒、肿瘤性发热等。

5. 体温过高的护理措施

（1）降低体温：可根据患者情况采用物理降温法。如体温超过39.0℃时，可用冰袋冷敷头部；体温超过39.5℃时，给予温水拭浴、乙醇拭浴或大动脉处冷敷。也可按医嘱及时给予退热药物。药物或物理降温30分钟后应复测体温一次，并做好记录和交班。

（2）加强病情观察：

1）观察生命体征：每日测量体温4次，高热时每4小时测量一次，体温恢复正常3天后改为每日1～2次，注意发热的热型、程度及过程，同时应注意呼吸、脉搏和血压的变化。

2）观察伴随症状是否出现及程度：如寒战、淋巴结肿大、出血现象、肝脾肿大、结膜充血、单纯疱疹、关节肿痛、意识障碍等。

3）观察发热原因及诱因有无解除：如发热的诱因有受寒、饮食不清洁、过度疲劳、服用某些抗肿瘤药物、免疫抑制剂、抗生素等。

（3）补充营养和水分：给予高热量、高蛋白、高维生素、易消化的流质或半流质食物。注意食物的色、香、味，应少量多餐，提高机体的抵抗力。鼓励患者多饮水，每日300ml为宜，以补充高热消耗的大量水分，加速毒素和代谢产物排出体外。

（4）促进患者舒适：

1）休息：提供适宜的休息环境，促进机体康复。

2）口腔护理：发热时由于唾液的分泌减少，口腔黏膜干燥，且抵抗力下降，有利于病原体生长、繁殖，易出现现口腔感染。应在晨起、餐后、睡前协助患者漱口，保持口腔清洁。

3）皮肤护理：对大量出汗者，应随时擦干汗液，更换衣服和床单，防止受凉。对长期持续高热者，应协助其改变体位，防止压疮、肺炎等并发症发生。

（5）心理护理：体温上升期，患者易发生紧张、不安、害怕等心理反应，此时应注意经常探视患者，对体温变化及伴随症状给予合理的解释，以缓解其紧张情绪。高热持续期，应尽量解除高热带给患者的身心不适，合理处理患者的需求。退热期应使患者舒适，注意清洁卫生，及时补充营养，加强心理护理。

（二）体温过低

1. 定义　体温在35.0℃以下时，称为体温过低（hypothermia）。常见于早产儿及全身衰竭的危重患者、长时间暴露在低温环境中的新生儿，尤其是早产儿、某些休克、极度衰弱、下丘脑受伤、重度营养不良、全身衰竭等。庚者表现为皮肤苍白、口唇及耳垂呈紫色、四肢冰冷、呼吸减慢、血压降低、脉搏细弱、心律不齐、感觉和反应迟钝，甚至昏迷。

2. 临床分度　见表9-4。

表9-4　体温过低临床分度

分度	温度（℃）
轻度	32.0~35.0
中度	30.0~32.0
重度	<30.0

3. 体温过低的护理措施

（1）提高环境温度：维持室温在22℃~24℃之间。

（2）注意保暖：给予毛毯、棉被、电热毯、热水袋，或热饮，提高机体温度。

（3）密切观察病情：监测生命体征的变化，至少每小时测量一次，直至体温恢复至正常且稳定。

（4）加强病因治疗：去除引起体温过低的原因，使体温恢复正常。

（5）做好心理护理：应经常巡视患者，尽量满足患者的需要，并给予精神安慰。

三、体温的测量

（一）体温计的种类、消毒和检查法

1. 体温计的种类

（1）玻璃汞柱式体温计（glass thermometers）：为国内目前最常用的体温计。玻璃汞柱式体温计是一种外标刻度的真空毛细玻璃管。玻璃管末端为贮汞槽。当贮汞槽受热后，汞膨胀沿毛细管上行，其上行高度与受热程度成正比，毛细管和贮汞槽之间的凹陷处可使汞柱遇冷时不致下降，以便检视温度。体温计按其刻度和测量部位的不同有以下分类：

1）根据体温计刻度的不同分为摄氏表和华氏表：摄氏表刻度35.0℃~42.0℃，每一度之间分成10小格，每小格0.1℃，在0.5℃~1.0℃处用较粗长的线标记；37.0℃处以红线标记。华氏表刻度为94°F~108°F，每小格0.2下（图9-2）。

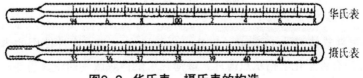

图9-2　华氏表、摄氏表的构造

2）根据测量部位的不同，可将体温表分为口表（oral thermometers）、肛表（rectal thermometers）和腋表（axillary thermometers）三种。口表的水银端呈圆柱形，较细长；肛表的水银端呈梨形，较粗短，适合插入肛门；腋表的水银端呈扁平鸭嘴形（图9-3）。临床上口表可代替腋表使用。

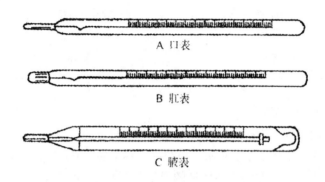

图9-3 玻璃汞柱式体温计的种类

（2）电子体温计（electronic thermometers）：采用电子感温探头来测量体温，温度值由数字显示器显示，直观读数，准确且灵敏度高，方便使用，适合家庭或个人卫生保健备用。常见有集体用电子体温计和个人用电子体温计两种（图9-4）。

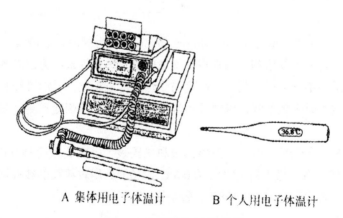

图9-4 电子体温计的种类

（3）可弃式体温计（disposable thermometer）：为一次性使用的体温计，用后弃去。体温计内有若干化学指示点薄片，该薄片可随体热改变而由颜色显示出体温，在45秒钟内能按特定的温度改变体温计上点状颜色。当颜色从白色变成墨绿色或蓝色时，即为所测得的体温。

（4）感温胶片（temperature sensitive tape）：为对温度敏感的胶片，可贴在额头或

338

腹部，并根据胶片颜色改变而显示体温的变化，但不能显示具体的温度数值，只能用于判断体温是否在正常范围。

2. 体温计的消毒和检查

（1）体温计的消毒：为了防止交叉感染，对测量体温后的体温计，应采用化学消毒灭菌法中的浸泡消毒法。具体方法：

1）水银体温计消毒法：体温计使用后即浸泡于消毒液中，5分钟后取出，放入另一消毒容器中浸泡30分钟后取出，用冷开水冲洗干净，再用消毒纱布擦干，存放于清洁盒内备用。

2）电子体温计消毒法：仅消毒电子感温探头部分，消毒方法应根据制作材料的性质选用不同的消毒方法，如浸泡、熏蒸等。

（2）体温计的检查：在使用新体温计前或定期消毒体温计后，应对体温计进行检查，保证其准确性。方法是：将全部体温计的水银柱甩至35℃以下，于同一时间放入已测好的40℃以下的水中，3分钟后取出检查，凡误差在0.2℃以上、玻璃管有裂痕或水银柱自行下降者不能使用。合格体温计用纱布擦干，放入清洁容器内备用。

（二）测量体温的方法

1. 目的

（1）判断体温是否正常。

（2）动态监测体温变化，分析热型及伴随症状。

（3）协助诊断，为预防、治疗、康复和护理提供依据。

2. 评估

（1）患者的病情、意识状态及合作程度。

（2）测温部位皮肤黏膜状况（如口腔、腋下或肛门处）。

（3）30分钟内患者有无进食、活动、坐浴、冷热敷情绪波动等影响体温的因素存在。

3. 计划

（1）护士准备：护士着装整洁，洗手，戴口罩。

（2）用物准备：体温测量盘内备清洁干容器（放置清洁体温计）、盛有消毒液的容器（用于回收使用后的体温计）、含消毒液纱布、记录本、笔及有秒针的表；若测肛温，另备润滑油、棉签、卫生纸等；以及体温表（检查体温计的数目及有无破损，体温计汞柱是否在35.0℃以下）。

（3）患者准备：

1）了解测量体温的目的、方法、配合要点及注意事项。

2）情绪稳定，体位舒适。测温前20～30分钟若有运动、进食、冷热饮、冷热敷、洗澡、坐浴、灌肠等，应休息30分钟后再测量。

（4）环境准备：光线充足、环境整洁，必要时拉床帘或用屏风遮挡。

4. 实施　操终步骤，见表9-5。

表9-5　测量体温的操作步骤

操作步骤	要点说明
1. 核对解释体温升高携用物至床旁，核对并解释，视病情选择合适的测量部位	确定患者，解释测温目的及配合方法
2. 量体温	
（1）口腔测温法将体温计汞端斜放入舌下，指导患者闭唇含住口表（图9-5），用鼻呼吸，测量3分钟	放于舌系带两侧的舌下热窝处，嘱患者勿用测牙咬体温计
（2）腋下测温法擦干腋下汗液，将体温计汞端放于腋窝深处并贴紧皮肤，指导患者屈臂过胸，夹紧体温计（图9-6），测量10分钟	小儿及不合作者，应由护士协助夹紧上臂
（3）直肠测温法助患者取侧卧、俯卧或屈膝仰卧位，露出臀部，用润滑剂润滑肛表汞端，将体温计汞端轻轻插入肛门3~4cm（图9-7），测量3分钟	20%肥皂水或油剂润滑，婴幼儿、重患者测温时，护士应协助扶持体温计
3. 取出肛表用消毒液纱布擦拭，检视度数	合理解释测温结果
4. 整理整理衣被，协助患者取舒适卧位	

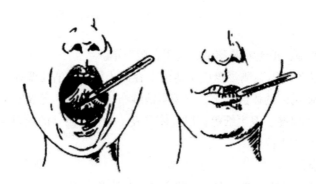

图9-5　口腔测温法

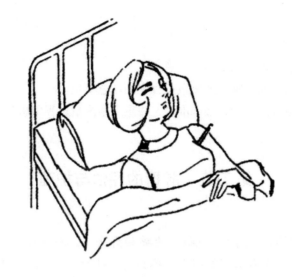

图9-6　腋下测温法

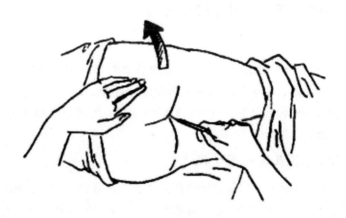

图9-7　直肠测温法

5. 注意事项

（1）精神异常、昏迷、婴幼儿、口鼻腔手术或呼吸困难不能合作者，不宜采用口腔。刚进食或面颊部热敷后，应间隔30分钟后方可测量。

（2）腹泻、直肠或肛门手术、心肌梗死患者不宜直肠测温；坐浴或灌肠者须待30后才可进行直肠测温。

（3）发现体温和病情不相符合时，应在患者床旁监测，必要时重新测量。

（4）如患者不慎咬碎体温计时，应立即清除玻璃碎屑以免损伤唇、舌、口腔、食管和胃肠道的黏膜，然后口服蛋清液或牛奶以延缓汞的吸收。病情允许者，可服用膳食纤维丰富的食物促进汞的排泄。

（5）甩体温计时，用腕部力量，不能触及他物，以防撞碎；切忌把体温计放入热水中以防爆裂。

6. 评价

（1）患者配合，理解测量体温的意义。

（2）患者了解体温正常值及测量过程中的注意事项。

（3）护士测量方法正确，结果准确，注重观察测量过程中患者的感觉。

第二节　脉搏的评估与护理

在每个心动周期中，由于心脏的收缩和舒张，动脉内的压力也发生周期性的变化导致动脉管壁产生有节律的波动，称为动脉脉搏（arterial pulse），简称为脉搏（pulse）。

一、正常脉搏的产生及其生理变化

（一）脉搏的产生

脉搏的产生主要与心脏的舒缩功能及动脉管壁的弹性作用有关。当心脏收缩时，左心室将血泵入主动脉，主动脉内压力骤然升高，动脉管壁随之扩张；当心脏舒张时，无血液泵出，动脉管壁弹性回缩。这种动脉管壁随着心脏的舒缩而出现周期性的起伏搏动，形成动脉搏动。

（二）正常脉搏及其生理变化

1. 脉率（pulse rate）　指每分钟脉搏的次数。正常情况下脉率和心率一致，健康成人在安静状态下为60~100次／分。脉率受许多因素的影响而发生一定范围的波动。它可随年龄、性别、活动和情绪等因素影响而变动。

（1）年龄：一般新生儿、婴幼儿的脉率比成人快，到成人逐渐减慢。

（2）性别：同龄女性较男性稍快，每分钟约快5次。

（3）体型：体表面积越大，脉搏越慢，所以身材高大的人常比矮胖的人脉率慢。

（4）情绪：情绪变动可影响脉率。兴奋、恐惧、发怒可使脉率增快；忧郁、镇静可使脉率减慢。

（5）活动：一般运动、进食后，脉率会增快；休息、禁食则减慢。

（6）药物：许多药物会导致脉率发生变化。兴奋剂可使脉率增快；镇静剂、洋黄类药物可使脉率减慢。

（7）其他：气温极冷或极热均可使脉率加快。某些特殊的生理状况如怀孕期，可使脉率加快。

2. 脉律（pulse rhythm）　指脉搏的节律性。正常的脉搏是规则均匀的，间隔的时间相等。

3. 脉搏强弱　取决于动脉的充盈程度和脉压的大小。正常时脉搏的强弱相等。

4. 脉搏紧张度　正常的动脉壁光滑、柔软，有一定弹性。

二、脉搏异常患者的评估与护理

（一）异常脉搏的评估

1. 频率异常

（1）心动过速（tachycardia）：又称速脉，指成人在安静状态下脉率超过100次/分。多见于发热和大出血期的患者。

（2）心动过缓（bradycardia）：又称缓脉，指成人在安静状态下脉率低于60次/分。多见于颅内压增高、房室传导阻滞的患者。

2. 节律异常　表现为脉搏的搏动不规则、间隔时间不等。脉律异常时，可出现不整脉。

（1）间歇脉（intermittent pulse）：在一系列均匀的脉搏中出现一次提前而较弱的脉搏，其后有一较延长的间歇（即代偿性间歇），亦称期前收缩。如每隔一个或两个正常搏动后出现一次期前收缩，前者称二联律，后者称三联律。可见于各种心脏病或洋地黄中毒等患者；正常人在过度疲劳、精神兴奋、体位改变时也偶尔出现间歇脉。

（2）脉搏短绌（绌脉pulse deficit）：指同一单位时间内脉率少于心率。听诊时心律完全不规则，心率快慢不一，心音强弱不等。常见于心房纤维颤动患者。

3. 脉搏强弱异常

（1）洪脉（bounding pulse）：脉搏强大有力称洪脉，极易触诊。多见于高热或甲状腺功能亢进等患者。运动后、情绪激动时，也常出现洪脉。

（2）丝脉（thready pulse）：脉搏搏动细弱无力，扪之如细丝称为丝脉，极难触诊。多见于大出血、休克、主动脉瓣狭窄等患者。

（3）交替脉（alternans pulse）：当心室的收缩强弱交替时，出现强弱交替的脉搏，称为交替脉。这是心肌损害的一种表现，可见于高血压性心脏病、心肌梗死等患者。

（4）水冲脉（water hammer pulse）：当心输出量大、脉压增大时，出现脉搏骤起骤降，急促有力，触诊时感到有力的冲激，称为水冲脉。多见于甲状腺功能亢进、主动脉瓣关闭不全等患者。

（5）奇脉（paradoxical pulse）：吸气时脉搏明显减弱或消失，称为奇脉。常见于心包积液、缩窄性心包炎等患者，是心包堵塞的重要体征之一。

4. 动脉壁的异常　动脉硬化时，管壁可变硬而失去弹性，呈迂曲状，诊脉时有紧张条索感，如按在琴弦上。多见于动脉硬化的患者。

（二）异常脉搏的护理

1. 心理护理　进行有针对性的心理护理，以缓解患者的紧张、恐惧情绪。

2. 病情观察　指导患者按时服药，观察药物疗效和不良反应，如有起搏器则应做好相应护理。

3. 休息与活动　患者卧床休息，减少心肌耗氧，并根据病情给氧。

4. 协助检查　协助进行有关诊疗检查，如心电图等，必要时备好急救物品。

5. 健康教育　指导患者控制情绪，戒烟限酒，饮食清淡易消化，勿用力排便，自我观察药物的不良反应，简单的急救技巧等。

二、测量脉搏的方法

凡是表浅、靠近骨骼的大动脉均可作为测量脉搏的部位，如颞浅动脉、颈动脉肱动脉、桡动脉、股动脉、腘动脉、足背动脉、胫骨后动脉（图9-8）。临床上最常用的诊脉部位是桡动脉。

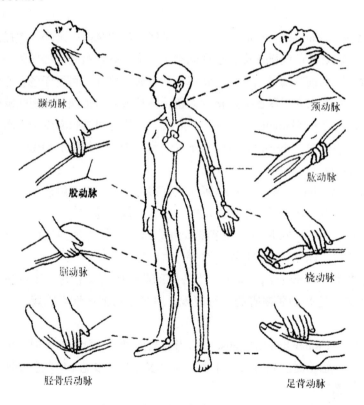

图9-8　测量脉搏的常用部位

（一）目的

1. 判断脉搏是否正常。
2. 动态监测脉搏变化，间接了解心脏状况。
3. 协助诊断，为预防、治疗、康复和护理提供依据。

（二）评估

1. 患者的病情、诊断及合作程度。
2. 测脉搏部位的肢体活动度及皮肤完整性。
3. 患者30分钟内有无剧烈活动、情绪波动等影响脉搏的因素存在。

（三）计划

1. 护士准备　护士应着装整洁，洗手，戴口罩。
2. 用物准备　有秒针的表、记录本、笔，必要时备听诊器。
3. 患者准备　嘱患者安静休息15～30分钟，视病情取合适体位。
4. 环境准备　安静、整洁、光线充足。

（四）实施

操作步骤，见表9-6.

表9-6　测量脉搏的操作步骤

操作步骤	要点说明
1. 核对解释　携用物到床旁，核对并解释，选择合适的测量部位	确认患者，解释测量脉搏目的及方法，询问是否存在影响脉搏的因素
2. 体位　以测桡动脉为例，患者取坐位或卧位，手臂自然置于躯体两侧舒适位置	嘱患者放松，姿势不适可影响脉率及护士操作
3. 测脉　护士的食指、中指、无名指的指端放在桡动脉搏动处。一般情况测30秒，将所测得的数值乘2即为脉率	按压轻重以能清楚地触及脉搏搏动为宜，按压过重会阻断脉搏，过轻无法感觉脉搏，同时应注意脉搏的节律、强弱及动脉管壁的弹性
4. 细脉的测量　如发现患者有细脉，应由两名护士同时测量，一人听心率另一人测脉率。由听心率者发出"始"与"停"的口令，计数1分钟	二人同时在单位时间测心率与脉率
5. 记录　记录脉搏测量值形式为：次／分。细脉记录方法：心率／脉率：次／分	合理解释测量结果
6. 洗手，记录	

（五）注意事项

1. 不可用拇指诊脉，因拇指小动脉搏动较强，易与患者的脉搏相混淆。

2. 为偏瘫患者测脉，应选择健侧肢体。

3. 向患者及家属解释脉搏监测的重要性及正确的测量方法，并指导其对脉搏动态观察。

4. 教会患者自我护理技巧，提高患者对异常脉搏的判断能力。

（六）评价

1. 患者配合，理解测量脉搏的意义。

2. 患者了解脉搏测量过程中的注意事项。

3. 护士测量方法正确，测量结果准确。

第三节　呼吸的评估及护理

机体不断地从外界环境中摄取氧气，并把自身产生的二氧化碳排出体外，这种机体与环境之间进行气体交换的过程，称为呼吸（respiration）。呼吸是维持机体新陈代谢和其他功能活动所必需的基本生理过程之一，呼吸一旦停止，生命活动也将终结。

一、正常呼吸及其生理变化

（一）正常呼吸

正常成人在安静状态下呼吸为16～20次／分。通常女性多用胸呼吸，男性和儿童多用腹式呼吸。

（二）生理性变化

呼吸受很多生理因素的影响而在一定范围内波动。

1. 年龄与性别　年龄越小，呼吸频率越快。一般幼儿比成人快，老人稍慢。同龄女性呼吸较男性稍快。

2. 体温与血压　发热时，呼吸频率加快；退热时，呼吸变深变慢。血压升高，呼吸减慢变弱；血压降低，呼吸加快加深。

3. 运动与情绪　运动可使呼吸加快，当休息和睡眠时呼吸较慢。强烈的情绪变化，如害怕、恐惧、愤怒、紧张等会刺激呼吸中枢，导致屏气或呼吸加快。

4. 其他　环境温度升高或海拔增加，均会使呼吸加深加快。

二、异常呼吸的评估与护理

（一）异常呼吸的评估

1. 频率异常

（1）呼吸过速（tachy pnea）：成人在安静状态下，呼吸超过24次／分时，称为呼吸过速，又称呼吸增快。多见于高热或缺氧等患者。一般体温每升高1℃，呼吸频率增加3～4次／分。

（2）呼吸缓慢（bmdypnea）：成人在安静状态下，呼吸少于12次／分时，称为呼吸过慢。多见于呼吸中枢抑制，如颅脑疾病及安眠药中毒等患者。

2. 节律异常

（1）潮式呼吸：又称陈-施（Cheyne-stokes）呼吸，是一种周期性呼吸异常，周期为0.5～2分钟。特点是呼吸由浅慢逐渐加快加深，达一定水平后，又逐渐变浅变慢，暂停数秒之后，又出现上述状态的呼吸，如此周而复始，呼吸运动呈潮水涨落样。此为呼吸中枢兴奋性减弱或高度缺氧的表现，多见于中枢神经系统疾病，如脑炎、脑膜炎、颅内压增高、巴比妥中毒等患者。

（2）间断呼吸：又称毕奥（Biot's）呼吸，表现为呼吸与呼吸暂停现象交替出现。其特点是有规律地呼吸几次后，突然停止呼吸，间隔一段时间后又开始呼吸，如此周而复始。此为呼吸中枢兴奋性显著降低的表现，多在呼吸停止前出现，常见于颅内病变或呼吸中枢衰竭患者。

（3）点头呼吸：又称胸锁乳突性呼吸。在呼吸时，头随呼吸上下移动，患者已处于昏迷状态，是呼吸中枢衰竭的表现。

（4）叹气式呼吸：间断一段时间后做一次大呼吸，伴叹气声，偶然的一次叹气是正常的，可以扩张小肺泡，多见于精神紧张、神经官能症患者。如出现反复发作的叹气式呼吸是临终前的表现。

3. 深度异常

（1）深度呼吸：又称库斯莫（KuSSmaul's）呼吸，是一种深长而规则的呼吸。多见于尿毒症、糖尿病等引起的代谢性酸中毒的患者。

（2）浮浅呼吸：是一种浅表而不规则的呼吸。有时呈叹息样，见于濒死的患者。

4. 音响异常

（1）蝉鸣样呼吸（strident respiration）：即吸气时有一种高音调的音响，多因声带附近有异物，使空气进入发生困难所致。见于喉头水肿、痉挛、喉头异物等患者。

（2）鼾声呼吸（stertorous respiration）：由于气管或支气管内有较多的分泌物蓄积，使呼气时发生粗糙的鼾声。见于深昏迷或一些神经系统疾病的患者。

5. 呼吸困难　由于各种原因导致通气需要量增加而引起的呼吸费力，称为呼吸困难（dyspnea），是临床上常见的症状和体征。患者由于气体交换不足，机体缺氧，使其呼吸频率、节律和深浅度均发生异常。患者自感空气不足、胸闷，呼吸费力，不能平卧；可表现烦躁、张口耸肩、口唇、指（趾）甲发绀、鼻翼扇动等。根据临床表现又可分1气性、呼气性和混合性呼吸困难（表9-7）。

表9-7 呼吸困难的类型及症状

类型	原因	特点	常见疾病
吸气性呼吸困难	上呼吸道部分梗阻	吸气费力，吸气时间显著长于呼气，可出现三凹征（胸骨上窝、锁骨上窝和肋间隙及腹上角凹陷）	多见于喉头水肿或气管、喉头异物等患者
呼气性呼吸困难	下呼吸道部分梗阻	呼气费力，呼气时间显著长于吸气	多见于哮喘、慢性阻塞性肺气肿患者
混合性呼吸困难	肺部病变使呼吸面积减少	吸气和呼气均感费力，呼吸频率快而表浅	多见于肺部感染患者，如重症肺炎等

（二）异常呼吸的护理措施

1. 心理护理　进行针对性的心理护理，以消除患者紧张、恐惧的心理，主动配合和护理。

2. 温度与湿度　调节室内温度和湿度，保持空气清新，禁止吸烟。

3. 休息与活动　根据病情安置合适体位，以保证患者休息，减少耗氧量。如病情好转则允许增加活动量，应注意患者的耐受度，以能耐受而不感疲劳为度。

4. 保持呼吸道通畅　及时消除呼吸道分泌物，必要时给予吸痰。按医嘱给药，并根据患者病情给予氧气吸入或使用人工呼吸机。

5. 改善呼吸功能

（1）有效咳嗽：咳嗽是一种防御性呼吸反射，可排出呼吸道内的异物、分泌物，具有清洁、保持和维护呼吸道通畅的作用。指导患者取坐位或半卧位，屈膝，上身前倾，双手抱膝或在胸部和膝关节上置一枕头用两肋夹紧，深吸气后屏气3秒（有伤口者，护理人员应将双手压在切口的两侧），然后协助患者腹肌用力及两手抓紧支持物（脚和枕），用力做爆破性咳嗽，将痰咳出。痰液黏稠不易咳出时，可给予雾化吸入、祛痰药。

（2）叩击：用手叩击胸背部，借助振动，使分泌物松脱而排出体外。叩击的手法是：患者取坐位或侧卧位，操作者将手固定成背隆掌空状态，即手背隆起，手掌中空，手指弯曲，拇指紧靠食指，有节奏地自下而上，由背外侧向脊柱侧轻轻叩打。边叩边鼓励患者咳嗽。注意不可在裸露的皮肤、肋骨上下、脊柱、乳房等部位叩打。

（3）体位引流：置患者于特殊体位，将肺与支气管所存积的分泌物借助重力作用，使其流入大气管并咳出体外，称体位引流。主要适用于支气管扩张、肺脓肿等有大量脓痰者，可起到重要的治疗作用。对高血压、心力衰竭、高龄、极度衰弱等患者应禁忌。

6. 病情观察　注意观察患者呼吸的频率、节律、深浅度的变化，发现异常及时报告医生处理。

7. 健康教育　戒烟限酒，养成规律的生活习惯；教会患者有效咳嗽及排痰的方法。

三、测量呼吸的方法

（一）目的

1. 判断呼吸是否正常。

2. 动态监测呼吸变化，了解患者呼吸功能状况。

3. 协助诊断，为预防、治疗、康复和护理提供依据。

（二）评估

1. 患者的病情、诊断、治疗及合作程度。

2. 患者的呼吸状况，如频率、节律、呼吸困难症状等。

3. 患者30分钟内有无剧烈活动、情绪波动等影响呼吸的生理因素存在。

（三）计划

1. 护士准备　服装整洁，洗手，戴口罩。

2. 用物准备

（1）治疗车上备记录本、笔、表（有秒针）。

（2）必要时备棉花。

3. 患者准备

（1）了解测量呼吸的目的、方法、配合要点及注意事项。

（2）情绪稳定，体位舒适。

（3）测脉搏前，若有剧烈运动、紧张、恐惧时，应休息20～30分钟后再测量。

4. 环境准备　环境整洁、安静，室温适宜。

（四）实施

操作步骤，见表9-8。

表9-8测量呼吸的操作步骤

操作步骤	要点说明
1. 核对 备齐用物携至床旁，核对但不解释	因呼吸受意识控制，所以，数呼吸时不宜使患者察觉
2. 测量呼吸 （1）测量脉搏后，护士仍保持诊脉手势，观察患者胸部或腹部的起伏（一起一伏为一次呼吸），一般情况测30秒，将所测数值乘以2为呼吸频率。如患者呼吸不规则或婴儿应测1分钟 （2）如患者呼吸微弱不易观察时，可用少许棉花置于患者鼻孔前，观察棉花纤维被吹动的次数，计数1分钟	分散患者的注意力，使患者处于自然呼吸状态，以维持测量的准确性；男性多为腹式呼吸，女性多为胸式呼吸。同时应观察呼吸的节律、深浅度、音响及呼吸性质等
3. 记录 记录呼吸值形式为：次／分	合理解释测量结果
4. 洗手	合理解释测量结果

（五）注意事项

1. 测呼吸时，使患者处于自然呼吸的状态，以保证测量的准确性。

2. 观察呼吸时，要注意女性患者观察胸部的起伏，男性和儿童患者观察腹部的起伏。

（六）评价

1. 患者配合，掌握有效咳嗽的技巧。

2. 患者了解呼吸测量过程中的注意事项。

3. 护士测量方法正确，动作熟练轻柔。

第四节 血压的观察及护理

血压（blood pressure，BP）是指血管内流动的血液对血管壁的侧压力。一般所说的血压是指体循环的动脉血压。在一个心动周期中，动脉血压随着心室的收缩和舒张而发生规律性的波动。在心室收缩时，动脉血压上升达到最高值时，称为收缩压（systolic pressure）；在心室舒张末期，动脉血压下降达到最低值时，称舒张压（diastolic pressure）。收缩压与舒张压之差称为脉压（mean arterial pressure）。

一、正常血压及其生理性变化

（一）正常血压

在安静状态下，正常成人的血压比较稳定，其正常范围：收缩压90～140mmHg，舒张压60～90mmHg，脉压30～40mmHg。

（二）生理性变化

1. 年龄和性别　血压随年龄的增长而增高，以收缩压增高显著；小儿血压比成人低，新生儿的血压最低。中年以上女性血压略低于男性（约5mmHg），中年以后差别较小。

2. 昼夜和睡眠　血压在清晨最低，白天逐渐升高，到午后或黄昏最高。这种周期性的变化每天发生，与体温一样，都有一定生理节律。

3. 环境　在寒冷环境中，由于血管收缩，血压可上升；高温环境中血管扩张，血压可略下降。

4. 体位　不同的体位，人体的血压可有一定范围的变化。对于长期卧床或应用某些降压药物后，由卧位改变为立位时，可能会出现直立性低血压，表现为血压下降、头晕等。

5. 部位　约有1／4健康人的两上肢血压不相等，右上肢高于左上肢5～10mmHg。因右侧肱动脉来自主动脉弓的第一大分支无名动脉，而左侧肱动脉来自主动脉弓的第三大分支左锁骨下动脉，右侧比左侧做功少，消耗能量少的缘故。左右下肢的血压基本相等，下肢血压要比上肢高20～40mmHg，其原因是股动脉的管径大于肱动脉，血流量也较多。

6. 其他　紧张、恐惧、兴奋及疼痛均可导致收缩压升高，舒张压一般无变化。劳动、饮食、吸烟和饮酒也可影响血压值。体型高大、肥胖者的血压较矮小、消瘦者高。

二、异常血压的评估与护理

（一）异常血压的评估

异常血压是指所有正常范围以外的血压，可分为高血压、低血压和脉压异常（括脉压增大和脉压减小）三种类型（表9-9）。

表9-9 异常血压及其常见原因

异常血压	定　义	常见原因
高血压 hypertension	指未服抗高血压药的情况下，成人收缩压 ≥140mmHg和（或）舒张压≥90mmHg	见于心血管疾病患者，如动脉硬化、颅内压增高等
低血压 hypotension	指血压低于正常范围且有明显血容量不足的表现，收缩压常低于90mmHg，舒张压低于60mmHg	见于休克、大出血、心肌梗死等
脉压增大	脉压＞60mmHg	见于主动脉瓣关闭不全、主动脉硬化等
脉压减小	脉压＜20mmHg	见于心包积液、主动脉瓣狭窄、缩窄性心包炎等

（二）异常血压的护理措施

1. 心理护理　进行针对性地心理护理，以消除患者的紧张、恐惧心理，主动配合治疗与护理。

2. 密切监测血压　测得血压异常时，护士应保持镇静，与患者的基础血压值对照后，给予合理的解释和劝慰。测量血压时做到"四定"，即定时间、定部位、定体位、定血压计。

3. 观察病情　密切观察药物的不良反应，注意有无潜在并发症。如患者血压过低，应迅速安置患者平卧位，及时与医生联系并协助处理。

4. 休息与活动　注意休息，保证充足的睡眠时间。指导患者参加力所能及的体力劳动和适当的体育运动，以改善血液循环，增强心血管功能。

5. 饮食与环境　给予易消化、低脂、低胆固醇、高维生素、富含纤维素食物，根据血压的高低限制盐的摄入，避免刺激辛辣食物。病室整洁、通风良好、温湿度适宜、照明合理、安静舒适。

6. 健康教育　帮助患者消除影响血压变化的不良生活行为，如戒烟、酒，保持大便通畅，养成良好的生活方式等。教会患者和家属测量和判断异常血压的方法。

三、血压的测量

（一）血压计的种类和构造

1. 血压计的种类　常用的血压计有汞柱式血压计（包括台式和立式血压计）、表式血压计和电子血压计三种。

2. 血压计的构造　血压计主要由三个部分组成。

（1）输气球及调节空气压力的阀门。

（2）袖带为长方形扁平的橡胶袋，长24cm，宽12cm，外层布套长50cm（下肢袖带长约135cm，比上肢袖带宽2cm；小儿袖带宽度是上臂长度的1／2～2／3），袋上有两根橡胶管，其中一根连输气球，另一根与压力表相接。

（3）测压表（图9-10）

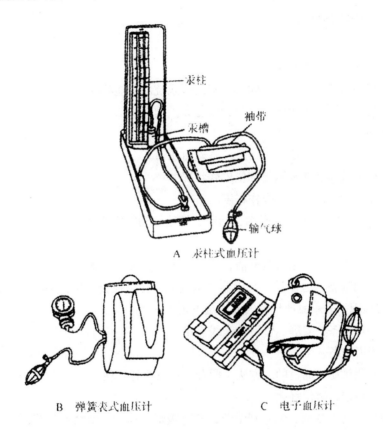

图9-10　血压计的种类

1）汞柱式：又称水银血压计，由玻璃管、标尺、水银槽三部分组成。在血压计盒盖内面固定一根玻璃管，管面上标有双刻度0～40kPa（0～300mmHg），最小分度值为0.5kPa或2mmHg。玻璃管上端盖以金属帽和大气相通，其下端和汞槽相通，汞槽内装有汞60g。其优点是测得数值准确可靠；缺点是笨重且玻璃管部分易破裂。

2）弹簧式：外形似表，呈圆盘状，正面盘上标有刻度及读数，盘中央有一指针，以指示血压数值。此种血压计携带方便，但欠准确。

3）电子血压计：袖带内有一换能器，具有自动采样、微电脑控制数字运算、自动放气程序，在显示屏上直接显示收缩压、舒张压、脉搏的数值。此种血压计操作方便，清晰直观，不需听诊器，但欠准确。

4）自动血压计监测器：采用振动法原理，由计算机控制，自动测量收缩压、舒张压、平均动脉压及心率。平均动脉压测量范围30~230mmHg，测量结果由四组三位高亮度数码管显示，并在下次测量结果来到之前一直保持，适用于各种场合的血压测量，尤其适合手术、危重患者的血压监测。

（二）血压的测量

1. 目的

（1）判断血压是否正常。

（2）动态监测血压变化，间接了解循环系统的功能状况。

（3）协助诊断，为预防、治疗、康复和护理提供依据。

2. 评估

（1）患者的病情、诊断、治疗及基础血压值。

（2）被测肢体功能及测量部位皮肤状况。

（3）患者的心理反应及合作程度。

（4.）30分钟内患者有无吸烟、活动、情绪波动等影响血压的因素存在。

3. 计划

（1）护士准备：护士着装整洁，洗手，掌握沟通交流技巧。

（2）用物准备：血压计、听诊器。检查血压计（检查方法：关闭气门充气，如汞柱不升或有裂隙，表示血压计漏气或汞量不足）。

（3）环境准备：安静、整洁、光线充足。

（4）患者准备：

1）了解测量血压的目的、方法、配合要点及注意事项。

2）情绪稳定，体位舒适。

3）测血压前不饮酒、咖啡和浓茶，若有吸烟、运动、情绪变化等，应休息15~30分钟后再测量。

4. 实施　操作步骤，见表9-10、2-11。

表9-10　上肢（肱动脉）血压测量法操作步骤

操作步骤	要点说明
1. 核对解释　携带用物至床旁，核对并解释	解释测血压的目的及方法，询问有无影响血压的因素
2. 取体位　患者取坐位或仰卧位，被测肢体应和心脏处于同一水平，坐位时平第四肋软骨，卧位时平腋中线	如肱动脉位置高于心脏水平，则测得血压值偏低；反之，测得血压值偏高

操作步骤	要点说明
3. 缠袖带 卷袖、露臂、手掌向上，肘部伸直，放妥血压计。开启汞槽开关，驱尽袖带内空气，平整地缠于上臂中部，袖带下缘距肘窝2~3cm，松紧以能放入一指为宜（图9-11）	袖口不宜过紧，以免阻断血流，影响血压的准确性。袖带过松，橡胶袋呈球状，有效测量面积变窄，致血压测量值偏高；袖带过紧，使血管在未注气时已受压，血压测量值偏低
4. 测量 （1）戴听诊器，将胸件贴于肱动脉搏动； （2）关闭气门，充气至肱动脉搏动音消失后再升高120~30mmHg； （3）以每秒4mmHg速度放气，使汞柱缓慢下降，同时注意动脉搏动变化时汞柱所指刻度； （4）闻及第一声搏动音时汞柱所指刻度为收缩压；随后搏动逐渐增强，直至声音突然减弱或消失，此时水银所指刻度为舒张压（WHO规定以动脉消失音作为舒张压）	搏动音消失，即袖带内压力大于心脏收缩压，使血流阻断。视线应与汞柱所指刻度保持平齐，第一声搏动音出现表示袖带内压力降至与心脏收缩压相等，血液能通过被压迫的肱动脉；搏动音有改变时，袖带内压力降至与心脏舒张压相等
5. 整理 测量后，排尽袖带内余气，整理袖带放入盒内，将血压计盒盖右倾45°，使汞液回流槽内，关闭汞槽开关，必要时协助患者穿衣	妥善整理，防止盒盖上玻璃管碎裂，以防汞槽内汞液溢出，协助患者恢复体位
6. 洗手、记录 口述血压值并记录：收缩压／舒张压mmHg	合理解释测量结果

表9-11 下肢（腘动脉）血压测量法操作步骤

操作步骤	要点说明
1. 核对解释 携带用物至床旁，核对并解释	解释测血压的目的及方法，询问有无影响血压的因素
2. 取合适体位 患者取仰卧位、俯卧位或侧卧位，协助患者卷裤或脱去一侧裤子，露出大腿部	使腘动脉与心脏、血压计保持在同一水平
3. 缠袖带 将袖带缠于大腿下部，其下缘距腘窝3~5cm，将听诊器胸件贴于腘动脉搏动处	

操作步骤	要点说明
4. 测量　同上肢血压测量法测量	
5. 整理　同上肢血压测量法	
6. 洗手、记录　同上肢血压测量法	应注明下肢血压（因上下肢血压值有差异。袖带相对过窄，可导致收缩压偏高，而舒张压无多大差异）；合理解释测量结果

5．注意事项

（1）定期检查及校对血压计，确保测得血压值准确可靠。

（2）需长期监测血压的患者应做到四定：定时间、定部位、定体位、定血压计。

（3）为偏瘫、肢体外伤或手术患者测血压时，应选择健侧肢体。

（4）排除影响血压的外界因素。

1）血压值偏低因素：①袖带过宽（因袖带过宽而使大段血管受压，以至搏在到达袖带下缘之前已消失）；②袖带缠得过紧（因袖带过紧而使血管在未充气前压）；③水银不足。

2）血压值偏高因素：①袖带过窄（因袖带太窄而使有效测量面积变窄）；②缠得过松（使橡胶袋呈球状，使有效的测量面积变窄）。

（5）当发现血压听不清或异常时，应重复测量。测量时先将袖带内气体驱尽，使汞柱降至"0"点，稍等片刻后再行第二次测量，一般连续2~3次，取其最低值。

（6）舒张压的变音和消失音之间有差异时，可记录两个读数，即变音／消失音数值。

6．评价

（1）测量血压的体位、部位、时间、血压计准确，记录正确。

（2）操作有序，动作熟练。

（3）关爱患者，沟通有效。

参考文献

1. 李仲智. 儿外科疾患临床诊疗思维［M］. 北京：人民卫生出版社，2015.

2. 邵肖梅，叶鸿瑁，丘小汕. 实用新生儿学［M］. 北京：人民卫生出版社，2015.

3. 王卫平. 儿科学［M］. 北京：人民卫生出版社，2016.

4. 王笑民. 实用中西医结合肿瘤内科学［M］. 北京：中国中医药出版社，2016.

5. 于世英，胡国清. 肿瘤临床诊疗指南［M］. 北京：科学出版社，2017.

6. 李进. 肿瘤内科诊治策略［M］. 上海：上海科学技术出版社，2017.

7. 茅国新，徐小红，周勤. 临床肿瘤内科学［M］. 北京：科学出版社，2017.

8. 周际昌. 实用肿瘤内科治疗［M］. 北京：北京科学技术出版社，2018.